Introdução à Terapia
Craniossacral

Gert Groot Landeweer

Introdução à Terapia
Craniossacral

Manual Prático Para Desfazer os Bloqueios do Seu Corpo

Tradução
Karina Jannini

Revisão Técnica
Renée Lutz

Editora
Cultrix
SÃO PAULO

Título original: *Einführung in die CranioSacrale Therapie.*

Copyright © 2010 Südwest Verlag, uma divisão da Handom House, GmbH 81673 Munique.

Copyright da edição brasileira © 2013 Editora Pensamento-Cultrix Ltda.

Texto de acordo com as novas regras ortográficas da língua portuguesa.

1ª edição 2013.

Todos os direitos reservados. Nenhuma parte desta obra pode ser reproduzida ou usada de qualquer forma ou por qualquer meio, eletrônico ou mecânico, inclusive fotocópias, gravações ou sistema de armazenamento em banco de dados, sem permissão por escrito, exceto nos casos de trechos curtos citados em resenhas críticas ou artigos de revistas.

A Editora Cultrix não se responsabiliza por eventuais mudanças ocorridas nos endereços convencionais ou eletrônicos citados neste livro.

O conteúdo deste livro foi escrito de modo conscencioso e revisto com o máximo cuidado pelo autor. Entretanto, não substitui a consulta a um médico competente. Nem o autor nem a editora se responsabilizam por eventuais danos ou prejuízos que resultem das indicações dadas nesta obra.

Concepção e Layout da capa: R.M.E. Eschlbeck/Kreuzer/Botzenhardt com a utilização de uma foto de von Jump, Hamburgo/K.Vey.

Editor: Adilson Silva Ramachandra

Editora de texto: Denise de C. Rocha Delela

Coordenação editorial: Roseli de S. Ferraz

Produção editorial: Indiara Faria Kayo

Assistente de produção editorial: Estela A. Minas

Editoração eletrônica: Estúdio Sambaqui

Revisão: Nilza Agua

CIP-BRASIL. CATALOGAÇÃO NA PUBLICAÇÃO
SINDICATO NACIONAL DOS EDITORES DE LIVROS, RJ

L245i

Landeweer, Gert Groot
    Introdução à terapia craniossacral : manual prático para desfazer os bloqueios do seu corpo / Gert Groot Landeweer ; tradução Karina Jannini ; revisão técnica Renée Lutz. - 1. ed. - São Paulo : Cultrix, 2013.
    il.
    Tradução de: Einführung in die CranioSacrale therapie
    Inclui bibliografia e índice
    ISBN 978-85-316-1237-4

    1. Medicina alternativa - Manuais, guias, etc. 2. Saúde. I. Título.

| 13-05115 | CDD: 615.5 |
| | CDU: 615.5 |

Direitos de tradução para a língua portuguesa adquiridos com exclusividade pela
EDITORA PENSAMENTO-CULTRIX LTDA., que se reserva a propriedade literária desta tradução.
Rua Dr. Mário Vicente, 368 — 04270-000 — São Paulo, SP
Fone: (11) 2066-9000 — Fax: (11) 2066-9008
http://www.editoracultrix.com.br
E-mail: atendimento@editoracultrix.com.br
Foi feito o depósito legal.

Sumário

Prefácio do Dr. John E. Upledger	7
Introdução	9
Para quem este livro foi escrito?	9
Como este manual é estruturado?	12
Dicas importantes	13

Fundamentos	15
Por que a "Terapia Craniossacral Upledger"?	15
O sistema craniossacral	23
O tecido conjuntivo	29
A Terapia Craniossacral Upledger na prática terapêutica	55

Informações e exercícios preparatórios	63
Fatores importantes	63
Tensão	65
Sentindo pelo toque suave	69
Melhorando a mobilidade e a flexibilidade do tecido conjuntivo, dos músculos e das articulações – informações secundárias	83

Exercícios individuais para adultos, jovens e crianças	91
Estimulando o ritmo craniossacral	91
Técnicas de Still Point (ou Ponto de Quietude)	96
Melhorando a mobilidade e a flexibilidade do tecido conjuntivo	101
Sugestões de tratamento	153
Trabalhando com a sabedoria interna	156

Sumário

Exercícios em dupla para adultos, jovens e crianças 161

O relacionamento durante os exercícios.. 161
Sentindo e avaliando o ritmo craniossacral e a tensão 165
Estimulando o ritmo craniossacral 167
Técnicas de Still Point (ou Ponto de Quietude) 174
Melhorando a mobilidade e a flexibilidade do tecido conjuntivo 181
Sugestões de tratamento 228

Exercícios para recém-nascidos, lactentes e crianças pequenas 231

Aspectos importantes... 231
Sentindo e avaliando o ritmo craniossacral e a tensão 236
Estimulando o ritmo craniossacral 238
Técnicas de Still Point (ou Ponto de Quietude) 243
Melhorando a mobilidade e a flexibilidade do tecido conjuntivo 249
Sugestões de tratamento 271

Anexo... 277

Sobre o autor... 277
Agradecimentos.. 278
Bibliografia... 279
Endereços... 280
Créditos das imagens.. 281
Índice remissivo 282

Prefácio do Dr. John E. Upledger

A Terapia Craniossacral representa uma possibilidade efetiva de estimular a saúde como um todo, auxiliando a movimentação do liquor cerebroespinhal de maneira cautelosa, a fim de fortalecer o cérebro, a medula e o sistema nervoso.

Há muitos anos, com seu trabalho em consultório e como professor e diretor do Instituto Upledger na Alemanha, meu amigo Gert Groot Landeweer também promove a Terapia Craniossacral. Neste livro, ele acrescenta dois outros aspectos valiosos:

Em primeiro lugar, explica o sistema craniossacral e seu papel-chave no desenvolvimento da saúde corporal e do bem-estar.

Em segundo, com igual importância, descreve uma série de exercícios e aplicações práticas que podem ser empregados para melhorar a saúde em todas as idades, de recém-nascidos, passando por adultos até chegar a pessoas idosas.

Espero que este trabalho apresente a um público novo e mais amplo as vantagens da Terapia Craniossacral.

Dr. John E. Upledger, DO, OMM, criador da Terapia Craniossacral

Introdução

Fico muito feliz que você tenha escolhido este livro. Nele você encontrará informações detalhadas sobre as possibilidades do método de tratamento, caso queira tratar-se com um terapeuta que exerça a Terapia Craniossacral Upledger, praticar, por interesse próprio, exercícios individuais ou aplicá-los em outra pessoa, ou ainda caso simplesmente se interesse pela Terapia Craniossacral segundo Upledger. Se for profissional da área de saúde, espero também poder oferecer-lhe uma experiência proveitosa.

A ideia de escrever este livro já existia há muito tempo. Embora eu pudesse atender à demanda de pacientes em meu consultório e dos participantes dos cursos de Terapia Craniossacral Upledger com exercícios de apoio a serem realizados em casa, no fundo, as instruções correspondentes não estavam presentes nos livros, pois, tanto em suas obras voltadas aos terapeutas quanto naquelas destinadas aos pacientes, o Dr. Upledger disponibilizou poucas indicações de "tarefas de casa" que pudessem ser executadas por um paciente. Além disso, sempre se manifestava a necessidade de um manual que mostrasse a situação atual do método. Em muitas conversas com minha esposa e com meu amigo e colega René Assink, cheguei a ser pressionado a escrever o presente livro. Espero que alguns dos desejos e necessidades mencionados possam ser satisfeitos com esta leitura.

Você já deve ter percebido que costumo usar o masculino para me referir às pessoas. A isso não se vincula nenhum juízo de valor. Trata-se exclusivamente de um recurso para facilitar a leitura. Desse modo, espero que minhas leitoras também se entusiasmem com o conteúdo.

Para quem este livro foi escrito?

Você pode imaginar que o propósito deste livro não é substituir o auxílio terapêutico nem médico, e sim apoiá-lo. A experiência do Dr. Upledger, que, no final dos anos 1970, instruía pacientes e seus familiares ou os cuidadores desses pacientes na Michigan State University (EUA), fortaleceu sua convicção pessoal de que o suporte caseiro da terapia é um importante elemento para seu êxito.

Além disso, ele constatou que pessoas que não eram tratadas por terapeutas também podiam beneficiar-se em grande medida com exercícios praticados por elas próprias, a fim de conservar sua saúde ou recuperar-se mais rapidamente das dores do dia a dia.

Se você sente dores ou cuida de alguém com dores...

Em muitos e diferentes casos de dores, mostrou-se eficaz submeter a condição do sistema craniossacral ao exame de um médico, de um profissional da área de saúde ou de um terapeuta e tratar as limitações mais visíveis com a terapia craniossacral exercida por esses profissionais ou por si próprio. Entre outras, essas dores são:

- enxaquecas e dores de cabeça;
- dores crônicas na nuca e nas costas;
- distúrbios condicionados pelo estresse e pela tensão;
- distúrbios de coordenação, sobretudo em lactentes;
- lesões por traumatismo cerebral ou medular;
- disfunções do sistema nervoso central ou do sistema hormonal;
- aumento das oscilações de humor;
- síndrome de estresse pós-traumático;
- dificuldades de concentração, aprendizagem, fala, leitura e escrita;
- problemas ortopédicos nas costas;
- disfunções no sistema mastigatório;
- fadiga e cansaço crônicos;
- disfunções vegetativas.

... e faz ou já fez tratamento craniossacral...

Você já conhece a terapia craniossacral porque está seguindo ou já seguiu um tratamento nessa disciplina. As informações teóricas presentes neste livro poderão aperfeiçoar seus conhecimentos; talvez até seu terapeuta já lhe tenha falado de alguns exercícios a serem feitos em casa. Com o auxílio deste livro, você poderá realizar esses exercícios em casa, aplicando-os a todas as regiões do corpo tratadas pelo terapeuta. Aqui apresentamos tanto exercícios individuais como aqueles a serem realizados em dupla. Se o paciente for seu filho, também é possível realizar os exercícios de apoio em casa. Não se acanhe em pedir ajuda ao seu terapeuta caso não tenha entendido alguma coisa. Ele é o especialista que poderá ajudá-lo pessoalmente.

... ou ainda não conhece o tratamento craniossacral

Caso conheça pouco ou simplesmente não tenha ouvido falar da Terapia Craniossacral Upledger, espero que este livro o motive e o convença a realizar os exercícios. É recomendável ler com atenção o primeiro capítulo com as informações secundárias antes de passar para o segundo, que já contém os exercícios preparatórios. Prossiga passo a passo e reserve-se um tempo para assimilar as informações e realizar cada exercício, pois eles serão o fundamento para aqueles dos capítulos seguintes. Conjugada com a realização de exercícios em casa, muitas vezes a experiência individual com as técnicas e seus efeitos no tratamento acompanhado por um terapeuta craniossacral mostrou-se de grande auxílio. Caso você não conheça nenhum terapeuta especializado na Terapia Craniossacral Upledger, procure na internet o representante do trabalho do Dr. Upledger no seu país, ou entre em contato com o Upledger Brasil – www. upledgerbrasil.com[1].

Se você está bem de saúde e deseja manter-se saudável

Este livro lhe oferece diversas possibilidades para preservar sua saúde ou ajudar a preservá-la. Todos os exercícios servem para manter seu corpo maleável, relaxado e flexível, a fim de que seu sistema craniossacral funcione da melhor forma e seu ritmo craniossacral possa alcançar sem impedimentos todas as células do sistema nervoso e as outras células do corpo.

Se você é terapeuta

Caro colega, espero que este livro possa lhe servir de apoio no tratamento de seus pacientes. Minha experiência pessoal mostrou que para muitos deles é útil ter um livro que reúna as informações necessárias. Uma vez que essas informações sobre a Terapia Craniossacral Upledger não existiam até então, refiro-me especialmente a elas. Por isso, aqui você encontrará muitas informações secundárias sobre o método de tratamento, sobre as respectivas áreas a serem tratadas e cada exercício. Além disso, este livro poderá servir-lhe de fundamento para esclarecer as dúvidas dos seus pacientes.

---

[1]No Brasil, consulte o site www.upledgerbrasil.com ou entre em contato com a Associação Internacional de Praticantes da Saúde, o IAHP. Uma lista de todos os profissionais qualificados pode ser encontrada no site do IAHP (www.iahp.com). (N. do E.)

Como este manual é estruturado?

O primeiro capítulo fornece informações básicas sobre o método de tratamento em si e as possibilidades de aplicação por um terapeuta especializado na Terapia Craniossacral Upledger. Há respostas a perguntas como: "O que significa craniossacral?", "Quem é o Dr. Upledger?", "Quando vale a pena recorrer à Terapia Craniossacral Upledger?", "Há contraindicações ao método de tratamento?" e muitas outras.

O segundo capítulo o prepara para os exercícios. Nele, pretendo familiarizá-lo com alguns fundamentos importantes para os exercícios que serão apresentados nos capítulos seguintes. Como a terapia é realizada com as mãos, além da pressão do toque também se emprega "energia". Você terá detalhes sobre o espaço ou o ambiente onde realizar os exercícios, sobre a roupa a ser usada durante sua execução, o momento certo para praticá-los e sua duração, a maneira adequada de exercer o tato ou o toque, sobre como direcionar a energia e melhorar a mobilidade dos músculos, das articulações e do tecido conjuntivo.

No terceiro capítulo, você encontrará todos os exercícios individuais para adultos e jovens. Em muitos casos, as crianças também podem ser incentivadas ou se sentem espontaneamente motivadas a praticá-los ao assistirem a execução dos exercícios ou quando tocadas nos exercícios em dupla.

O quarto capítulo ocupa-se dos exercícios em dupla para crianças, jovens e adultos. No quinto, você encontrará todos os exercícios para crianças, dos lactentes e recém-nascidos até as crianças pequenas. Toda seção prática é concluída com sugestões de tratamento.

No final do livro, apresento alguns contatos para que você possa tirar suas dúvidas quanto ao método ou encontrar algum terapeuta especializado.

Como se orientar neste livro

Divisão por tamanho dos títulos e cores

Para mim, é muito importante que você consiga se orientar no livro. Inicialmente, para facilitar a classificação, contamos com títulos de diferentes tamanhos, que caracterizam cada capítulo. Os capítulos são subdivididos em seções que, por sua vez, são divididas em subseções e, ocasionalmente, em áreas específicas. De comum acordo com a editora, recusei a opção por numeração. Embora este também fosse um recurso, para mim a classificação visual direta faz mais sentido. Por isso, escolhemos uma divisão por cores. A tarja colorida na margem superior de cada página contém a informação sobre o respectivo capítulo e a respectiva seção em que o leitor se encontra. Informações relativas à anatomia e resumos são destacados em caixas coloridas.

Sobre as repetições no texto
Você irá encontrar muitas repetições ao longo do texto. Todas elas foram conscientemente selecionadas por mim. Minha intenção é que você não tenha de folhear o livro inteiro para poder colocar uma técnica em prática. Embora você vá precisar de certas informações fundamentais, que se encontram no primeiro capítulo, nas outras partes do livro, cada exercício poderá ser realizado com base no texto. Em muitas técnicas, o procedimento é sempre o mesmo. Para que você possa aplicar as técnicas com segurança, achamos por bem repetir algumas passagens. Com essas repetições, o procedimento é de fácil identificação e chega a ter um caráter de meditação. Seria muito artificial empregar sempre uma nova formulação. No segundo capítulo, você encontrará algumas leves alterações nos exercícios que utilizam o mesmo procedimento. A partir do terceiro capítulo, renunciei amplamente a elas. Ao final de cada seção de exercícios, você encontrará um resumo com o princípio fundamental dos exercícios e, portanto, algumas repetições.

Dicas importantes

O objetivo dos exercícios é otimizar a condição do sistema craniossacral e, com isso, estimular sua funcionalidade, beneficiando sua saúde. Para tanto, é importante executar os exercícios, se possível, sem exigir demais do próprio desempenho. No entanto, nem sempre isso é fácil. De certo modo, tendemos a ver os exercícios como tarefas, nas quais há uma obrigação de obter determinado desempenho. Eu gostaria de motivar o leitor a ser paciente consigo próprio. Se você notar o surgimento dessa pressão pelo desempenho, aproveite para ver o que pode ser feito com ela nesse momento. Às vezes é possível desconsiderá-la; outras vezes, ela é tão forte que talvez seja mais útil executar exercícios leves de relaxamento ou alguns exercícios preparatórios, como os descritos no capítulo "Informações e exercícios preparatórios" (ver páginas 63 ss.). E, às vezes, o mais simples é adiar o exercício e cuidar apenas das tarefas do dia a dia. Durante os exercícios, tente relaxar, aproveitar os movimentos e desenvolver uma sensação de bem-estar, mesmo que algumas vezes as vozes internas sejam outras. Aliás, você pode impor limites a algumas dessas vozes para conseguir se exercitar sempre de modo coerente.

Como nos programas de exercício individual, também neste caso você precisa usar o bom senso. Embora a terapia craniossacral possa ser empregada como diferentes formas de auxílio ou apoio no combate a sintomas ou dores – e às vezes os resultados chegam a ser fenomenais –, é importante que você tenha autocrítica ao praticar os exercícios em casa. Em princípio, os exercícios devem lhe fazer bem, proporcionar-lhe bem-estar e prazer durante sua realização. Se isso se verificar em todas as sessões, não haverá razão para deixar de praticá--los ou para interrompê-los. Porém, caso surjam dores, sensação de mal-estar, incômodos desconhecidos ou sintomas, ou ainda se dores preexistentes aumentarem ou piorarem e, naturalmente, se você não se sentir seguro para executar os exercícios, não continue a praticá-los. O mesmo vale para os exercícios em dupla. Nesse caso, entre em contato com seu médico, com seu terapeuta ou com algum profissional da área de saúde e pergunte-lhe como proceder.

Desejo-lhe uma boa leitura e horas agradáveis com este livro!

Gert Groot Landeweer, Freiburg im Breisgau

Fundamentos

Por que a "Terapia Craniossacral Upledger"?

A terapia craniossacral é inseparável do nome Upledger. Nos anos 1970, o Dr. John Edwin Upledger, médico e cirurgião osteopata, desenvolveu essa forma de terapia e, em 1983, descreveu-a em sua obra de referência *CranioSacral Therapy*.[2] O objetivo do Dr. Upledger era apoiar o paciente em seu processo de cura com um conceito de tratamento que utiliza o trabalho cuidadoso das mãos. Isso é possível graças a uma forma especial de toque, que consegue detectar e tratar as limitações e os enrijecimentos incapacitantes do corpo. Seu conceito bem-sucedido da terapia craniossacral foi copiado e alterado de diversas maneiras pelos concorrentes, contudo, sem que a eficaz designação "terapia craniossacral" fosse mudada. Por isso, era necessário acrescentar a ela o nome do fundador, a fim de evitar confusões. Assim, surgiu o conceito independente "Terapia CranioSacral Upledger", que, nesse meio-tempo, ganhou proteção da lei por ter-se tornado marca registrada.[3] Atualmente, muitos terapeutas (entre outros, médicos, profissionais da saúde e fisioterapeutas) já tratam com êxito seus pacientes, que sofrem das mais diferentes doenças, com base na terapia de Upledger.

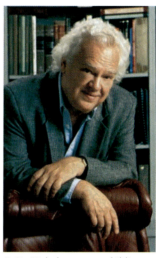

O Dr. Upledger em sua biblioteca

Portanto, para resumir a definição do conceito, pode-se dizer que a terapia craniossacral é um método manual e cuidadoso de examinar e melhorar a função do sistema fisiológico do corpo, que é designado como sistema craniossacral. Esse sistema constitui-se do liquor cerebroespinhal, bem como de todas as membranas que envolvem e protegem o cérebro e a medula e que se encontram no interior do crânio e no canal vertebral até o cóccix e o sacro. Com um toque suave, no qual em geral se exerce uma pressão não superior a cinco gramas,

---

[2] *Terapia Craniossacral*, Editora Roca/Grupo Gen, 2011. (N. do E.)
[3] No Brasil, o processo de registro do termo "Terapia CranioSacral Upledger ainda não foi concluído, por isso a Editora Cultrix optou pela grafia: "Terapia Craniossacral Upledger". (N. do E.)

as limitações no sistema craniossacral são eliminadas. O método de tratamento reconhece os mecanismos naturais de autocorreção e autorrecuperação (a sabedoria interna) do corpo. Eles permitem otimizar a função dos sistemas nervoso e hormonal, afastar os efeitos negativos físicos e emocionais causados pelo estresse, fortalecer a resistência contra doenças e proteger a saúde.

Fundamentos do Dr. Upledger

O Dr. Upledger tem a firme convicção de que todos os organismos vivos da natureza foram munidos de mecanismos sofisticados de sobrevivência. Graças a esses mecanismos, conseguem subsistir em um ambiente que sempre os coloca diante de novos desafios por meio de condições internas e externas em constante mudança. Desses mecanismos, os mais eficazes para a adaptação às diferentes condições de vida são inatos a todo organismo. Quando essa capacidade de adaptação apresenta deficiências, é necessário encontrar uma possibilidade de auxiliar os processos inatos e naturais de adaptação, para que eles voltem a funcionar melhor. Aperfeiçoada dessa forma, essa funcionalidade do organismo doente torna a recuperação muito mais acessível ao corpo humano. Portanto, esse início pode ser caracterizado como um auxílio. Com isso, o Dr. Upledger responde por um suporte aos mecanismos de autorrecuperação, inerentes ao corpo humano. Todavia, isso não significa que seu método exclui a aplicação da medicina convencional e cirúrgica, praticada no Ocidente. Os mecanismos de autorrecuperação do corpo humano deveriam, antes, ser incluídos em todos os aspectos da medicina acadêmica ocidental. Isso faria com que os pacientes adoecessem menos, tivessem sua expectativa de vida aumentada, se recuperassem rapidamente de doenças ou traumatismos e envelhecessem com dignidade.

A solução para todo problema de saúde deve ser encontrada no próprio ser humano. Em vez de examiná-lo ou proceder a uma intervenção, o que poderia ocasionar a sua resistência, o Dr. Upledger o estimula com toques leves, comunicação verbal ou não, ou ainda apenas com o propósito de compartilhar com ele o foco do problema. Assim, ele investiga como poderá ajudá-lo a eliminar esse foco da maneira mais branda possível, oferecendo-se como auxiliador no processo de autorrecuperação e deixando-se conduzir. Esse método é compatível com a medicina convencional do mundo ocidental e, quando aplicado corretamente, permite que o corpo reaja positivamente às medidas da medicina acadêmica e às intervenções cirúrgicas, além de muitas vezes reduzir a necessidade de medicação. Todo paciente ou cliente possui um "médico interno" ou uma "sabedoria interna", que é capaz de sentir todos os seus problemas de saúde e que sabe muito bem como resolvê-los. A responsabilidade do terapeuta craniossacral está em estabelecer um "diálogo" com esse "médico interno" ou com a "sabedoria interna" do paciente e seguir seu conselho.

História e desenvolvimento do método de tratamento

A história da terapia craniossacral começou em 1971, quando o Dr. Upledger assistia um amigo neurocirurgião em uma cirurgia. Naquela época, com quase 40 anos de idade e aberto a novos e desconhecidos avanços na medicina, Upledger viu com os próprios olhos uma atividade pulsante nas membranas que envolvem a medula espinhal. Na sala de cirurgia, ninguém jamais vira essa atividade nem tinha uma explicação para o fenômeno. Essa imagem da atividade perseguiu o Dr. Upledger até que, meses mais tarde, ele recebeu um esclarecimento no anúncio de um curso de aperfeiçoamento: os ossos do crânio se movimentam ritmicamente. Conversou a respeito com seu amigo neurocirurgião, e ficou decidido que o Dr. Upledger participaria do curso. Nele aprendeu como os ossos do crânio se movimentam e como podem ter sua mobilidade melhorada. Além disso, aprendeu a confiar no que sentia em relação às mãos, mesmo que eventualmente não correspondesse às concepções convencionais da medicina. Sentiu como o crânio se movimenta e imaginou que esse movimento deveria estar relacionado a um sistema de fluidos. Terminado o curso de aperfeiçoamento, o neurocirurgião e o Dr. Upledger decidiram aplicar as técnicas aprendidas em pacientes com diferentes sintomas. Os resultados foram surpreendentemente bons. Esse foi o "momento de criação" da terapia craniossacral.

Em 1975, o Dr. Upledger assumiu o posto de pesquisador clínico no Departamento de Biomecânica da Michigan State University. A Universidade havia criado um projeto de pesquisa sobre a mobilidade craniana e sua importância no tratamento de pacientes. Como jovem médico osteopata e professor de biomecânica, o Dr. Upledger tornou-se um membro dirigente da equipe. Com seu grupo de pesquisa, apresentou em diferentes estudos a comprovação científica de que, ao contrário da opinião geral, as suturas cranianas são móveis. Através dos nervos que se encontram nessas suturas, seriam transmitidas informações sobre as forças que atuam no cérebro e, assim, possivelmente a produção do liquor cerebral seria controlada e regulada.

Com base nesse conhecimento, o Dr. Upledger desenvolveu um novo modelo para esclarecer a atividade rítmica nas membranas da medula espinhal, já observada por ele durante a cirurgia em 1971. Ele chegou ao chamado "modelo pressostático". O sistema craniossacral é considerado um sistema semifechado de fluidos, no qual a velocidade com que o liquor cerebral é produzido é controlada e regulada através dos nervos nas suturas cranianas, enquanto seu escoamento é realizado de maneira constante e ininterrupta. Além disso, o Dr. Upledger supõe que o liquor é produzido de modo consideravelmente mais rápido do que é escoado. Isso faz com que surja no liquor cerebroespinhal uma elevação e uma queda rítmica da pressão, que, por sua vez, provocam as alterações rítmicas nas meninges. A estimulação rítmica das membranas cerebrais causa uma estimulação rítmica das partes do córtex cerebral que comandam os músculos. Com isso, ocorrem pequenos movimentos rítmicos no corpo inteiro, o que é designado como ritmo craniossacral no corpo.

Outros estudos do Dr. Upledger confirmaram a relação entre as descobertas feitas no sistema craniossacral e os sintomas dos pacientes, tanto em crianças quanto em adultos. Há muitos anos e, em conjunto com seu colega Zvi Karni, doutor e professor de biofísica do Technion Institut de Haifa (Israel), o Dr. Upledger também pesquisava na Michigan State University a importância das energias infiltradas a partir de um corpo estranho – por exemplo, em acidentes em que uma força física atua sobre o corpo e o invade –, bem como processos patológicos, o que conduziria ao desenvolvimento de outras técnicas de tratamento. Como todas essas técnicas visam a eliminar do corpo as energias que nele se infiltraram, o Dr. Upledger acabou descobrindo que essa eliminação era possível mediante posições corporais (a dissolução dos chamados "cistos energéticos" – ver páginas 20 ss.), liberação de emoções contidas (também conhecida como "liberação somatoemocional") ou pelo trabalho verbal de imagens internas ("imagens terapêuticas e diálogo").

Nos tempos de universidade, ele desenvolveu os fundamentos de suas técnicas de tratamento craniossacral e escreveu sua obra de referência *CranioSacral Therapy*. A pesquisa clínica confirmou de modo notável as primeiras observações do Dr. Upledger: a terapia craniossacral pode ser aplicada no tratamento de várias doenças, e o modo mais fácil de explicar seu sucesso é dizer que ela consegue melhorar a capacidade funcional dos sistemas nervoso e hormonal.

O Dr. Upledger deixou a universidade em 1983 para colocar suas ideias em prática em um centro de saúde voltado à medicina holística. Embora ele empregasse diversas técnicas de tratamento, reconheceu que o método desenvolvido por ele tinha passado a ser o foco da sua prática. Desse modo, em 1985, fundou em Palm Beach, na Flórida, o Upledger Institute, que conta com um centro para pacientes portadores de lesões cerebrais e medulares; e, em 1987, a fundação Upledger, que, sem fins lucrativos, auxilia pacientes por meio da terapia craniossacral.

Por que a "Terapia Craniossacral Upledger"?

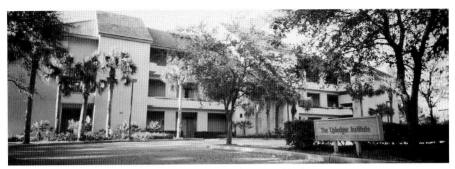

O prédio do Upledger Institute em Palm Beach Gardens, na Flórida

As professoras e os professores formados pelo Dr. Upledger lecionam para grupos cada vez maiores. Até 2010, mais de 90.000 terapeutas no mundo inteiro foram formados segundo a filosofia fundamental e as técnicas básicas da Terapia Craniossacral Upledger. Mais da metade deles também se aprofundou nas técnicas de tratamento.

Fundamentos do método de tratamento – Limitações no sistema craniossacral

O Dr. Upledger parte do princípio de que, nos doentes, o sistema de fluidos em que o sistema nervoso se encontra inserido tem sua função limitada e, por isso, precisa ser otimizado. Em caso de êxito, a função dos sistemas nervoso e hormonal pode melhorar, o que posteriormente também causa um efeito positivo nas outras funções do corpo. Em doze anos de desenvolvimento (de 1971 a 1983), ele se deu conta da importância clínica do sistema craniossacral. Considerou-o um recipiente no qual o liquor (cerebroespinhal) que o preenche renova-se ritmicamente, provocando uma atividade rítmica no sistema craniossacral e que é caracterizada como ritmo craniossacral. As paredes do sistema consistem em tecido conjuntivo firme, a membrana cerebral e medular (dura-máter). Essas membranas se encontram no interior do crânio – com partes específicas, que são chamadas de sistema de membranas intracranianas – e em todo o canal vertebral, mais conhecido como "tubo dural", até o cóccix. Com o auxílio de sua sensibilidade para perceber e tratar até as menores tensões, o Dr. Upledger descobriu que a flexibilidade das meninges cerebroespinhais significa ou pode significar um fator essencial para a saúde de uma pessoa. Como esse sistema se encontra entre o crânio e o sacro, o Dr. Upledger nomeou-o sistema craniossacral, e sua terapia, logicamente, terapia craniossacral.

Desse modo, no início de suas experiências com o tratamento do sistema craniossacral, a atenção do Dr. Upledger estava voltada à melhora imediata da mobilidade das meninges cerebroespinhais. Por isso, ele desenvolveu técnicas que podem atuar diretamente sobre o sistema craniossacral. Como as meninges cerebroespinhais estão ligadas ao interior do crânio e ao sacro, o Dr. Upledger usou os diversos ossos cranianos e o sacro como manivelas de acesso para suas técnicas de tratamento.

O Protocolo de 10 Passos

Na Michigan State University, o Dr. Upledger desenvolveu o chamado "Protocolo de 10 Passos" com base nos conhecimentos adquiridos com o tratamento do sistema craniossacral e do tecido conjuntivo. Esse Protocolo prevê que, com um procedimento organizado, todas as estruturas importantes do corpo possam ser tratadas por um terapeuta especializado na Terapia Craniossacral Upledger.

Neste momento, eu já gostaria de apresentar brevemente o Protocolo para que você possa ter uma ideia de como ele funciona, embora nem todos os conceitos sejam esclarecidos ainda. Uma imagem ilustrativa pode ser encontrada na página 31. No primeiro (1) e no último (10) passos, o ritmo craniossacral é tratado diretamente com o auxílio de um Still Point (ou ponto de quietude). O passo 2 contém as técnicas para as estruturas transversais de tecido conjuntivo. No terceiro e no quarto passos, são tratadas as estruturas do occipital e da pelve. O quinto passo apresenta as técnicas para a dura-máter medular na coluna vertebral. O sexto contém as técnicas para o tratamento da dura-máter cerebral. No passo 7, a base do crânio é liberada. Os passos 8 e 9 se ocupam das estruturas moles e duras da face (ver também página 57).

Todas as técnicas gerais, bem como aquelas que trazem alívio graças a uma descompressão (as chamadas "técnicas de elevação"), podem ser realizadas por você em casa e são descritas neste livro. O terapeuta craniossacral domina todas as outras técnicas específicas do Protocolo. Os exercícios que você pode fazer em casa constituem um inestimável apoio para os tratamentos realizados pelo terapeuta.

Liberação de cistos energéticos e Liberação somatoemocional

Como uma reação em cadeia, as experiências que o Dr. Upledger fez ao pôr em prática a terapia craniossacral conduziram a novos conhecimentos. Já com o trabalho na Michigan State University, ele descobriu que, instintivamente, muitas vezes fazia um paciente adotar uma posição corporal que aliviava suas dores, e isso também significava um relaxamento para o sistema craniossacral. Medições bioelétricas, que na época foram feitas durante a terapia, revelaram que, nessa posição, ocorriam nitidamente alterações elétricas mensuráveis. Era como se o corpo "liberasse energia". Em observações e acompanhamentos posteriores a esses processos, o Dr. Upledger descobriu que na liberação ocorria não apenas um relaxamento físico, mas também ocorriam processos emocionais. Em pesquisas científicas conjuntas, o Dr. Upledger e o biofísico Dr. Karni descobriram que, no corpo, frequentemente pode ser encontrada a reprodução de forças físicas liberadas por acidentes, ferimentos e traumas emocionais. Uma reprodução local como essa pode ser encapsulada e isolada do restante do corpo. É o que se chama de "cisto energético".

O processo da liberação da energia de um cisto energético foi nomeado por ele "liberação de cistos energéticos", e o processo da liberação de emoções durante a dissolução de tensões físicas, ele chamou de "Liberação somatoemocional". Conforme já mencionado, esses processos causam igualmente uma melhora da função craniossacral; com isso, o Dr. Upledger ampliou seu conceito da terapia craniossacral.

O modelo do cisto energético
Forças que atuam de forma química, física ou psíquica no corpo de uma vítima de acidente ou ferimento podem ser transformadas de duas maneiras:
1. O corpo está sobrecarregado com a situação e começa, imediatamente, a liberar a energia dessas forças infiltradas. Com isso, o processo natural de cura é iniciado.
2. A energia das forças que atuaram no corpo da vítima é sentida pelo corpo como algo ameaçador, e a situação o sobrecarrega: a energia infiltrada é encapsulada e retida em um local do corpo como "energia desorganizada" e não é liberada. Para evitar uma distribuição da "energia ruim" em todo o corpo, essa energia é "empacotada" no menor espaço possível, assim como o pus é encapsulado em um cisto em caso de infecção. Portanto, o nome para essa área encapsulada é compreensível: cisto energético.

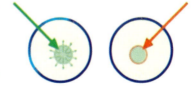

À esquerda: a energia infiltrada é liberada
À direita: cisto energético

Desse modo, o modelo do cisto energético descreve o estado da "atividade" limitada, desorganizada e elevada de uma "partícula" dentro de uma região do corpo do paciente. O corpo se adapta automaticamente a esse estado, desviando sua energia normal para os arredores do cisto. Embora esta seja uma solução temporária, o cisto energético impede a função normal e energética do corpo e acaba "perturbando" o tecido em que se encontra. Como já dito, um corpo saudável se adapta a esses cistos energéticos. O elevado gasto de energia exigido pode desvitalizar o tecido que os circunda e, progressivamente, causar distúrbios.

Como se forma um cisto energético? A experiência desenvolvida durante anos no trabalho com muitos pacientes mostrou que o fator mais importante que leva à formação de um cisto energético é o estado emocional da vítima no momento do ferimento. A experiência mostra que, quando sentimentos fortes e negativos como raiva, rancor, medo, solidão, desesperança ou tristeza prevalecem no paciente no momento do acontecimento traumático, a energia infiltrada durante o ferimento é retida no cisto energético. Assim como esses sentimentos negativos são liberados ou recebem sua devida importância no âmbito do tratamento, o cisto energético pode ser dissolvido, os distúrbios funcionais normalizados, e os sintomas a ele vinculados, reduzidos.

O médico interno ou a sabedoria interna e o trabalho com imagens terapêuticas e com o diálogo

Durante o tratamento de uma paciente, o Dr. Upledger constatou que podia conversar com uma parte separada dela própria, que tinha a capacidade de observar o processo que estava vivendo. Ele percebeu que essa situação se repetia com outros pacientes e observou, em todos os casos, que essa parte separada tinha conhecimentos notáveis sobre a respectiva enfermidade e seus sintomas. A essa experiência acrescentou-se o fato de que um desses pacientes chamou a mencionada parte de "médico interno". O Dr. Upledger passou então a adotar esse conceito, ampliando-o mais tarde para a designação "sabedoria interna", e chamou esse processo de diálogo de "trabalho com imagens terapêuticas e diálogo". Com base nesse importante fundamento, o conceito se desenvolveu de maneira bastante rápida. No fundo, ficou claro para ele que quase sempre era possível requisitar um contato com o médico interno através de um contato aprofundado com o paciente durante a realização de um tratamento craniossacral. Geralmente, o médico interno conseguia responder às questões do Dr. Upledger sobre as causas e possibilidades de cura de uma doença. Ao desenvolver esse aspecto do seu trabalho, as capacidades intuitivas do Dr. Upledger lhe possibilitaram produzir contatos verbais com partes do corpo, órgãos doentes e até células específicas. O trabalho com essas partes do corpo baseia-se no fato de que, independentemente de seu tamanho, elas dispõem de uma consciência autônoma e, por isso, podem fornecer informações exclusivas sobre seu estado, a razão desse estado e a aplicação dos meios terapêuticos necessários. Nas páginas 156 ss., você encontrará a descrição de uma viagem onírica, que poderá ajudá-lo a entrar em contato com seu médico interno ou sua sabedoria interna.

No que se refere à história e ao desenvolvimento da terapia craniossacral, já temos informações suficientes. Passemos agora a considerar o sistema craniossacral com suas partes anatômico-funcionais e sua característica fisiológica, o ritmo craniossacral.

O sistema craniossacral

O sistema craniossacral consiste no liquor cerebroespinhal e em todas as estruturas que servem para sua produção, seu armazenamento e sua reabsorção pela corrente sanguínea. Para ter uma ideia melhor do sistema craniossacral e de seu modo de atuação, você conhecerá tanto o liquor quanto todas as estruturas.

O liquor cerebroespinhal

O liquor é produzido nos quatro ventrículos cerebrais. Os dois grandes ventrículos laterais localizam-se nos dois hemisférios cerebrais; o terceiro situa-se no meio, um pouco acima da base do crânio, e o quarto, no centro, na altura do cerebelo. Nos ventrículos encontram-se estruturas viliformes, que filtram o liquor do sangue através de pequenas artérias, de modo semelhante a um filtro de café. O liquor produzido pelos ventrículos laterais flui para o terceiro ventrículo cerebral, mistura-se ao líquido nele produzido, depois passa para o quarto ventrículo, onde novamente se mistura ao liquor nele produzido e, em

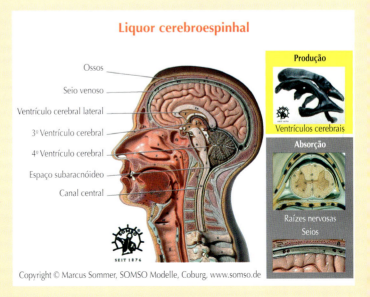

24 Fundamentos

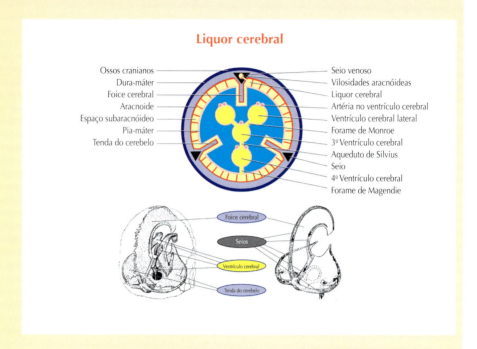

seguida, flui para duas direções. Parte do liquor permanece no sistema nervoso, onde entra em um canal central que parte do meio da medula espinhal e vai até a extremidade inferior. A outra parte deixa o interior do sistema nervoso para chegar ao espaço subaracnóideo, onde pode banhar o cérebro e a medula espinhal. Portanto, o liquor flui tanto para cima, atingindo o contorno do cérebro, como para baixo, banhando a medula. O liquor que flui para baixo é chamado de liquor espinhal, e o que flui para cima é o cerebral. O liquor circula ao redor do cérebro e da medula espinhal até ser reabsorvido pelo sangue venoso.

Os seios do crânio são os locais da cabeça em que o liquor cerebral é reabsorvido pela corrente sanguínea. Tal como nos locais de produção do liquor nos ventrículos cerebrais, nos seios também se encontram estruturas viliformes, que se projetam do espaço da membrana aracnoide para dentro desses seios, reconduzindo o liquor para o sangue venoso. Na altura de todas as raízes nervosas da coluna vertebral também se encontram estruturas que reconduzem o liquor espinhal para os vasos com o sangue venoso.

Junto com a dura-máter cerebroespinhal, o liquor representa, sobretudo, uma proteção para o cérebro e a medula espinhal. É como se ambos se "banhassem" no liquor. Este oferece um anteparo a forças mecânicas provenientes de fora, em uma queda ou um golpe, por exemplo.

O ritmo craniossacral

Conforme já mencionado, o Dr. Upledger parte do princípio de que a produção do liquor ocorre de maneira ritmada, enquanto sua absorção permaneceria constante. Podemos comparar essa situação a uma pia, em que a torneira é aberta e fechada de modo ritmado, mas nada muda no escoamento. A água na pia aumenta e diminui segundo esse ritmo. Essa ideia ou o modelo para explicar o ritmo craniossacral surgiu com base nas estruturas anatômicas que ele e outros pesquisadores da Michigan State University descobriram. Perceberam que as suturas cranianas não eram absolutamente ossificadas nem imóveis. Nelas, constataram vasos sanguíneos, fibras nervosas e cordões de tecido conjuntivo. Tudo indicava que essas suturas cranianas eram móveis e, com o auxílio das fibras nervosas, podiam informar o cérebro sobre sua abertura. Compararam essas suturas a uma articulação. Em toda articulação existe uma fenda, e na cápsula articular encontram-se fibras nervosas, que transmitem ao sistema nervoso informações sobre o movimento e a posição da articulação. Encontraram um feixe de nervos que ia do meio da sutura craniana até o ventrículo cerebral e, com base nessa descoberta, levantaram a seguinte hipótese: se a sutura transmite ao cérebro que seus dois ossos estão se aproximando, o cérebro decide produzir liquor. Por conseguinte, o volume de liquor no sistema craniossacral aumenta, o que, posteriormente, conduz a um ínfimo movimento de separação dos ossos cranianos. Os receptores na sutura percebem esse movimento e o comunicam. A certo grau de extensão da sutura, o cérebro diminui a produção de liquor, sem alterar sua reabsorção pela circulação sanguínea. Os pesquisadores partiram do princípio de que essa reabsorção é maior do que a produção, o que levaria a uma redução do volume de liquor no sistema craniossacral. Desse modo, as suturas se aproximam até novamente alcançarem uma posição em que a informação vinda dos receptores estimula o cérebro a voltar a produzir liquor. Como se vê, trata-se de um mecanismo potencialmente simples. O Dr. Upledger o chama de "modelo pressostático" (em inglês: *pressurestat model*). Ele também parte do princípio de que o movimento rítmico do liquor, da dura-máter e dos ossos leva a uma estimulação rítmica das partes do córtex cerebral que comandam os músculos. Desse modo, pequenas tensões e pequenos relaxamentos ritmados ocorrem em todo o corpo, o que pode ser entendido como ritmo craniossacral do corpo.

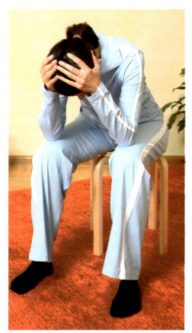 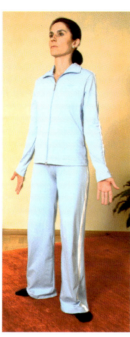

À esquerda: sentindo pelo tato o ritmo craniossacral no crânio
À direita: movimento intensificado para preencher todo o corpo

Através do tato, o ritmo craniossacral pode ser sentido como aumento e diminuição de volume não apenas no sistema craniossacral, mas também em todo o corpo. Vale a pena examinar em detalhes quais movimentos ocorrem nessa situação. Na fase de aumento de volume ou preenchimento, o crânio se amplia, e na de redução de volume ou esvaziamento, ele se estreita. Esses movimentos são mais claramente perceptíveis nas laterais do crânio, ou seja, quando os dedos são entrecruzados e as mãos são colocadas nas laterais da cabeça, e menos perceptíveis quando uma das mãos é colocada sobre o osso frontal, e a outra, sobre o osso occipital, pois há no crânio uma estrutura sólida, que corre da parte frontal à posterior entre ambos os hemisférios e que é chamada de "foice cerebral". Devido à sua solidez, ela apresenta menos movimento da parte frontal à posterior. Na fase de preenchimento, braços e ombros, pernas e asas ilíacas movimentam-se em uma rotação externa, e na fase de esvaziamento, giram em uma rotação interna. Rotação externa significa que o polegar das mãos é virado para fora, e o dos pés é afastado. Talvez você ainda se lembre de que, em seus filmes, Charlie Chaplin sempre andava com os pés virados para fora. O ritmo craniossacral também é perceptível no tronco; contudo, no início, é mais difícil senti-lo pelo tato, pois o movimento respiratório é muito maior, sendo, portanto, mais fácil de ser percebido. Durante a fase de preenchimento, ocorre no tronco uma ampliação ou "dilatação", e, na de esvaziamento, o contrário, ou seja, uma "redução". Ao se pesquisar o ritmo, percebe-se que é mais fácil sentir pelo tato os movimentos de dilatação e redução nas seções laterais do tronco do que em suas partes frontal e posterior.

Isso significa que quanto melhor for a condição do ritmo craniossacral, tanto melhor será a "massagem" em todas as células, e, por conseguinte, seu estado nutricional. Assim, para os profissionais, na prática terapêutica a intensidade do ritmo craniossacral é um critério para saber se a Terapia Craniossacral Upledger deve ser realizada, onde as técnicas devem ser aplicadas e que resultado a terapia pode apresentar. O terapeuta aplicará suas técnicas sobretudo nos locais do corpo em que o ritmo craniossacral é mais fraco do que em outros. Ao final do tratamento, se a(s) técnica(s) tiver(em) sido bem-sucedida(s), o ritmo craniossacral deverá restabelecer-se com mais intensidade.

O que acabei de expor mostra a alteração indireta do ritmo craniossacral por meio do tratamento do tecido conjuntivo (ao qual também pertencem as meninges cerebroespinhais). Nos capítulos com exercícios, você também encontrará algumas atividades úteis para influir diretamente no ritmo craniossacral, que movimentam braços, pernas, cabeça, pelve e tronco ou aplicam as chamadas técnicas de Still Point (ou ponto de quietude). Essas técnicas se encontram nas páginas 91 ss. do capítulo "Exercícios individuais", nas páginas 167 ss. do capítulo "Exercícios em dupla", e nas páginas 238 ss. do capítulo "Exercícios para recém-nascidos, lactentes e crianças pequenas".

As meninges cerebroespinhais

Envolvem o cérebro e a medula espinhal, bem como os nervos que partem de ambos até chegarem ao respectivo orifício de saída no crânio ou na coluna vertebral. Armazenam o liquor cerebroespinhal.

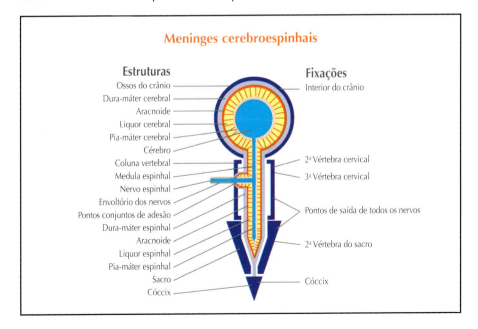

A dura-máter é a parede sólida e impermeável do recipiente do liquor e se prende a diversos ossos, que podem servir de alavanca para as técnicas de tratamento. De cima para baixo, esses ossos são os do crânio, a segunda e a terceira vértebras cervicais, o sacro e, na extremidade inferior, o cóccix. No interior do crânio, a dura-máter reveste toda a área óssea, formando a membrana dos respectivos ossos cranianos. Além disso, a dura-máter forma uma estrutura sólida, o sistema de membranas intracranianas, que separa diferentes estruturas cerebrais. A foice cerebral separa os dois hemisférios do cérebro; a foice do cerebelo, seus respectivos hemisférios; e a tenda do cerebelo separa o cérebro do cerebelo. A foice cerebral tem pontos ósseos de adesão no interior do etmoide, do osso frontal, dos dois ossos parietais e do occipital. A foice do cerebelo encontra-se apenas no interior do occipital; a tenda do cerebelo prende-se ao interior do occipital, dos dois ossos temporais e parietais, bem como do lado superior do esfenoide. Na altura desse osso, no meio da base do crânio, a dura-máter ainda forma um ponto de passagem para a hipófise ou glândula pituitária; no forame magno, a dura-máter forma um anel resistente, abrindo passagem para o prolongamento da medula e a medula espinhal. Na coluna vertebral, a dura-máter forma uma estrutura semelhante a uma mangueira e passa a ser chamada de "tubo dural". Esse tubo corre por todo o canal da coluna vertebral, estendendo-se da região cervical, passando pela torácica e pela lombar até chegar à região do sacro. O tubo dural se une ao lado posterior da segunda e da terceira vértebras cervicais, bem como ao da segunda vértebra do sacro e ao lado superior do cóccix.

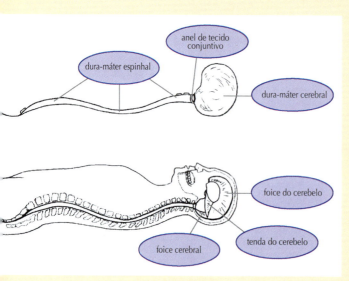

Partes da dura-máter

Em todas as áreas, a pia-máter encontra-se diretamente contígua ao cérebro e à medula espinhal. Ela segue todas as circunvoluções e todos os sulcos das estruturas e envolve os vasos sanguíneos que correm dentro do cérebro e da medula espinhal. Essa membrana evita que diferentes substâncias presentes no sangue cheguem às estruturas sensíveis dos nervos (barreira hematoencefálica) e, portanto, tem uma função protetora.

A dura-máter externa e a pia-máter interna estão ligadas entre si através da aracnoide e formam uma grande área, semelhante a uma sala com pilares. Essa área cede espaço ao liquor cerebroespinhal e a vários vasos sanguíneos; estes correm por ela como mangueiras de jardim.

Uma vez que todas as meninges se localizam ao redor do cérebro e da medula espinhal, elas se encontram no interior do crânio, no canal vertebral e no canal do sacro.

O tratamento das meninges cerebroespinhais é realizado através de alongamentos. No que se refere às meninges espinhais, é possível obter esses alongamentos tanto com movimentos do corpo (ver páginas 129 ss.) quanto com técnicas que, com o auxílio das mãos, permitem movimentar o occipital e o sacro (ver páginas 201 ss. e 285 ss.). As meninges cerebrais precisam das chamadas técnicas de elevação, com as quais é possível liberar as meninges ao se tracionarem os ossos do crânio (ver páginas 131 ss., 205 ss. e 252 ss.).

Os envoltórios de tecido conjuntivo de todos os nervos cranianos e da medula espinhal unem-se aos respectivos ossos nos pontos de saída localizados no crânio e na coluna vertebral. Com o alongamento das meninges cerebroespinhais e dos músculos, esses envoltórios nervosos também são tratados. Entretanto, este livro não contém técnicas específicas para eles.

O tecido conjuntivo

No início, os resultados que o Dr. Upledger conseguiu obter com o tratamento direto do sistema craniossacral foram enormes, até ficar claro que as dores causadas por tensões no sistema craniossacral podiam reaparecer devido a tensões no tecido conjuntivo do corpo.

O tecido conjuntivo é a estrutura de sustentação do corpo. Se todo o tecido conjuntivo fosse retirado do corpo – o que, obviamente, é impossível –, restaria um grande amontoado de células isoladas, sem conexão entre si. O tecido conjuntivo confere ao corpo sua forma e sua solidez. Embora ele seja composto de diversos tipos de células, ele constitui um todo coerente. Devido à sua uniformidade e à sua complexidade, ele até poderia ser considerado um sistema. Basicamente, é composto por células do tecido conjuntivo (fibrócitos) e por "substância fluida", que preenche o espaço entre as células (substância intercelular) e que inclui fibras duras (colágeno) e elásticas (elastina), bem como a substância fundamental.

Para a terapia craniossacral, o primeiro aspecto essencial do tecido conjuntivo consiste no fato de que suas fibras podem ser consideradas uma rede de trama fina, à qual todas as partes do ser humano estão conectadas. Por isso, desequilíbrios de tensão em um ponto localizado dessa rede sempre influem na rede inteira e, por conseguinte, em todo o corpo.

O segundo aspecto é o fato de que a substância fundamental do tecido conjuntivo envolve toda célula do ser humano. Nesse sentido, o tecido conjuntivo é o elemento de ligação mais importante entre as células, por um lado, e os canais responsáveis pelo suprimento de sangue, linfa e nervos, por outro. Todas as substâncias que saem da corrente sanguínea e chegam a uma célula precisam atravessar essa substância fundamental. Naturalmente, isso também vale para toda substância residual que sai da célula e tem de voltar para a corrente sanguínea ou linfática. Portanto, o suprimento das células ocorre apenas através da substância fundamental do tecido conjuntivo. Assim, toda alteração em seu grau de tensão ou fluido pode influir diretamente no suprimento das células. Mais informações sobre o tecido conjuntivo podem ser encontradas nas páginas 83 ss. do próximo capítulo.

As camadas do tecido conjuntivo – visão geral

O tecido conjuntivo possui células específicas, os chamados miofibroblastos, que podem contrair-se como os músculos. Como se vê, até mesmo o tecido conjuntivo "passivo" pode distender-se de modo "ativo". Essa capacidade de distensão é muito importante para o tecido conjuntivo, pois permite que ele reaja às alterações. No entanto, se as células se encontram mais ou menos em uma distensão prolongada, o tecido conjuntivo sofre as consequências. Sua flexibilidade se perde, o suprimento das células nesse tecido diminui, e a sensibilidade dos receptores na área aumenta, deixando o tecido sensível e suscetível. Portanto, quando essa distensão prolongada diminui, o resultado pode ser positivo.

As meninges cerebroespinhais são os envoltórios mais profundos de tecido conjuntivo e podem ser consideradas o primeiro revestimento, macio e maleável (os ossos são o revestimento duro) do sistema craniossacral. Uma boa possibilidade de alcançá-los é o alongamento lento e cuidadoso das meninges cerebroespinhais através dos ossos presos a elas.

Em uma camada mais superficial, encontramos então os ossos do crânio e da coluna vertebral, que servem ao sistema craniossacral como revestimento duro. Limitações ou "enrijecimentos" nessa camada restringem a mobilidade das meninges cerebroespinhais. Eles podem aparecer quando:

O tecido conjuntivo

- as articulações entre os ossos perdem sua mobilidade, por exemplo, por um "bloqueio da articulação";
- há uma limitação na mobilidade dos ossos do tórax, da cintura escapular e da pelve, que estão ligados à coluna vertebral, prejudicando a mobilidade da coluna ou
- uma contração dos músculos e do tecido conjuntivo, conhecido como transversal e que se fixa nos ossos da pelve, da coluna vertebral e do crânio, inflige uma limitação de movimento a esses ossos.

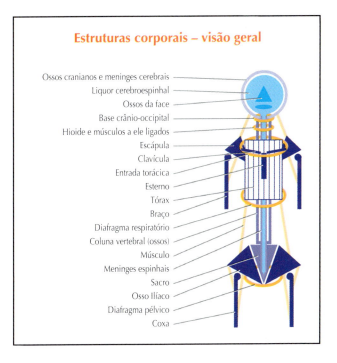

A mobilidade e a flexibilidade dessa camada externa de tecido conjuntivo podem ser melhoradas com a repetição de movimentos ativos e próximos ao seu limite, que visem a aperfeiçoar a mobilidade das articulações e a liberar as tensões e as distensões musculares, bem como a relaxar o tecido conjuntivo transversal com a aplicação de técnicas específicas.

Consequências na prática
Embora os esclarecimentos que acabo de dar estejam corretos do ponto de vista teórico, na prática dos exercícios nem sempre as áreas isoladas, mencionadas anteriormente, podem ser tão bem diferenciadas. Desse modo, quando se alongam as meninges cerebroespinhais também se alongam os músculos e o tecido conjuntivo e se mobilizam as articulações. Em exercícios motores para a coluna vertebral, as meninges cerebroespinhais, os músculos e o tecido conjuntivo também são alongados, e o alongamento dos músculos ou do tecido conjuntivo é acompanhado por mobilizações das articulações e pelo alongamento das meninges cerebroespinhais. Não obstante, há que se perceber uma tendência principal, que você verá nos exercícios.

A seguinte sequência de tratamento para melhorar a mobilidade mostrou-se eficaz na prática diária com adultos, jovens e crianças:
1. tratamento do tecido conjuntivo transversal;
2. tratamento dos músculos;
3. tratamento das articulações do tórax, da cintura escapular e da pelve;
4. tratamento das articulações da coluna vertebral com limitações de movimento;
5. tratamento das meninges espinhais;
6. tratamento das meninges cerebrais;
7. tratamento das conexões de tecido conjuntivo entre o crânio e os ossos da face.

Os passos se organizam um após o outro. Em primeiro lugar, as estruturas transversais de tecido conjuntivo devem ser liberadas para que as estruturas longitudinais possam ser corretamente tratadas. Em seguida, trabalha-se de fora para dentro, pois as tensões ou os enrijecimentos nas camadas mais superficiais podem limitar a flexibilidade das camadas mais profundas. Embora as estruturas da face sejam mais superficiais do que as meninges cerebrais, a prática comprovou que estas devem ser tratadas primeiro, uma vez que, do contrário, não se consegue liberar as estruturas da face de maneira satisfatória.

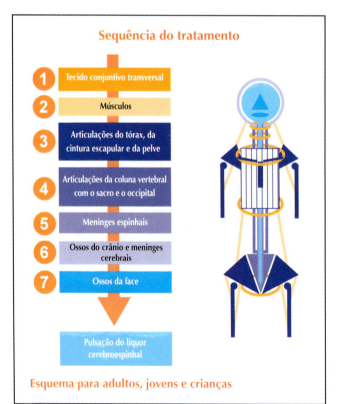

Sequência do tratamento com exercícios individuais

O tecido conjuntivo "transversal"

Em todo o corpo, o tecido conjuntivo tem uma orientação principal: de cima para baixo ou, em outras palavras, em sentido longitudinal. Pode-se imaginar o tecido conjuntivo como mangueiras que se encontram em outras que, por sua vez, são dispostas em mais outras e assim por diante. Imaginemos então uma mangueira de jardim. Qual seria a maneira mais fácil de interromper o flu-

O tecido conjuntivo 33

xo de água dentro dela? As crianças adoram pisar em mangueiras ou dobrá-las às escondidas enquanto os adultos estão regando o gramado. Portanto, é fácil como uma brincadeira de criança: pressione uma mangueira na transversal, e o fluxo dentro dela irá diminuir. No fundo, no tecido conjuntivo não é diferente. Nele há estruturas transversais que podem exercer uma "força compressora" nos canais do tecido conjuntivo. Na região do sistema craniossacral, essas estruturas são o diafragma pélvico, o diafragma respiratório, as estruturas da entrada torácica, bem como o hioide com os músculos que a ele se prendem e a passagem das vértebras cervicais para a cabeça. As quatro primeiras áreas podem muito bem ser tratadas individualmente; já a última é difícil de ser alcançada sem o auxílio de outra pessoa. No capítulo sobre os exercícios em dupla, a técnica referente a essa área é descrita a partir da página 193. A experiência realizada pelo Dr. Upledger no tratamento das estruturas transversais de tecido conjuntivo mostrou que o uso da sequência de baixo para cima é benéfica. Aos poucos, porém de maneira constante, todo o tecido conjuntivo que envolve o sistema craniossacral torna-se mais flexível da pelve até a cabeça. As técnicas para o tratamento do tecido conjuntivo transversal podem ser encontradas nas páginas 104 ss. do capítulo "Exercícios individuais", nas páginas 184 ss. do capítulo "Exercícios em dupla", e nas páginas 264 ss. do capítulo "Exercícios para recém-nascidos, lactentes e crianças pequenas".

Primeira estrutura transversal: o diafragma pélvico

A primeira estrutura transversal a ser tratada é o diafragma pélvico. Ele se encontra entre o púbis, o sacro e o cóccix, bem como entre as duas tuberosidades isquiáticas. Consiste em diferentes músculos e aponeuroses. Por ela passam grandes estruturas, como os nervos das pernas, o reto, o ureter e, nas mulheres, a vagina. O diafragma pélvico serve de sustentação para a bexiga e o reto; nas mulheres, também para o útero e, nos homens, para a próstata. Tem uma função importante no fechamento e na abertura do intestino, da bexiga e da vagina. Todas essas estruturas e funções podem ser positivamente influenciadas com o tratamento para aliviar a tensão.

Pode-se obter um bom desempenho do diafragma pélvico com:
- exercícios respiratórios;
- exercícios de mobilidade e coordenação para a coluna lombar, a pelve e os quadris;
- uma sexualidade satisfatória.

Problemas no diafragma pélvico surgem principalmente com:
- traumatismos e ferimentos no diafragma pélvico devido a partos ou suas consequências;
- tensões e enrijecimentos do tecido conjuntivo na região abdominal e pélvica, bem como da musculatura;
- relações alteradas de pressão na região pélvica e abdominal, por exemplo devido à formação de muitos gases no intestino;
- limitação dos movimentos das estruturas ósseas na área lombar, pélvica e dos quadris.

Os principais problemas que podem estar relacionados a tensões ou enrijecimentos do diafragma pélvico são:
- problemas musculares e articulatórios na área das costas, da pelve, do cóccix, do púbis e dos quadris;
- distúrbios funcionais no intestino, na bexiga e nos órgãos sexuais;
- distúrbios circulatórios e de inervação nas pernas.

Segunda estrutura transversal: o diafragma respiratório

A segunda estrutura transversal a ser observada é o diafragma respiratório. Ele se estende ao longo dos arcos costais, da parte frontal à posterior, e também se prende às vértebras torácicas inferiores e às lombares superiores. Pelo diafragma respiratório passam, entre outros, a aorta, o esôfago, a veia cava inferior (que segue até o coração) e o tronco simpático vegetativo (parte do sistema nervoso simpático). O diafragma respiratório oferece a base para os pulmões e o coração. Em sua parte inferior encontram-se, à esquerda, o estômago, o baço, o rim esquerdo e a adesão esquerda do cólon transverso; à direita, o fígado com a vesícula biliar, o rim direito, e a adesão direita do cólon transverso. O diafragma é o maior e mais importante músculo respiratório. Ao contrair suas partes musculares, todo o diafragma afunda na direção dos pés, o que aumenta o espaço interno do tórax, e o ar externo penetra os pulmões. O espaço abdominal diminui um pouco, fazendo com que a parede abdominal se arqueie para a frente. Vale notar que todos os órgãos torácicos e abdominais são movidos pela respiração. Esse movimento é muito estimulante para a respiração e, entre outras coisas, promove uma boa circulação. Com o tratamento do diafragma respiratório, é possível relaxar essas estruturas, otimizar suas funções e, por conseguinte, exercer uma influência positiva sobre elas.

Pode-se obter um bom desempenho do diafragma respiratório com:
- exercícios respiratórios;
- exercícios de mobilidade e coordenação do tórax e da coluna vertebral.

Problemas no diafragma respiratório podem surgir principalmente devido a:
- traumatismos;
- tensões e enrijecimentos do tecido conjuntivo na região torácica e abdominal, bem como da musculatura, sobretudo em consequência de estresse, medo e sobrecarga mental;
- relações alteradas de pressão na região torácica e abdominal, por exemplo devido à formação de gases no intestino, e no tórax devido a problemas crônicos no coração e nos pulmões;
- limitação dos movimentos das estruturas ósseas no tórax e na coluna vertebral.

Os principais problemas que podem estar ligados a tensões ou enrijecimentos do diafragma respiratório são:
- problemas musculares e articulatórios na área das costelas e do esterno, bem como da coluna vertebral;
- distúrbios funcionais no fígado, na vesícula, no estômago, no baço, no intestino, nos rins, no pâncreas, nos pulmões, no coração, no esôfago, na veia cava inferior e na aorta;
- distúrbios circulatórios nos órgãos abdominais e nas pernas.

Terceira estrutura transversal: a entrada torácica

Finalmente chegamos às estruturas transversais da região que envolve os ombros, a nuca e o pescoço. Elas se encontram nas laterais, e seu curso característico não está na transversal como as duas primeiras estruturas. Não obstante, trata-se de estruturas transversais, pois se localizam transversalmente aos nervos e aos vasos sanguíneos, que se projetam nos braços a partir do pescoço e do tórax. As estruturas mais importantes dessa estrutura transversal são os músculos do pescoço, que correm entre as vértebras cervicais e as costelas superiores. São chamados de músculos escalenos e podem levantar as duas primeiras costelas, o que é importante para o movimento de inspiração. Entre eles passam os nervos e os vasos sanguíneos que se dirigem aos braços. Os átrios musculares são chamados de triângulos interescalênicos e precisam ter uma capacidade de abertura suficiente para que nenhuma pressão seja exercida sobre os nervos e os vasos sanguíneos. Além disso, pela região do pescoço também passam vasos sanguíneos que suprem a cabeça de sangue e transportam o sangue venoso a partir dela. Pelo centro do pescoço passam ainda o esôfago e a traqueia, bem como o tronco simpático vegetativo, que sai do tórax e entra no pescoço. Portanto, novamente uma grande quantidade de estruturas importantes, que podem ser positivamente influenciadas com uma técnica específica.

Pode-se obter um bom desempenho das estruturas da entrada torácica com:

- exercícios respiratórios;
- exercícios de mobilidade e coordenação para a coluna vertebral, o tórax e a cintura escapular.

Problemas na região que envolve os ombros, a nuca e o pescoço surgem principalmente devido a:

- traumatismos na região, incluída a famosa lesão por efeito chicote;
- tensões e enrijecimentos do tecido conjuntivo no tórax, na região que envolve os ombros, a nuca e o pescoço, bem como da musculatura, sobretudo devido a estresse, medo e sobrecarga mental;
- relações alteradas de pressão no tórax, por exemplo em problemas crônicos no coração e nos pulmões;
- limitações na capacidade de movimentação dos ossos na região que envolve os ombros, a nuca e o pescoço.

Os principais problemas que podem estar relacionados às tensões ou aos enrijecimentos nas estruturas da entrada torácica são:

- problemas musculares e articulatórios na região da coluna vertebral, dos ombros e do tórax com costelas e esterno;
- distúrbios funcionais nos pulmões, no coração, no esôfago, na traqueia, na glândula tireoide e no timo;
- distúrbios circulatórios e de inervação nos braços e na cabeça.

Quarta estrutura transversal: o hioide e os músculos a ele ligados

A quarta região com estruturas transversais encontra-se em torno do hioide. O hioide está entre os poucos ossos do corpo que não têm um contato direto com outros ossos, como é o caso, por exemplo, em uma articulação. Esse osso serve como ponto de partida para diversos músculos e ligamentos que saem da cabeça e da mandíbula, da cartilagem tireoide e da glândula tireoide, bem como do esterno e da escápula. Existem até mesmo estruturas de tecido conjuntivo que ligam o hioide às vértebras cervicais. Uma série desses músculos serve como base para a boca e para a língua. Como você pode ver, todos esses músculos têm a ver com a mastigação, a deglutição e a fala.

Pode-se obter um bom desempenho da região do hioide com:
- exercícios respiratórios;
- exercícios de mobilidade e coordenação da região mandibular com sua respectiva articulação, dos músculos responsáveis pela mastigação e da região que envolve a cabeça e a nuca.

Problemas para a região do hioide podem surgir principalmente devido a:
- traumatismos diretos na região, incluindo ferimentos na boca em consequência de intervenções odontológicas ou de cirurgias nos maxilares e na mandíbula;
- tensões ou enrijecimentos do tecido conjuntivo na região que envolve o pescoço, a nuca e a mandíbula, bem como da musculatura, incluindo todas as ações que comprimem e rangem os dentes, a língua e os lábios, principalmente devido ao estresse, ao medo e à sobrecarga mental;
- limitação da capacidade de movimentação das estruturas ósseas na região que envolve a nuca e o pescoço, a cabeça e a nuca, bem como a mandíbula.

Os principais problemas que podem estar relacionados a tensões ou enrijecimentos na região da língua são:
- problemas musculares e articulatórios na região da coluna cervical com a passagem para a cabeça, na região da mandíbula com as articulações temporomandibulares, do osso temporal, do esterno e da cintura escapular com a escápula;
- distúrbios funcionais na laringe com as cordas vocais, na faringe com a garganta, o esôfago e a traqueia, na glândula tireoide, no timo e na glândula salivar;
- distúrbios circulatórios na cabeça.

Quinta estrutura transversal: a base crânio-occipital

A última estrutura transversal é composta pelos tecidos da base crânio-occipital. Trata-se das articulações com suas relativas partes moles entre o occipital e a primeira vértebra cervical (articulações superiores da cabeça) e das partes da dura-máter cerebral, que se encontram na passagem da cabeça para a coluna cervical. Por fim, são considerados o revestimento interno do osso occipital, a foice do cerebelo e o anel sólido de tecido conjuntivo no forame magno do occipital. Por essa região, através do forame magno, passam a medula espinhal, as duas artérias vertebrais e o 11º par de nervos cranianos. Pelos dois forames laterais entre o osso occipital e o osso temporal (forame jugular) passam o 9º, o 10º e o 11º pares de nervos cranianos e a principal veia cefálica, a veia jugular interna, que é responsável por transportar a maior parte do sangue da cabeça.

Pode-se obter um bom desempenho do osso occipital com:
- exercícios respiratórios;
- exercícios de mobilidade e coordenação da região mandibular com sua respectiva articulação e os músculos responsáveis pela mastigação, bem como da região que envolve a cabeça e a nuca.

Problemas na base crânio-occipital surgem principalmente devido a:
- traumatismos diretos na região, incluindo ferimentos na boca em decorrência de intervenções odontológicas ou cirurgias nos maxilares e na mandíbula;
- tensões ou enrijecimentos do tecido conjuntivo na região que envolve o pescoço, a nuca e a mandíbula, bem como da musculatura, incluindo as ações que comprimem e rangem os dentes, a língua e os lábios, sobretudo devido ao estresse, ao medo e à sobrecarga mental;
- limitação da capacidade de movimentação das estruturas ósseas na região que envolve a nuca e o pescoço, a cabeça e a nuca, bem como a mandíbula, típica em casos de "traumatismos decorrentes do parto".

Os principais problemas que podem estar relacionados a tensões ou enrijecimentos na região da língua são:
- problemas musculares e articulatórios na região da coluna cervical com a passagem para a cabeça, da mandíbula com suas articulações, do osso temporal, do esterno e da cintura escapular com a escápula;
- distúrbios funcionais na laringe com as cordas vocais, na faringe com a garganta, o esôfago e a traqueia, na glândula tireoide, no timo e na glândula salivar;
- dores de cabeça;
- tontura;
- zumbido;
- distúrbios de atenção;
- distúrbios circulatórios na cabeça;
- problemas digestivos.

Músculos

Nossos músculos são divididos em três grupos:
- estriados transversais: todos aqueles que, na linguagem cotidiana, designamos como músculos e entendemos como "carne"; pertencem ao chamado "sistema locomotor";
- lisos: situam-se na cavidade dos órgãos internos, como estômago, intestino e pulmões, e servem às funções dos respectivos órgãos;
- cardíaco: células musculares específicas que fazem o coração bater.

Com o auxílio dos músculos estriados transversais, podemos sustentar e mover nosso corpo, nos expressar e nos comunicar com outras pessoas. Em casos de estresse, medo, sobrecarga mental e situações de emergência, a força muscular nos permite fugir, nos defender, atacar o adversário ou ainda nos proteger como se tivéssemos uma couraça. Quando estamos sob o efeito duradouro do estresse, exigimos demais de nós mesmos ou sentimos medo, os músculos tendem a manter um nível elevado de tensão por um período excessivamente longo. Isso pode provocar distúrbios, entre outras coisas pelo fato de que um elevado nível de tensão prejudica a livre circulação no tecido. Todos os músculos ligados aos ossos do sistema craniossacral podem prejudicar a liberdade de movimento desses ossos e, por conseguinte, a função do sistema craniossacral. Trata-se, principalmente, dos músculos que partem da cabeça e em direção à região que envolve a nuca e os ombros, dos músculos dorsais que unem as vértebras umas às outras, bem como dos músculos da pelve e da perna, que partem do sacro e do ilíaco em direção à coxa e à perna. É importante relaxar e alongar esses músculos, para que a liberdade de movimento do sistema craniossacral não fique limitada. Para facilitar o relaxamento e o alongamento, é necessário executar anteriormente as técnicas de tratamento do tecido conjuntivo transversal. As técnicas de relaxamento dos músculos podem ser encontradas nas páginas 73 s. do capítulo "Exercícios preparatórios" e, no que se refere ao alongamento dos músculos, nas páginas 112 ss. do capítulo "Exercícios individuais".

Copyright © Marcus Sommer, SOMSO
Modelle, Coburg, www.somso.de

As articulações da coluna vertebral, do tórax, da cintura escapular e da pelve

Trataremos agora das articulações que se encontram entre cada osso na região da coluna vertebral, do tórax, da cintura escapular e da pelve. Existem ligações feitas exclusivamente de tecido conjuntivo cartilaginoso, por exemplo, no âmbito dos discos vertebrais entre cada vértebra. A sínfise púbica também é uma ligação de tecido conjuntivo cartilaginoso. Evidentemente, existem as articulações normais, que são designadas como "articulações lubrificadas", como a do quadril, que é um representante típico. Essas articulações possuem duas superfícies cartilaginosas e uma cápsula articular, que produz, armazena e reabsorve o líquido sinovial, responsável por "lubrificar" a articulação.

Os ossos da coluna vertebral – sete vértebras cervicais, doze torácicas, cinco lombares, cinco sacrais e de três a cinco coccígeas – envolvem a parte do sistema craniossacral que se localiza fora do crânio. Esses ossos formam o envoltório imediato e duro do sistema e precisam ter uma boa mobilidade. Todas as vértebras do pescoço, do tórax, da região lombar e do sacro têm igualmente pontos de adesão com a dura-máter espinhal nos locais de entrada e saída dos nervos espinhais a partir do canal vertebral. Em princípio, todos esses ossos podem servir como manivela de acesso para o tratamento das meninges da medula espinhal. Quando esses ossos são tratados com as técnicas craniossacrais especialmente desenvolvidas para eles, ocorre uma melhora na tensão das meninges espinhais. Vale lembrar que, com a diminuição dessa tensão, o ritmo craniossacral pode expandir-se de maneira mais livre na medula espinhal e as células podem ser mais bem "massageadas".

Os ossos de toda a coluna vertebral podem ter sua mobilidade prejudicada por tensões ou enrijecimentos musculares ou ainda por uma capacidade limitada de movimentação de outras estruturas ósseas, com as quais estão em conexão direta ou indireta. Por essas estruturas entendemos o tórax com as costelas, o esterno, as clavículas, as escápulas e os ossos dos braços, bem como a pelve com os ilíacos e os fêmures. As articulações também são afetadas quando pouco movimentadas no dia a dia, fazendo com que as cápsulas articulares encolham com o tempo. O objetivo do tratamento das articulações é restaurar o comprimento originário das estruturas das cápsulas articulares e melhorar o fluxo do líquido sinovial nas articulações. As técnicas para tanto são descritas nas páginas 120 ss. do capítulo "Exercícios individuais". Para o sacro e suas conexões, há técnicas especiais, que podem ser encontradas nas páginas 127 s. do capítulo "Exercícios individuais", nas páginas 196 ss. do capítulo "Exercícios em dupla", e nas páginas 261 ss. do capítulo "Exercícios para recém-nascidos, lactentes e crianças pequenas".

O sacro

O sacro encontra-se na extremidade inferior do sistema craniossacral e sustenta todo o peso do tronco quando estamos sentados, em pé e caminhamos. Quando executamos essas ações sem cair, a força que existe em razão do peso tem de ser transferida a cada base de sustentação. Por isso, o sacro tem em cada lado externo uma ligação articulada com os dois ilíacos, que, por sua vez, dispõem cada um de um acetábulo, no qual se aloja a cabeça do fêmur, para que a força exercida ao se ficar em pé ou caminhar possa passar pelas pernas e ser direcionada ao chão. Quando estamos sentados, a força passa pela tuberosidade isquiática e entra na base de sustentação, por exemplo, uma cadeira. Desse modo, a pelve pode ter estabilidade para sustentar nosso peso. No entanto, por outro lado, ela também deve dispor de flexibilidade suficiente. Basta pensarmos na mobilidade necessária da pelve durante um parto. Em sua função e em seu estado, a passagem da coluna lombar para o sacro, bem como as articulações da pelve, do sacro e do quadril, pode depender muito da tensão e da mobilidade do sacro.

Os nervos do sistema nervoso vegetativo que partem do sacro têm uma importante função de comando para todos os órgãos da pequena pelve, sobretudo para os órgãos sexuais e para a bexiga. Por conseguinte, distúrbios na região do sacro podem levar a problemas nesses órgãos. Desse modo, a liberação do sacro com suas ligações pode ser muito vantajosa.

Pode-se obter um bom desempenho do sacro com:
- exercícios respiratórios;
- exercícios de mobilidade e coordenação para a coluna lombar, a pelve e o quadril;
- uma sexualidade satisfatória.

Problemas no sacro podem surgir principalmente devido a:
- traumatismos diretos, sobretudo em decorrência de quedas sobre o cóccix;
- traumatismos indiretos, sobretudo por ferimentos nas articulações do sacro, incluindo as conexões do púbis, em decorrência de partos ou suas consequências;
- tensões e enrijecimentos do tecido conjuntivo da região do abdome e da pelve, bem como da musculatura;
- relações alteradas de pressão na região da pelve e do abdome, por exemplo devido à formação de muitos gases no intestino;

- limitação na capacidade de movimentação das estruturas ósseas na região lombar, pélvica e do quadril.

Os principais problemas que podem estar relacionados a limitações, tensões ou enrijecimentos do sacro são:
- problemas musculares e articulatórios na região das costas, da pelve, do cóccix, do púbis e do quadril;
- distúrbios funcionais no intestino, na bexiga e nos órgãos sexuais;
- distúrbios circulatórios e de inervação nas pernas.

As meninges da medula espinhal

Na seção "O sistema craniossacral" deste capítulo (páginas 23 ss.), você já ficou sabendo muita coisa sobre as meninges cerebroespinhais. Nos próximos parágrafos, resumi os principais aspectos anatômicos e clínicos. As técnicas para o tratamento das meninges da medula espinhal podem ser encontradas nas páginas 129 ss. do capítulo "Exercícios individuais", nas páginas 201 ss. do capítulo "Exercícios em dupla" e nas páginas 258 ss. do capítulo "Exercícios para recém-nascidos, lactentes e crianças pequenas".

As meninges da medula espinhal – complementações

Dura-máter da medula espinhal

Pontos de adesão

2ª Vértebra cervical

3ª Vértebra cervical

Ponto de partida de cada nervo

Cóccix

2ª Vértebra do sacro

Forame magno

A dura-máter da medula espinhal possui diferentes pontos ósseos de adesão, que são importantes porque, através dos ossos, você pode influir na tensão das meninges espinhais. Em particular, os pontos de adesão são os seguintes:
- o forame magno no occipital: por ele é possível puxar as meninges da medula espinhal através de uma tração no occipital para cima ou na direção do vértice da cabeça;

- 2ª vértebra do sacro: por ela é possível puxar as meninges da medula espinhal através de uma tração no sacro para baixo ou na direção do pé;
- 2ª e 3ª vértebras cervicais: podem ser utilizadas pelo terapeuta;
- cóccix: pode ser utilizado pelo terapeuta;
- ponto de saída de cada nervo: pode ser utilizado pelo terapeuta.

De resto, a medula espinhal e suas meninges estão livres no canal vertebral.

Pode-se obter um bom desempenho das meninges espinhais com:
- exercícios de respiração e relaxamento;
- exercícios de mobilidade e coordenação para a região da cabeça, da coluna vertebral e da pelve.

Problemas nas meninges espinhais podem surgir principalmente devido a:
- traumatismos, incluindo deslocamentos da coluna vertebral e ferimentos provocados por injeções e operações nas costas com problemas nos discos vertebrais;
- tensões e enrijecimentos do tecido conjuntivo em torno da coluna vertebral, bem como da musculatura;
- limitações da capacidade de movimentação das estruturas ósseas na região da cabeça, da coluna vertebral e da pelve.

Os principais problemas que podem estar relacionados a tensões ou enrijecimentos nas meninges espinhais são:
- problemas musculares e articulatórios na coluna vertebral, no tórax e na pelve;
- problemas dos nervos periféricos, principalmente com dores e distúrbios nos braços e nas pernas;
- distúrbio funcional na regulação vegetativa.

As meninges cerebrais

Conforme já mencionado, mais informações secundárias sobre as meninges cerebrais neste capítulo podem ser encontradas na seção "O sistema craniossacral" (ver páginas 23 ss.). Aqui resumi os aspectos anatômicos e clínicos mais importantes. Para tratar as meninges cerebrais, é preciso empregar as chamadas técnicas de elevação para cada osso do crânio. Essas técnicas podem ser encontradas nas páginas 131 ss. do capítulo "Exercícios individuais", nas páginas

205 ss. do capítulo "Exercícios em dupla" e nas páginas 252 ss. do capítulo "Exercícios para recém-nascidos, lactentes e crianças pequenas".

A dura-máter cerebral – complementações

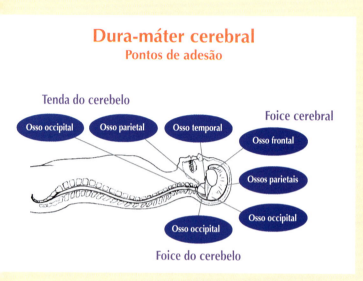

A dura-máter cerebral envolve o cérebro a partir de fora e serve para separar as diferentes áreas cerebrais umas das outras. O cérebro é cingido pelas partes externas da dura-máter como um balão. Ela é diretamente contígua às partes internas dos ossos cranianos.

Entre os dois hemisférios estende-se, de frente para trás, a foice cerebral, que em suas partes superior e inferior forma um seio para o sangue venoso. Da parte anterior à posterior do crânio, a foice cerebral tem contato com o etmoide, o osso frontal, a sutura entre os ossos parietais e com o osso occipital.

Os dois hemisférios do cerebelo são separados pela foice do cerebelo, que em sua parte posterior também conduz um seio. A foice do cerebelo tem contato apenas com o osso occipital.

Lateralmente, o cérebro e o cerebelo são separados pela tenda do cerebelo. Nas áreas laterais de contato com os ossos do crânio também se encontra um seio. A tenda do cerebelo possui conexões com o osso occipital, o osso parietal, o osso temporal e o osso esfenoide.

Todas as partes – a foice do cérebro e a do cerebelo, bem como a tenda do cerebelo – encontram-se na parte posterior do crânio, onde formam um seio que corre da parte anterior para a posterior. Na parte anterior, na altura do esfenoide, a foice do cérebro se encontra com a tenda do cerebelo, exatamente onde se localiza a abertura para a glândula pituitária. Em torno dessa glândula também se encontra um seio.

Sobre as funções do cérebro em geral, não há necessidade de discorrer. Talvez apenas algumas informações importantes para a terapia craniossacral: uma parte do cérebro, que é designada como sistema límbico, é essencial para nossas emoções e responsável pelos sentimentos de empatia ou antipatia. Esse sistema reside em um ponto profundo do cérebro. Os órgãos dos sentidos para a visão, a audição, o olfato, o gosto e o equilíbrio encontram-se no crânio e na face, e a informação é passada adiante por esses órgãos através de nervos cranianos. Estes enviam impulsos a todos os músculos dos olhos, da face (para os gestos), a quase todos os músculos responsáveis pela mastigação, bem como a alguns músculos da nuca, e comandam a fala e a deglutição. O décimo nervo cerebral chega a cuidar para que a maioria dos órgãos internos seja provida de impulsos de controle. Outra parte do cérebro, localizada no lado inferior, é responsável por regular a liberação de hormônios no corpo. Tensões ou enrijecimentos das meninges cerebrais podem exercer uma grande influência na circulação sanguínea da cabeça, na função de todas as células cerebrais e daquelas específicas que pertencem ao sistema hormonal, bem como nos nervos cranianos.

Pode-se obter bom desempenho das meninges cerebrais com:
- exercícios respiratórios e de relaxamento;
- exercícios de mobilidade e coordenação para a região da cabeça, da coluna vertebral e da pelve.

Problemas nas meninges cerebrais surgem principalmente devido a:
- traumatismos diretos na cabeça, incluindo ferimentos na boca por intervenções odontológicas ou cirurgias nos maxilares;
- infecções bacterianas e virais;
- deslocamentos da coluna vertebral e ferimentos por injeções e operações nas costas com problemas nos discos vertebrais;
- tensões e enrijecimentos do tecido conjuntivo que se prende à cabeça e à coluna vertebral, bem como da musculatura em ambas as regiões;
- limitações dos movimentos das estruturas ósseas na região da cabeça, da coluna vertebral e da pelve.

Os principais problemas que podem estar relacionados a tensões e enrijecimentos das meninges cerebrais são:
- problemas musculares e articulatórios na coluna vertebral, no tórax e na pelve;
- dores de cabeça e na face;
- pressão ocular;
- distúrbios de visão, olfato, audição e gosto;
- distúrbios de equilíbrio e na coordenação motora (fina);

- dificuldades para sugar, beber, morder, mastigar e engolir;
- dificuldades de leitura, cálculo, escrita, fala e concentração;
- oscilações de humor;
- problemas hormonais;
- problemas nos nervos periféricos, sobretudo com dores e distúrbios na cabeça, nos braços e nas pernas;
- distúrbio funcional da regulação vegetativa.

As estruturas ósseas nas quais as meninges cerebrais se fixam

Todos os ossos do crânio são ligados à dura-máter: na parte anterior, o osso frontal; nas laterais e na parte superior, os dois ossos parietais; lateralmente, na altura dos ouvidos, os dois ossos temporais; no centro, o etmoide e o esfenoide; na parte posterior, o osso occipital. Todas essas estruturas podem servir de manivela de acesso para o tratamento. Quando você move esses ossos com as técnicas desenvolvidas para o tratamento craniossacral, a tensão das meninges cerebrais é tratada. Com a diminuição da tensão nas meninges, o ritmo craniossacral ganha mais liberdade para se mover, podendo então expandir-se no cérebro e suprir melhor as células cerebrais. As técnicas de elevação para cada osso craniano podem ser encontradas nas páginas 131 ss. do capítulo "Exercícios individuais", nas páginas 205 ss. do capítulo "Exercícios em dupla", e nas páginas 252 ss. do capítulo "Exercícios para recém-nascidos, lactentes e crianças pequenas".

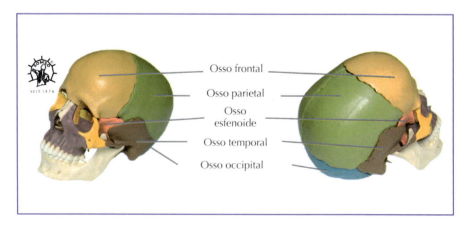

Ossos do crânio
Copyright © Marcus Sommer, SOMSO Modelle, Coburg, www.somso.de

O osso frontal

O osso frontal situa-se na parte anterior do crânio e une-se a muitos outros ossos. Na sua parte posterior encontra-se com os dois ossos parietais; com o esfenoide e o etmoide na base; na parte anterior localizam-se os ossos nasais e lacrimais e, lateralmente, os dois ossos zigomáticos. No osso frontal há uma cavidade, que é uma das menores do seio paranasal. Esse osso forma o teto ou a parte superior da órbita ocular e oferece espaço para a passagem dos nervos olfativos. O osso frontal está ligado a todos os ossos mencionados através de suturas cranianas, que consistem em tecidos conjuntivos. Em sua parte interna, o osso frontal une-se à dura-máter. Nessa área, a porção anterior da foice cerebral é de grande importância. As suturas cranianas do osso frontal e a foice cerebral podem apresentar tensões ou enrijecimentos que limitam a mobilidade desse osso, impedindo sua movimentação conjunta com o movimento craniossacral, o que, por sua vez, pode influir no suprimento das células das estruturas cerebrais, mas também no tecido presente na órbita ocular ou na região do osso etmoide com os nervos olfativos, apenas para mencionarmos as regiões mais importantes.

Os principais problemas que podem estar relacionados ao osso frontal são:
- dores de cabeça;
- pressão ocular;
- sinusite frontal;
- distúrbios motores;
- oscilações de humor.

Os ossos parietais

Os ossos parietais situam-se na extremidade superior da cabeça, entre o osso frontal, na parte anterior, e o osso occipital, na parte posterior, bem como entre ambos os ossos temporais e o esfenoide, na parte inferior, onde são unidos por suturas cranianas. Ambos os ossos parietais encontram-se na parte central superior, onde também possuem uma sutura craniana. Em sua parte interna, essa sutura liga-se à porção superior da foice cerebral. Na área inferior, há um pequeno contato com a tenda do cerebelo. O tecido conjuntivo das suturas cranianas dos ossos parietais, da tenda do cerebelo e da foice cerebral podem sofrer tensão ou enrijecimento, limitando a mobilidade desses ossos, o que pode influir no suprimento das estruturas cerebrais.

Os principais problemas que podem estar relacionados aos ossos parietais são:
- dores de cabeça;
- ato de ranger e comprimir os dentes;
- distúrbios na percepção corporal;
- distúrbios motores.

O osso esfenoide

O esfenoide também é considerado o osso central do crânio. Une-se ao osso frontal e ao occipital, bem como aos ossos parietais e temporais. Há ligações com os ossos faciais através do etmoide, do vômer e dos dois ossos palatinos. As fibras da tenda do cerebelo reúnem-se no centro-superior do esfenoide, onde se juntam a algumas fibras da foice cerebral. Nesse ponto há uma abertura para a glândula pituitária, a hipófise, também conhecida como "glândula mestra", e, com seus hormônios, é responsável por comandar outros tecidos produtores de hormônios e suas respectivas liberações. No osso esfenoide ainda se encontra o seio esfenoide, que é um seio paranasal menor. O esfenoide forma a parede posterior da órbita ocular. Por esse osso passam os ramos do nervo trigêmeo. Além disso, ele oferece espaço para a hipófise e a passagem dos nervos ópticos. Os nervos que comandam os músculos oculares passam pelo esfenoide ou estão estreitamente ligados a ele. A experiência mostra que distúrbios na mobilidade do osso esfenoide podem levar a graves problemas. Por isso, é muito importante melhorar sua mobilidade ou preservar a mobilidade já existente. Todas as suturas cranianas ao redor do osso esfenoide e da tenda do cerebelo podem estar coladas ou enrijecidas. A técnica correspondente deve corrigir essa situação.

Os principais problemas que podem estar relacionados ao osso esfenoide são:
- dores de cabeça de toda espécie;
- distúrbios de visão e estrabismo;
- distúrbios hormonais e oscilações de humor;
- problemas com o nervo trigêmeo.

Os ossos temporais

Os ossos temporais situam-se nas partes laterais e inferiores do crânio e têm conexões com o osso esfenoide, o occipital e os ossos parietais. As partes dos ossos temporais que se encontram no centro da base craniana são como que "acunhadas" pelo esfenoide e pelo occipital. A tenda do cerebelo, que faz parte da dura-máter, é firmemente ligada a uma borda óssea do osso temporal. Deve-se observar que, nesse ponto, tensões nas meninges cerebrais reforçam o acunhamento dos ossos temporais entre o esfenoide e o occipital, podendo levar a uma forte limitação da movimentação dos temporais e, por conseguinte, também a dores. Na literatura especializada, os ossos temporais são sempre descritos como "fonte de problemas na cabeça".

Além das conexões no crânio, também há conexões com ossos da face. Entre os ossos temporais e os zigomáticos passam suturas cranianas, e entre os temporais e a mandíbula encontram-se as duas articulações temporomandibulares. Passando por um ligamento firme de tecido conjuntivo e por diferentes músculos, o hioide "pende" à esquerda e à direita de cada osso temporal. Outro ligamento passa entre os temporais e a mandíbula.

No osso temporal encontra-se o ouvido interno com os ossículos auditivos e o sistema vestibular. O nervo pertencente ao ouvido interno situa-se no osso temporal, que também é sede de um canal ósseo do nervo facial. Quando este último nervo é ferido, surgem as tão temidas paralisias faciais. Em resumo, esse osso também é uma área muito importante.

Devido aos enormes problemas causados pelas limitações de movimento, o tratamento dos ossos temporais pode ter um grande efeito e deve ser realizado no final dos tratamentos do crânio. Inicialmente, todos os outros ossos devem ser tratados para que esse osso possa ser tirado de seu acunhamento.

Os principais problemas que podem estar relacionados aos ossos temporais são:
- dores de ouvido e cabeça;
- tontura e zumbido;
- problemas nas articulações temporomandibulares, com dores, limitações e ruídos;
- dificuldades de leitura, cálculo e escrita.

As conexões de tecido conjuntivo entre o crânio e os ossos da face

A conexão entre os ossos cranianos e faciais encontra-se na parte anterior do crânio. Nela estão interligados o osso frontal, o esfenoide, os temporais com os zigomáticos, os ossos maxilares, o vômer, os palatinos, os nasais, o etmoide e a mandíbula. Essas suturas ósseas podem ser seriamente comprimidas, como, por exemplo, com uma pancada na cabeça. Nesse caso, provocam uma alteração da tensão dos músculos e do tecido conjuntivo, limitando os movimentos dos ossos do sistema craniossacral. Na sequência terapêutica, os tratamentos das conexões de tecido conjuntivo entre os ossos cranianos e faciais devem ocorrer no final, embora, de um ponto de vista objetivo, essas estruturas também possam ser consideradas estruturas remotas, como os músculos. Mas não se preocupe. A experiência realizada pelo Dr. Upledger mostrou que essa sequência é a mais bem-sucedida. Para que as suturas cranianas entre os ossos do crânio e da face ou no interior da face possam ser tratadas, os respectivos ossos devem ser "elevados" ou "puxados", como no tratamento das meninges cerebrais no crânio.

As técnicas de elevação para cada osso da face podem ser encontradas nas páginas 141 ss. do capítulo "Exercícios individuais" e nas páginas 215 ss. do capítulo "Exercícios em dupla". Para recém-nascidos, lactentes e crianças pequenas não são necessários exercícios.

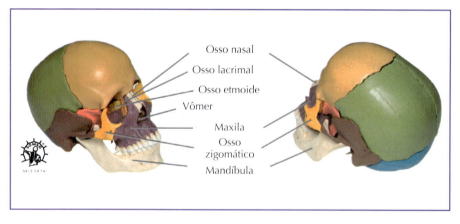

Ossos da face
Copyright © Marcus Sommer, SOMSO Modelle, Coburg, www.somso.de

O tecido conjuntivo   51

Os ossos nasais

Os ossos nasais situam-se no início do dorso do nariz, logo abaixo da testa. Seu comprimento é de cerca de um terço até metade do comprimento de todo o dorso nasal. São unidos no centro e contam com uma sutura craniana ao osso frontal, ao etmoide e aos dois ossos maxilares. Tensões ou enrijecimentos nessas suturas podem levar a limitações na mobilidade dos ossos envolvidos.

Os principais problemas que podem estar relacionados aos ossos nasais são:
- dores de cabeça frontais;
- sinusite frontal;
- problemas nasais como rinite crônica e sinusite paranasal.

Os ossos zigomáticos

Os ossos zigomáticos – ou também malares – encontram-se nas laterais da face. Formam a parte externa das órbitas oculares e possuem conexões com o osso frontal, o esfenoide, os temporais e os ossos maxilares. Junto com o arco zigomático do osso temporal, o zigomático forma uma cavidade óssea para a apófise do osso mandibular, de onde parte o músculo temporal. Partes do músculo temporal e do músculo masseter surgem no osso zigomático, e sua origem é a mandíbula. Tensões ou enrijecimentos nas suturas cranianas ou nos músculos podem levar a limitações na mobilidade dos ossos envolvidos.

Problemas nos ossos zigomáticos surgem principalmente devido a:
- traumatismos diretos;
- tensões e enrijecimentos do tecido conjuntivo nas suturas e dos músculos que se prendem a esses ossos;
- limitação da mobilidade dos ossos a eles contíguos.

Os principais problemas que podem estar relacionados aos ossos zigomáticos são:

- dores na face;
- pressão ocular;
- limitações na abertura da mandíbula;
- dores nos músculos mastigatórios.

Os ossos maxilares e os ossos palatinos

Os ossos maxilares são os maiores ossos faciais. Encontram-se na parte central da face, unidos uns aos outros pelo centro, e possuem conexões com muitos outros ossos. Na altura da raiz do nariz há uma ligação com o osso frontal, bem como com os dois ossos nasais e lacrimais. Há também um grande contato com o etmoide. A maxila, o osso lacrimal e o etmoide formam a parte interna e inferior da órbita ocular. Nas partes externas há uma ligação com os ossos zigomáticos. Na cavidade nasal, os ossos maxilares são ligados à parte óssea do septo nasal, o vômer. Através deste, os ossos maxilares se unem no centro ao esfenoide. As conchas nasais também se situam na cavidade nasal e entram em contato com os ossos maxilares. Na parte posterior encontram-se os ossos palatinos. Eles unem os ossos maxilares lateralmente ao esfenoide. Na parte inferior dos ossos maxilares encontram-se os dentes superiores, que se unem aos maxilares através de "suturas". Os maxilares formam a base e as paredes laterais da cavidade nasal e, junto com os ossos palatinos, o teto ósseo da cavidade bucal. Na própria maxila encontra-se o seio maxilar, o maior seio paranasal.

Ambos os palatinos situam-se entre os ossos maxilares e o esfenoide, com os quais formam suturas ósseas. Encontram-se unidos no centro e na parte posterior do palato. Sua pequena parte superior situa-se bem atrás e no interior da órbita ocular. Lateralmente encontram-se as conexões com o etmoide.

Problemas nos ossos maxilares e palatinos surgem principalmente devido a:

- traumatismos diretos, incluindo ferimentos causados por intervenções odontológicas e cirurgias nos maxilares;
- tensões e enrijecimentos do tecido conjuntivo nas suturas e nos músculos que a eles se prendem;
- limitação da mobilidade dos ossos contíguos.

Os principais problemas que podem estar relacionados aos ossos maxilares e palatinos são:
- dores na boca, nos maxilares e na face;
- dores atrás dos olhos;
- rinite crônica ou sinusite paranasal;
- problemas de deslocamento maxilar e dentário.

O vômer

O vômer é a parte óssea do septo nasal. Encontra-se na cavidade nasal e une a sutura óssea entre os dois ossos maxilares e os dois ossos palatinos com a parte anterior do esfenoide. Em sua parte superior, entra em contato com o etmoide.

Problemas no vômer surgem sobretudo devido a:
- traumatismos diretos – um exemplo típico é a queda com a chupeta na boca;
- tensões e enrijecimentos do tecido conjuntivo nas suturas;
- limitação da mobilidade dos ossos contíguos;
- curvatura lateral da coluna vertebral (escoliose): quando essa curvatura se prolonga no crânio e na face, não é raro que o esfenoide se curve em uma direção, e ambos os ossos maxilares, em outra. O vômer acaba se deformando e se tensionando gravemente para conseguir compensar essa diferença, que às vezes é muito grande.

Os principais problemas que podem estar relacionados ao vômer são:
- dores de cabeça que ocorrem em uma área profunda da cabeça;
- problemas nasais como rinite crônica ou sinusite paranasal;
- dificuldades para sugar e engolir;
- deslocamentos dentários e maxilares.

A mandíbula

O último osso facial de fácil acesso é a mandíbula. É o único osso da face que possui uma ligação articular, como a do joelho, com outros ossos do crânio (os dois ossos temporais). Além disso, a mandíbula sempre pode entrar em "contato" com os ossos maxilares através das arcadas dentárias. Existem conexões por ligamentos e músculos com o esfenoide e os dois ossos temporais; apenas conexões por músculos com o osso temporal, o esfenoide e o hioide, bem como com o parietal, os ossos temporais e os zigomáticos. Todos os músculos mastigatórios se prendem à mandíbula, para que ela possa se movimentar e o ser humano possa morder e mastigar. Os movimentos da mandíbula também são necessários para sugar e beber, falar e expressar-se, bem como na sexualidade.

Os maiores problemas na mandíbula e nas articulações temporomandibulares surgem devido a:
- traumatismos diretos, incluindo as forças que atuam na mandíbula por ocasião de extrações de dentes;
- tensões e enrijecimentos do tecido conjuntivo nas articulações temporomandibulares;
- forças musculares que atuam para o ranger ou a compressão dos dentes;
- limitação da mobilidade dos ossos contíguos, sobretudo dos temporais;
- de modo semelhante ao que ocorre com o vômer, a mandíbula é afetada por curvaturas graves na coluna, no crânio e na face, pois ela também precisa colocar à disposição mecanismos abrangentes de adaptação.

Os principais problemas que podem estar relacionados à mandíbula são:
- dores de cabeça, maxilares e faciais, que ocorrem em região profunda da cabeça ou em suas laterais;
- dificuldades para sugar, beber, morder, mastigar, engolir e falar;
- parestesia na cavidade bucal.

A Terapia Craniossacral Upledger na prática terapêutica

Nesta última parte do capítulo, é possível encontrar possibilidades fundamentais de tratamento, informações sobre o tratamento de recém-nascidos, lactentes e crianças pequenas, indicações e contraindicações para os métodos e uma descrição daquilo que se espera na prática terapêutica.

Fundamentos do Dr. Upledger

No âmbito da terapia craniossacral, o terapeuta emprega técnicas que, a curto prazo, podem aliviar sintomas e, a longo prazo, revelar e sanar suas causas. Os pacientes e clientes trazem a maioria desses conceitos e métodos consigo próprios e, portanto, são os melhores instrutores do terapeuta, que sempre permanece aberto à aplicação de novos métodos, contanto que, como a terapia craniossacral, não comportem nenhum risco.

O terapeuta observa cada paciente ou cliente como um indivíduo único. Probabilidades estatísticas, síndromes e possíveis diagnósticos são postos de lado enquanto o terapeuta, através do toque, constrói uma relação com o médico interno do paciente ou cliente e averigua o histórico de doenças do corpo afetado. Esse histórico pode ser verificado em anormalidades do tecido, dos fluidos corporais, da qualidade energética e dos movimentos.

Ao longo das sessões, os resultados iniciais são revistos sem que se levem em conta os conhecimentos até então adquiridos sobre o paciente ou cliente. Desse modo, novos conhecimentos aparentemente sem importância não passam despercebidos devido a consultas anteriores. Assim, novas informações sempre podem ser consideradas na terapia sem que o terapeuta se deixe desviar por diagnósticos anteriores. Com frequência, dois ou mais terapeutas examinam o paciente ou cliente sem conhecer os resultados de seus colegas. A troca de conhecimento ocorre apenas após a conclusão dos exames. Isso evita que os terapeutas se sobressaiam à custa do paciente ou cliente.

Sempre se busca, de maneira coerente, tornar o paciente ou cliente independente do terapeuta. O objetivo é incentivar a autorrealização do paciente ou cliente, ajudando-o a assumir a responsabilidade por si mesmo. Além disso, os inúmeros níveis de consciência, que todo ser humano possui, devem aprender a comunicar-se entre si com liberdade e confiança, para que todos eles sejam facilmente percebidos, sem que primeiro tenham de desenvolver sintomas ou doenças para serem notados.

Em um momento adequado e, se possível, com palavras simples, o terapeuta explica seu procedimento ao paciente ou cliente que já se encontra pronto para receber as informações. Os pacientes e clientes devem compreender as causas de seus problemas de saúde e seu tratamento. Além disso, devem entender que apenas sua cooperação com o terapeuta possibilita o surgimento de um processo de cura e que precisam contribuir com sua parte.

As possibilidades de tratamento

Para os profissionais formados segundo a Terapia Craniossacral Upledger, existem quatro possibilidades de procedimento terapêutico na prática:
1. tratamento do sistema craniossacral (TCS);
2. tratamento dos cistos energéticos;
3. relaxamento somatoemocional;
4. trabalho com imagens terapêuticas e diálogo.

Embora aqui essas possibilidades sejam descritas separadamente, em todo tratamento, a sabedoria interna do paciente conjuga de tal forma alguns aspectos de todas as possibilidades que, durante a terapia, pode ocorrer o que faz mais sentido para ele. Por razões didáticas, descreverei brevemente esses pontos em sequência.

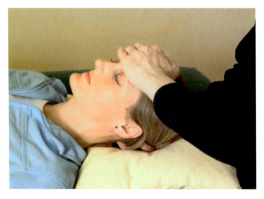

Avaliação da dura-máter

O tratamento do sistema craniossacral

No âmbito do tratamento, o tecido conjuntivo do corpo e a dura-máter cerebroespinhal do sistema craniossacral são examinados e tratados de acordo com um esquema preexistente (o Protocolo de 10 Passos), com base em desequilíbrios de tensão no tecido. Nesse sentido, o ritmo craniossacral serve como critério permanente de exame.

O objetivo é chegar a um relaxamento geral dos tecidos e, no que se refere ao sistema craniossacral, a um fortalecimento do ritmo.

Os passos são:
1. Técnicas de Still Point (ou ponto de quietude): acalma todo o sistema e prepara o paciente para as outras técnicas do tratamento.
2. Tratamento das estruturas corporais do diafragma pélvico até o hioide: relaxa estruturas importantes de tecidos conjuntivos transversais que podem limitar o curso de impulsos nervosos, fluidos e energias.
3. Liberação do occipital e de suas conexões: a passagem entre a coluna cervical e a cabeça, bem como as partes da dura-máter que se encontram na altura do osso occipital, é liberada por essas técnicas; desse modo, o occipital fica livre e possibilita que se libere tanto as meninges espinhais quanto as cerebrais.
4. Liberação das conexões do sacro: as conexões entre o sacro, a coluna lombar e as asas ilíacas são liberadas para que o sacro possa ser utilizado como ponto de apoio para liberar as meninges da medula espinhal.
5. Liberação do tubo dural: com o auxílio de técnicas de deslizamento e balanço, as meninges espinhais são liberadas de suas tensões ou de seus enrijecimentos.
6. Liberação das meninges cerebrais: as chamadas técnicas de elevação são empregadas para alongar e liberar as meninges cerebrais.
7. Liberação dos ossos e das suturas ósseas da base do crânio: técnicas especiais para o osso esfenoide e os dois ossos temporais liberam a base do crânio, ocasionando uma descompressão dos nervos e vasos sanguíneos que se dirigem à cabeça ou dela provêm.
8. Tratamento das partes moles da face: tratamento do tecido cervical e faríngeo, da base bucal e da língua para o pré-tratamento das conexões entre o crânio e a face.
9. Tratamento das conexões entre o crânio e a face, incluindo as articulações temporomandibulares: todas as suturas cranianas, todos os ossos da face ligados ao crânio, bem como as suturas entre cada osso facial são tratados com técnicas específicas e de elevação, e liberadas de suas tensões ou de seus enrijecimentos.
10. Técnicas de Still Point (ou ponto de quietude): equilíbrio para todo o sistema antes de o paciente ser liberado para suas atividades cotidianas.

Nem todos esses passos precisam, necessariamente, ser executados em uma sessão. Com frequência, são tratadas várias partes; porém, de modo geral, o protocolo inteiro é realizado em algumas sessões. É recomendável empregar todos os passos pelo menos uma vez e, em um segundo percurso, controlar ou tratar posteriormente a liberdade do ritmo craniossacral e a tensão, como nos pontos de ausculta (página 166). Não é raro ocorrer desse protocolo ser repassado várias vezes.

O tratamento de cistos energéticos

No início do tratamento, o terapeuta constata a existência de um cisto energético. Essa região é levemente mobilizada com forças de tração e pressão ou relaxada com técnicas de posicionamento, enquanto o terapeuta direciona energia para dentro do cisto. Durante a execução desse tipo de técnica de tratamento, se o ritmo craniossacral cessar de repente, isso é um "detector de significância" para o terapeuta de que algo essencial está acontecendo com o paciente. Caso comece a dissolução de um cisto energético, o terapeuta deve insistir na posição momentânea. O tratamento termina com a dissolução do cisto energético: o terapeuta sente que liberou a energia traumática retida no tecido, e o ritmo craniossacral torna-se novamente perceptível.

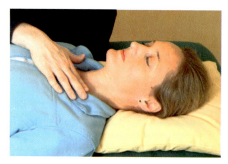

Tratamento de um cisto energético no tórax

Relaxamento somatoemocional

O terapeuta acompanha os movimentos de todo o corpo em posições que promovem a liberação, o que é chamado de desenroscar. Durante a execução de uma técnica de desenroscar, se o ritmo craniossacral cessar de repente, também nesse caso o terapeuta deve manter a posição momentânea. Durante o processo de liberação, as emoções retidas pelo corpo são liberadas, fazendo com que desapareçam do tecido vivências e impressões negativas a ele ligadas. Após o término do processo, o tratamento leva a um relaxamento geral de todo o corpo. O ritmo craniossacral pode, então, ser novamente percebido.

Imagens terapêuticas e diálogo

O trabalho com imagens terapêuticas e diálogo pode ser realizado quando o ritmo craniossacral cessa de repente durante uma técnica de tratamento, mas não é percebido nenhum movimento de desenroscar nem uma liberação de energia. O aparecimento do "detector de significância" mostra que algo chegou à consciência do paciente ou está perto dela. O terapeuta auxilia esse processo perguntando ao paciente se internamente ele vê alguma imagem ou consegue sentir seu médico interno. Às vezes, o terapeuta fornece ao paciente uma imagem que aflorou em sua própria percepção. No diálogo, o significado da imagem para o paciente é esclarecido ou informações sobre a respectiva parte do corpo, bem como sobre o médico interno em relação à doença ou à dor do paciente são obtidas. Esse processo terapêutico pressupõe tanto um elevado nível de atenção em relação ao paciente quanto a capacidade de se colocar a serviço do processo, de maneira que o paciente consiga comunicar-se com o terapeuta com segurança e total confiança.

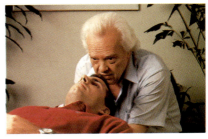

O Dr. Upledger durante uma conversa

Terapia craniossacral em recém-nascidos, lactentes e crianças pequenas

A história da terapia craniossacral está diretamente ligada ao emprego do método em recém-nascidos, lactentes e crianças. O Dr. Upledger já havia tratado muitas crianças com grande êxito antes de trabalhar na Michigan State University. Tanto no centro para crianças com distúrbios cerebrais, dentro da universidade, quanto, mais tarde, em seu centro de saúde, foram instituídas consultas específicas para crianças. Ele acumulou experiências com casos de autismo, paralisia cerebral (distúrbio parcial do desempenho cerebral), déficit de atenção, dificuldades de leitura e cálculo, epilepsia e muitos outros. Os êxitos da terapia craniossacral explicam-se apenas por uma melhora da funcionalidade do sistema nervoso como consequência da melhora das funções do sistema craniossacral.

Especialmente em recém-nascidos, parece possível uma transmissão recíproca de desequilíbrios de tensão das meninges cerebroespinhais para todo o corpo ou do corpo para as meninges cerebroespinhais da criança. No período subsequente, o crânio se molda de acordo com a pressão do cérebro em crescimento, bem como com o modelo de tensão na dura-máter. Do ponto de vista empírico, comprovou-se que desequilíbrios de tensão não dissolvidos no

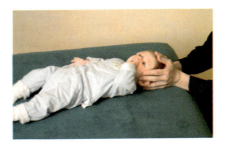

Análise da dura-máter no lactente

crânio em crescimento favorecem o desenvolvimento de uma multiplicidade de sintomas neurológicos e podem influenciar o desenvolvimento da criança em relação à estatura, ao comportamento, à capacidade de aprendizagem e à constituição emocional. No que se refere a distúrbios nesses campos, é realizada uma análise craniossacral e, eventualmente, um tratamento, nos quais são observadas, sobretudo, todas as partes das meninges cerebroespinhais.

Indicações e contraindicações

Indicações

As indicações para examinar o estado do sistema craniossacral e para seu tratamento com o auxílio da Terapia Craniossacral Upledger são todos os sintomas que puderem ser atribuídos a uma possível diminuição da eficiência dos sistemas nervoso e hormonal ou a um trauma (químico, psíquico ou emocional). Por exemplo:

- enxaqueca e dores de cabeça;
- dores crônicas na nuca e nas costas;
- distúrbios causados pelo estresse e pela tensão;
- distúrbios de coordenação, especialmente na fase lactente;
- estado após um traumatismo no cérebro e na medula espinhal;
- disfunções do sistema nervoso central ou do sistema hormonal;
- dificuldades de concentração, aprendizagem, leitura e escrita;
- problemas ortopédicos nas costas;
- fadiga crônica ou cansaço;
- disfunções funcionais vegetativas.

Contraindicações

As contraindicações para a execução das técnicas de exame e tratamento da terapia craniossacral são, sobretudo – mas não exclusivamente –, situações em que o sistema nervoso é ou pode ser prejudicado por forças mecânicas. Trata-se especialmente de:

- hemorragias, tumores, inflamações, edemas, hematomas ou aneurismas no crânio ou na coluna vertebral;
- fraturas no crânio, no sacro e no cóccix ou na coluna vertebral;
- compressões no cérebro ou na medula espinhal;
- outros ferimentos e doenças que piorem ou possam piorar com forças de tração e extensão.

Como se realiza um tratamento na prática terapêutica

Tratamento de adultos, jovens e crianças
Em geral, o paciente fica confortavelmente deitado em uma maca. Caso necessário, recebe material de apoio para os pontos do corpo que precisarem de mais sustentação (por exemplo, rolo para os joelhos ou apoio para a nuca). Se o paciente sentir frio, usa-se uma coberta. O terapeuta craniossacral examina o ritmo craniossacral apalpando o crânio, a caixa torácica, a pelve e o sacro, bem como os braços e as pernas para fazer um diagnóstico de eventuais limitações no sistema craniossacral ou no restante do corpo e estabelecer um contato não verbal com a sabedoria interna do corpo do paciente. Com toques direcionados, mas sutis, o tecido limitado é liberado o máximo possível, até o ritmo craniossacral ser palpável, se possível, de maneira ilimitada. Quando o terapeuta sentir que o corpo do paciente quer liberar a energia somatoemocional ou aquela retida em um cisto, ele o coloca cuidadosamente na posição adequa-

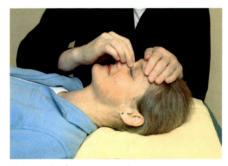
Tratamento dos ossos nasais

da e acompanha os movimentos que o corpo do paciente fizer para conduzir à liberação. Se a energia for liberada com sucesso, o terapeuta pode voltar a sentir amplamente o ritmo craniossacral sem limitações, através do toque. Em toda situação do tratamento, pode-se requerer informações de uma parte do corpo ou do médico interno do paciente, por exemplo, sobre a causa e as possibilidades de cura de uma doença ou as possibilidades de melhora de um sintoma. Muitas vezes, surgem soluções inesperadas, que passam a significar tranquilidade para todos os envolvidos, que antes viviam internamente insatisfeitos.

Tratamentos de prematuros, recém-nascidos e lactentes
Por uma questão de simplicidade, quando falo de "bebês", refiro-me a prematuros, recém-nascidos ou lactentes. Há diversas possibilidades de tratar um bebê. Como ele ainda é muito dependente dos pais, em especial da mãe, na prática, a mãe ou os pais são incluídos no tratamento. Não é raro tratar um bebê no colo da mãe. Quando ele se sente suficientemente seguro, protegido e amparado, o tratamento também pode ser feito na maca. Os toques são diferentes daque-

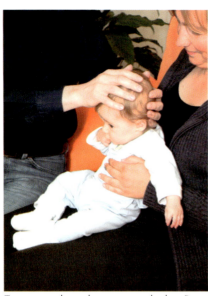

Tratamento de um lactente no colo da mãe

les destinados às crianças, aos jovens e aos adultos, na medida em que as técnicas são executadas de maneira mais direta e, por conseguinte, podem causar uma alteração imediata da tensão. Quanto mais velho o indivíduo, mais técnicas indiretas devem ser empregadas, o que, de modo geral, significa um período mais longo de tratamento. Na técnica indireta, procede-se como com uma cebola, tirando camada por camada até chegar ao núcleo. Com um bebê, é muito mais fácil chegar ao núcleo.

O terapeuta craniossacral examinará todo o corpo do bebê à procura de tensões e alterações no ritmo craniossacral. Muitas vezes, trata-se o sistema craniossacral diretamente no crânio, na coluna vertebral e no sacro. Não há nenhum impedimento para a terapia se o bebê estiver no colo da mãe. O terapeuta está acostumado a executar as técnicas precisas mesmo nessa situação. Quando se pretende liberar a energia retida em um cisto energético existente, o terapeuta coloca o bebê cuidadosamente na posição adequada. Essa posição poderá fazê-lo chorar, mas ele relaxará por completo durante e após o tratamento.

Duração e custo do tratamento

Em geral, um tratamento dura entre 30 e 60 minutos. Essa terapia ainda não é coberta especificamente pelos planos de saúde no Brasil, porém alguns terapeutas especializados a incluem na modalidade de Terapias Manuais. Os outros só podem realizar consultas particulares. Dependendo de diversos fatores como formação, área de atuação, localização do consultório, entre outros, os valores de uma consulta podem sofrer uma grande variação.

Informações e exercícios preparatórios

Neste capítulo, eu gostaria de familiarizar o leitor com alguns aspectos importantes dos exercícios que serão apresentados nas próximas seções. Conforme apresentado nas páginas anteriores, a terapia craniossacral abrange o tratamento do sistema craniossacral. Nele, a dura-máter cerebroespinhal é liberada de suas tensões; músculos, articulações e tecido conjuntivo, que estão direta ou indiretamente ligados ao sistema craniossacral, relaxam-se ou adquirem maior mobilidade. Além disso, a terapia possibilita o desaparecimento de efeitos físicos e emocionais negativos, causados pelo estresse, o fortalecimento da resistência contra doenças e a proteção da saúde. O tratamento é realizado com as mãos. Além da pressão do toque, o terapeuta também emprega "energia". Conforme já evidenciado no primeiro capítulo, trata-se aqui de um toque especial. A força do toque é muito leve; porém, a intenção colocada nele é muito grande. Nos capítulos seguintes, que apresentarão a execução de exercícios individuais e em dupla, bem como os exercícios para recém-nascidos, lactentes e crianças pequenas, você também trabalhará com o toque. No presente capítulo, fornecemos informações sobre o modo como se deve apalpar ou tocar, como a energia pode ser direcionada e como a mobilidade dos músculos, das articulações e do tecido conjuntivo pode ser melhorada.

Fatores importantes

Antes de fornecer informações mais detalhadas, que são importantes para os exercícios em si, eu gostaria de familiarizá-lo com um aspecto fundamental sobre o "ambiente" dos exercícios: como deve ser o espaço em que os exercícios serão desenvolvidos, que tipo de roupa é recomendável usar, qual o momento adequado para realizá-los e por quanto tempo devem ser praticados.

O espaço para realizar os exercícios

Evidentemente, o ideal é dispor de um cômodo tranquilo, onde você não seja perturbado. Deve-se regular a luz e a temperatura segundo as próprias necessidades. Se desejar, coloque uma música tranquila de fundo e utilize uma base adequada (esteira ou colchão), bem como material de apoio (rolos ou travessei-

64   Informações e exercícios preparatórios

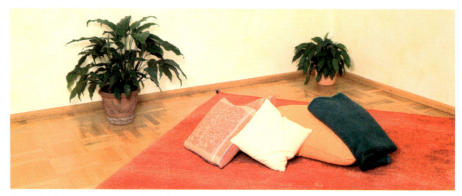

Exemplo de espaço para a prática dos exercícios

ros) e cobertas durante toda a prática. Obviamente, nem todos sentem necessidade desses materiais. Contudo, é importante sentir-se bem no ambiente em que se realizarão os exercícios. Se possível, desligue o telefone ou diminua seu volume para não ser perturbado por uma chamada. Também é recomendável pedir a familiares ou outros moradores que não o interrompam enquanto estiver executando os exercícios. Um recurso eficaz para ajudar os outros a não incomodá-lo é pendurar na porta uma placa de "não perturbe".

Sobre a roupa

Use uma roupa solta e confortável. Roupas apertadas ou amarradas e duras, como jeans, costumam incomodar durante a prática dos exercícios. Muitos preferem calças de moletom ou *leggings*, camisetas leves e meias grossas. Vale a pena experimentar. Também deve ser possível realizar muitos exercícios no local de trabalho sem a necessidade de trocar de roupa.

Sobre o momento certo e a duração certa

Procure praticar os exercícios em um momento em que, se possível, não seja perturbado por interferências externas. Esse momento pode ser de manhã cedo, na pausa para o almoço, à tarde ou à noite. Estabeleça um horário fixo. No início, talvez isso soe muito rigoroso ou rígido, mas a experiência comprovou que um horário fixo para a execução dos exercícios é mais fácil de ser seguido. De resto, isso também costuma auxiliar quem mora no mesmo espaço. É importante que outras pessoas que habitam a mesma casa saibam o quanto essa prática é importante para você e colaborem quando você puder reservar um horário para realizar os exercícios. Comunique a elas o horário mais adequado para praticá--los e procure saber se ele poderá ser respeitado. Talvez você tenha de negociar um pouco, mas vale a pena encontrar uma boa solução em conjunto.

Tensão

Conforme demonstrado no capítulo anterior, a terapia craniossacral tem como objetivo liberar as tensões do sistema craniossacral. Pois são elas que dificultam e impedem o bom funcionamento do sistema. Pretendo agora esclarecer como as tensões podem ser observadas, de onde vêm e do que precisam para serem liberadas.

A reação saudável

Para escrever estas linhas que você agora lê, tive de sentar-me diante do meu computador e mover meus dedos no teclado; além disso, bebi café. Para executar todas essas ações, usei minha musculatura e, nesses músculos, precisei de tensão. As ideias para estas linhas me ocorreram em muitos momentos de pausa, nos quais as desenvolvi, rejeitei, voltei a desenvolvê-las e, por fim, coloquei-as no papel – usando a tensão muscular. Se eu tivesse permanecido em tranquila meditação, nunca escreveria meus pensamentos e, por conseguinte, nunca poderia apresentá-los aos leitores. Como você pode ver, nosso cotidiano precisa de tensão muscular. Mas não apenas nele. Também usamos tensão muscular em situações que nos são ameaçadoras. Nelas temos a possibilidade de nos proteger empregando a força muscular para fugir ou nos defender. A força de que precisamos para isso é muito maior do que aquela que empregamos no dia a dia. Quando tudo corre bem e a situação de ameaça termina, voltamos a relaxar, podemos voltar à tensão cotidiana normal e inserir uma fase de repouso em intervalos regulares – o sono noturno é uma dessas fases. Portanto, normalmente lidamos com uma alternância regular de fases de tensão e relaxamento em repouso, e estamos preparados para situações de emergência, nas quais podemos afastar uma ameaça breve com uma tensão bastante elevada. Nosso sistema é bem equipado para reagir dessa forma, pois, durante a evolução, ele teve tempo suficiente para desenvolver esses mecanismos. No ser humano, o sistema hormonal, o sistema nervoso autônomo e o sistema imunológico são responsáveis pelas reações corretas. Apenas para mencionar alguns aspectos importantes, se levamos a vida dessa forma, então:

66   Informações e exercícios preparatórios

- sentimo-nos mais seguros, protegidos e amparados;
- sentimo-nos unidos;
- temos confiança em nós mesmos, nos outros e na própria vida;
- ficamos receptivos e atentos, ou seja, conseguimos ter tranquilidade para observar, ouvir e compreender os sentimentos das outras pessoas;
- conseguimos nos concentrar ou manter nosso foco com tranquilidade;
- ficamos confiantes;
- contribuímos ativamente para nossa própria autorrealização e para aquela dos outros.

A reação ao estresse contínuo

Com a tensão, conseguimos afastar as ameaças repentinas; em seguida, é preciso estar em um ambiente bastante seguro para que a tensão possa ser novamente liberada. Não há dúvida sobre o que é ameaçador: tudo o que poderia colocar nossa existência em risco é ameaçador. São estímulos ou ações que *ultrapassam* nossos limites ou nos *isolam*. No primeiro caso, muitos estímulos atuam de repente em nós (por exemplo, em um grave acidente ou em uma grave intoxicação); no segundo, faltam estímulos importantes (por exemplo, quando há carência de alimento e líquido). Até aqui, não há o que discutir. No entanto, o que *atua* como ameaça depende muito da sensibilidade pessoal, e essa sensibilidade, por sua vez, parece depender muito da experiência pessoal – pelo menos é o que mostra a prática. Talvez já lhe tenha ocorrido, em determinadas situações, de reagir com sensibilidade, medo ou nervosismo e, depois de certo tempo, ao ponderar melhor, concluir que essas situações não eram tão ruins assim. Isso significa que, em tais situações, as experiências anteriores, próprias ou contadas por outrem, conduzem a determinada avaliação dos estímulos resultantes de ações externas. Apenas nos casos mais raros nos é possível considerar esse tipo de situação com mais "sobriedade" – mas como, se nosso sistema acusa "perigo"? Se essas situações não forem relativizadas, o cotidiano torna-se uma "luta pela sobrevivência". O dia a dia transforma-se em um estresse contínuo, e a reação a ele, entre outras coisas, é uma tensão elevada de "proteção". Novamente, apenas para mencionar alguns aspectos importantes, se levamos a vida desse modo, então:

- sentimo-nos inseguros e instáveis;
- sentimo-nos isolados e sozinhos;
- ficamos cada vez mais desconfiados;
- ficamos sensíveis e suscetíveis, ou seja, julgamos, avaliamos e reagimos precipitadamente;

- temos medo do futuro, e nosso principal interesse orienta-se à nossa própria proteção. O complicado nessa avaliação das situações é que se torna impossível fazer com que todo o nosso sistema retorne a um estado de repouso, pois repouso significaria que a proteção poderia faltar. Minha mulher e eu vemos muitos desses pacientes, e nossa experiência mostra que um dos pontos essenciais é a perda da confiança – em si próprio, nos outros e, às vezes, na vida.

Relaxamento e liberação da tensão

Para ir direto ao assunto: sem a sensação de segurança o relaxamento ou a liberação da tensão não pode ser alcançado. Não importa o que façamos para atingir um ou outro: segurança, proteção ou sensação de amparo são pré-requisitos. Temos de nos preocupar em minimizar as ameaças reais e impor barreiras reais a elas. Isso não ocorre sem contato. A prática terapêutica mostrou que existem, no mínimo, três níveis nos quais o contato desempenha uma função:

1. Entrar em contato consigo mesmo sem a ajuda de ninguém: esse contato pode surgir quando você reservar um tempo exclusivamente para si mesmo. Nesse período, você terá a possibilidade de conhecer suas percepções, seus pensamentos e suas ideias, suas lembranças e representações, seus sentimentos, seus desejos e suas necessidades. É o tempo de "olhar para dentro de si". Ele só será possível quando condições externas o permitirem, quando o cotidiano não exigir de você ações nem reações. No contato consigo mesmo, você poderá desenvolver a sensibilidade para sentir suas tensões, perceber sua dimensão, liberá-las conscientemente ou alongá-las para que elas possam ser liberadas. Para tanto, é necessário:
   - dispor de um espaço dentro de casa ou ao ar livre, que ofereça a proteção indispensável;
   - ter certeza de que não será perturbado, ou apenas sob determinadas condições;
   - ter por si próprio carinho, compreensão e paciência.

   Neste capítulo e naquele intitulado "Exercícios individuais para adultos, jovens e crianças", você encontrará exercícios que poderão ajudá-lo a trabalhar com as próprias tensões.

2. Entrar em contato consigo mesmo mediante a ajuda de outrem: essa forma de contato consigo mesmo surge quando alguém o ajuda a intensificar o contato com seu interior ou a reforçar a concentração e o foco. A "introspecção", auxiliada por outra pessoa, pode ser apoiada
   - pela sensação de segurança, proteção ou amparo que a presença de outra pessoa por si só já confere;

68   Informações e exercícios preparatórios

- pela sensação de segurança, proteção ou amparo que proporciona o toque cuidadoso de outra pessoa;
- pelo suporte cuidadoso de informações que se revelam na "introspecção" – graças à atenção prestada pela outra pessoa, que demonstrou empatia e interesse.

No capítulo "Exercícios em dupla para adultos, crianças e jovens", você encontrará os exercícios que o ajudarão a estabelecer mais facilmente contato consigo mesmo e com outra pessoa e a ganhar confiança como "paciente" ou "especialista".

3. Entrar em contato consigo próprio ajudando os outros: essa terceira forma de contato ocorre quando você percebe que, ao entrar em contato com outra pessoa para ajudá-la ou apoiá-la, consegue estabelecer um contato melhor consigo mesmo. Essa é a experiência positiva pela qual passam os terapeutas. No encontro com um paciente, eles vivenciam o efeito de cura causado pela segurança, pela proteção, pelo amparo, pela confiança, pela empatia e pela simples presença. É uma experiência muito satisfatória poder disponibilizar para alguém um espaço para a realização de um encontro salutar consigo próprio e onde a responsabilidade pela cura não está em você mesmo (o terapeuta). Você estará presente exclusivamente como acompanhante e testemunha, garantindo o espaço por um período limitado, para que a "introspecção" do outro seja possível. O Dr. Upledger descreve que isso é possibilitado

- pela presença incondicional – atenção, empatia e existência;
- pela ausência de avaliação – as próprias normas, os próprios valores e julgamentos não são importantes, e sim o que o outro sente, percebe ou desenvolve;
- pela imparcialidade ou neutralidade – pouco importa o que lhe vem à mente; permaneça neutro, não tome posição no momento em que disponibiliza o espaço seguro para alguém; em outras situações, a falta de julgamento é arriscada;
- quando se colocam os próprios interesses em segundo plano – no momento, não se trata dos seus interesses, e sim de deixar pronto o espaço para "introspecção" que o outro fará de si mesmo; os próprios interesses praticamente impossibilitam uma busca segura e protegida do processo de introspecção realizado pelo outro.

No capítulo "Exercícios em dupla para adultos, crianças e jovens", bem como no de "Exercícios para recém-nascidos, lactentes e crianças pequenas", encontram-se exercícios em que você poderá atuar como "terapeuta" junto a um "paciente". Obviamente, não se pretende com isso que você pratique ações médicas ou curativas, e sim que, na posição do "terapeuta", você disponibilize um espaço para o seu "paciente" e o ajude a reconhecer as próprias tensões.

O resultado do relaxamento ou da liberação

O relaxamento ou a liberação dos tecidos mostra-se quando algo fica mais maleável ou expandido, quando surge a sensação de fluxo ou contato e quando sintomas ou dores diminuem. Mais adiante neste capítulo, você encontrará todos os sinais de relaxamento que, em geral, são sentidos como agradáveis por todos e que aparecem na maioria dos casos. Contudo, se a tensão tiver um significado de forte proteção para uma pessoa, as informações vinculadas a essa tensão também podem ser liberadas com o relaxamento. Além de sensações como tristeza, medo ou raiva, podem vir à tona lembranças de situações ou sintomas. No último caso, algumas dores físicas, que há muito tempo já não davam sinais, podem eventualmente tornar-se perceptíveis. Isso pode parecer confuso para você e seu parceiro, pois talvez dê a impressão de que o tratamento não está fazendo bem. A esse respeito, eu gostaria de recorrer a seu bom senso e à sua serenidade. Evidentemente, como em outras situações da vida, durante um período de exercícios podem surgir situações que exijam ação imediata – por exemplo, ao sinal de crises repentinas, como no caso de um infarto – e, em hipótese alguma, elas devem ser minimizadas ou reprimidas. Contudo, é muito raro que ocorram. Na maioria dos casos, uma sensação agradável acompanha o relaxamento ou a liberação; apenas ocasionalmente surgem efeitos colaterais simultâneos ou ulteriores, devido à liberação de informações arquivadas.

Sentindo pelo toque suave

Por meio de nossos órgãos dos sentidos, percebemos nosso ambiente e nós mesmos. O tato é muito importante, pois representa a percepção sensorial mais primitiva. Em recém-nascidos e lactentes, o toque chega a ter uma importância vital. No toque terapêutico, as mãos podem ter uma função tanto passiva quanto ativa. Se você já se submeteu a massagens ou outros tratamentos manuais, como a terapia manual ou osteopatia, sabe que as mãos do terapeuta são, sobretudo, ativas. No entanto, na terapia craniossacral elas são, antes, passivas. Na maioria das vezes, repousam tranquilamente sobre o corpo do paciente. No início, isso pode parecer estranho. Em geral, estamos habituados a ver terapias serem realizadas com uma força bastante visível ou perceptível. Também costumamos pensar que apenas muita força pode trazer bons resultados. Justamente não é o caso na terapia craniossacral. O toque é muito delicado ou leve. Isso é necessário por várias razões: o importante é que, com o toque, seu corpo não se tensione para se defender, e sim que aceite ser tocado. Desse modo, a mão

70   Informações e exercícios preparatórios

que toca é capaz de perceber processos em seu corpo que, do contrário, não poderiam ser sentidos, pois eles permaneceriam bloqueados pelas reações de defesa. Com isso quero dizer que seu corpo se enrijece ou se tensiona quando sente necessidade de defender-se contra alguma coisa. Essa "couraça de tecido" permite que o mínimo de impulsos a penetre. Creio que o leitor também conheça essa reação a partir de situações de medo ou estresse. O corpo se tensiona para ficar bem protegido. Portanto, quando o tocamos com suavidade, leveza e cuidado, ele consegue permanecer bastante relaxado, e, com a mão, conseguimos perceber um estado potencialmente momentâneo e inalterado do corpo e de seus processos internos. Com processos internos refiro-me, por exemplo, a ritmos corporais, como respiração, batimento cardíaco e ritmo craniossacral ou fenômenos tensionais, como tensão muscular ou do tecido conjuntivo. Portanto, o toque tem de ser leve. A esse respeito, o Dr. Upledger diz: "Fique abaixo da percepção da resistência".

Exercícios de relaxamento para as mãos

Para que posteriormente suas mãos possam ser utilizadas como "ferramentas de toque", é uma grande vantagem saber senti-las e relaxá-las ou soltá-las de maneira consciente. Se você já souber como relaxar conscientemente os músculos, por certo não irá precisar deste exercício. Poderá realizar sua própria preparação. Caso ainda não tenha experiência com essa questão, a seguinte introdução poderá auxiliá-lo.

Você pode realizar esse exercício em etapas: no início, preste atenção apenas em sua respiração. Com o passar do tempo, você poderá ampliá-lo, praticando um exercício para liberar a tensão ou visitando seu lugar interno favorito.

Observando a respiração

- Sente-se ou deite-se confortavelmente. O que ainda é necessário para que seu corpo tenha apoio suficiente? Você pode usar travesseiros ou cobertas.
- Feche os olhos.
- Concentre-se na respiração. Sinta como o movimento respiratório movimenta seu corpo. Desfrute de seu efeito tranquilizante. Com seu olho interno e sua sensação interna, siga o ar da respiração – do nariz para o tórax e de novo para fora. Sinta como o ar inspirado é um pouco mais frio do que o expirado.

- A essa altura, você pode encerrar o exercício prestando atenção na respiração por mais alguns minutos, sem alterá-la. O que aconteceu com seu corpo? Ele está mais relaxado, flexível e quente? Se você tiver adormecido nesse meio-tempo, é perfeitamente normal. Fique feliz com a recuperação. Se tiver vontade, faça mais um exercício...

Exercício para liberar a tensão
- Preste atenção em todos os locais do seu corpo que o movimento da respiração alcança. Talvez seja mais fácil se você utilizar as mãos como auxílio. O movimento da respiração passa pelo abdome? Pela pelve? Pelas nádegas e pelo quadril? Pelas coxas, pelos joelhos e pelas pernas? Pelos pés e por seus dedos? E quanto aos ombros e braços? Passa pelos antebraços e cotovelos? Pelas mãos e pelos dedos? Pelo pescoço e pela nuca? Pela cabeça?
- Imagine que não apenas o movimento respiratório, mas também o ar da respiração consegue chegar a esses locais, e observe esse processo.
- Depois que conseguir observar bem a entrada e a saída do ar, imagine que a cada expiração moléculas de tensão podem ser passadas do seu corpo para o ar da expiração – e assim a respiração permite que a tensão saia de seu corpo. Preste atenção em como seu corpo faz isso. O que é passado para o ar da respiração? Este é um processo que o deixará encantado e fascinado.
- Comece pelo tórax. Imagine que o movimento da inspiração pode atingir todas as células dele. Onde há tensões que, ao final da inspiração, podem ser passadas ao ar inspirado? Imagine que essas tensões são passadas em forma de pequenos pacotes, partículas ou moléculas. Em seguida, expire-os. Você não precisa fazer nada além de prestar atenção. Durante esse processo, observe seu corpo realizar essa passagem. Mantenha sua concen-

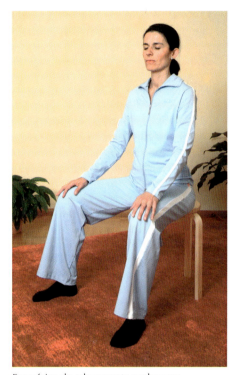

Exercícios de relaxamento podem ser facilmente realizados em posição sentada

72   Informações e exercícios preparatórios

tração no tórax até sentir que, por hoje, ele já não soltará mais nenhuma tensão. Agora dirija sua atenção para o abdome. Como acabou de fazer com o tórax, ao inspirar, deixe o ar da respiração chegar a todo o abdome e observe como este passa as partículas de tensão para o ar. Continue o processo até perceber que já não tem outras partículas para soltar.

- Conduza esse processo para baixo, até os pés. Proceda lentamente. Não se apresse; sua tensão precisa ser liberada da melhor forma possível.
- Depois dos pés, passe para os ombros, os braços e as mãos até chegar aos dedos. Também nesse caso não se deve ter pressa. Você tem todo o tempo do mundo – "o tempo é meu aliado".
- Depois que todas as partículas de tensão, pequenos pacotes ou moléculas foram eliminadas a partir do tronco, das pernas e dos braços, dirija sua atenção para o pescoço e para a nuca e passe para a parte superior, até a cabeça.
- Aqui você poderá concluir o exercício observando a respiração por mais alguns minutos, sem alterá-la. O que acontece com seu corpo agora? Por acaso ele se sente mais relaxado, flexível e quente? Se você adormecer durante o processo, é perfeitamente normal. Fique satisfeito com a recuperação. Se tiver vontade, acrescente mais um exercício...

Visitando seu lugar interno preferido
- Desfrute do relaxamento. Seu corpo está totalmente relaxado e flexível. Imagine que você está em seu lugar interno favorito, um local seguro e agradável, que transmite proteção. Ele pode estar em qualquer lugar da sua imaginação. Talvez esteja em uma casa, uma praia ou uma clareira na floresta, pouco importa. Em sua imaginação, dirija-se até lá. Sinta o calor e a proteção desse local. Nele, nada pode lhe acontecer.
- Observe esse local. O que você consegue ver, ouvir e sentir? Que odores e gostos consegue perceber? Familiarize-se com esse local. Use o tempo que for necessário. O importante é sentir-se bem e protegido e saber que ali você pode movimentar-se livremente.
- Em seu lugar preferido, dirija-se a um local em que você possa sentar-se ou deitar-se de maneira totalmente relaxada. Desfrute do grande relaxamento do seu corpo.
- Permaneça nesse local por alguns minutos e depois volte para seu espaço de exercícios e para a realidade. De olhos abertos, sinta por mais um momento seu corpo agradavelmente relaxado. Se ainda dispuser de alguns minutos, prossiga com os exercícios seguintes, relaxando conscientemente os músculos. Terminado o tempo de exercícios, da próxima vez repita rapidamente esse exercício de respiração antes de se ocupar das atividades seguintes.

Relaxando conscientemente o músculo flexor profundo dos dedos

Permaneça na mesma posição do exercício de respiração. Nos próximos minutos, você entrará em contato consciente com a tensão e o relaxamento dos músculos de suas mãos.

- Feche os olhos. Sinta o tato em suas mãos. Neste momento, o que você percebe nelas como tensão? Utilize o tempo que for necessário para sentir a tensão. Conseguiu estabelecer contato com ela?
- Em seguida, cerre os punhos. Faça isso com tranquilidade e força. Mantenha essa tensão por alguns segundos. Qual a sensação em suas mãos e em seus músculos?
- Relaxe novamente, o máximo que puder. Os dedos devem permanecer curvados, sem força, de maneira que os punhos ainda permaneçam levemente fechados. Qual a sensação em suas mãos e em seus músculos?
- Repita a operação até conseguir sentir nitidamente o relaxamento ou afrouxamento dos músculos.
- Agora você já pode começar a reduzir a força. Dirija sua atenção para o relaxamento dos músculos ao diminuir a força.
- Continue a reduzir a força. Enquanto estiver sentindo o relaxamento benéfico após a tensão é porque o exercício está sendo executado corretamente. Quando já não sentir nenhuma outra alteração, essa parte do exercício estará concluída.

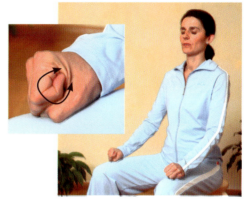

Exercício de relaxamento para o músculo flexor profundo dos dedos

Relaxando conscientemente o músculo extensor dos dedos

Agora você entrará em contato com as tensões nos músculos extensores de seus dedos. A execução é a mesma do exercício anterior.

- Estique os dedos confortavelmente e coloque-os sobre um apoio – obviamente, que também pode ser as coxas ou a pelve.
- Estique-os e abra-os por alguns segundos com força, dirigindo sua atenção para a tensão.
- Relaxe novamente os dedos e preste atenção nesse relaxamento.

74   Informações e exercícios preparatórios

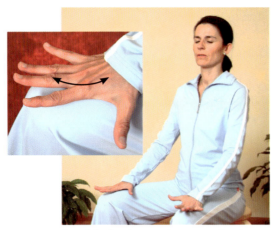

Exercício de relaxamento para o músculo extensor dos dedos

- Se tiver um bom contato com o relaxamento dos músculos, diminua a força com que os tensiona. Também nesse caso, enquanto estiver sentindo o relaxamento benéfico após a tensão é porque o exercício está sendo executado corretamente.

Agora você já sabe o quanto pode relaxar suas mãos. Esse relaxamento é necessário para que você possa executar os exercícios sozinho ou em outras pessoas. Ao longo dos próximos dias e das próximas semanas, você irá perceber que os exercícios de relaxamento vão ficando cada vez mais fáceis. Neste momento, você está preparado para sentir pelo tato os ritmos próprios a seu corpo e, através deles, conseguir chegar ao ritmo craniossacral.

Relaxando outros músculos

Vale lembrar que esse método também é perfeitamente adequado para liberar tensões em outras partes do corpo. Você poderá proceder exatamente como descrito acima. Tensione o grupo de músculos correspondente – por exemplo, os responsáveis por levantar os ombros –, sinta a tensão, solte-os e preste atenção no relaxamento. Diminua a força da tensão ao sentir o relaxamento. Em seguida, faça o mesmo com os músculos que movem o corpo ou os membros na direção contrária, ou seja, nesse exemplo, aqueles responsáveis por abaixar os ombros.

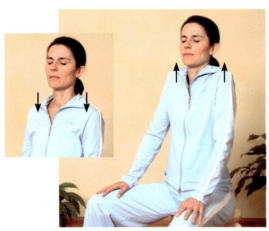

Exercício de relaxamento para os músculos responsáveis por levantar e abaixar os ombros

Sentindo pelo tato os ritmos próprios ao corpo

Na terapia craniossacral, a percepção da alteração do ritmo craniossacral indica o avanço que pode ser alcançado com os tratamentos. Eu gostaria de convidá-lo agora a percorrer o caminho da percepção do ritmo craniossacral para que você também tenha essa possibilidade à disposição.

Os ritmos próprios ao corpo que podem ser sentidos pelo tato são o da respiração, o do coração e o craniossacral. Eles estão sempre presentes. Como você sabe, o ritmo da respiração provém da respiração, e o do coração, dos batimentos cardíacos. Supõe-se que o ritmo craniossacral provenha da pulsação do liquor cerebroespinhal, conforme vimos no capítulo anterior. Diversos modelos explicam esse processo, mas até agora não se sabe ao certo de onde esse ritmo vem. Todavia, o fato de não conhecermos sua origem científica não significa que não possamos trabalhar com ele nem levar sua importância em conta.

O ritmo craniossacral é muito sutil. Os outros dois são mais evidentes. Para chegar ao ritmo craniossacral, primeiro você sentirá pelo tato os ritmos mais perceptíveis. Assim, você conseguirá reconhecê-los e desenvolver a capacidade de "afastar" esses ritmos de sua percepção.

O ritmo respiratório

Como se sabe, a respiração ocorre quando o volume do espaço torácico (o tórax) é alterado por tensões musculares. Um músculo muito importante nesse processo é o diafragma. Sua tensão aumenta o volume do espaço torácico e diminui aquele do abdome. O relaxamento do diafragma provoca o inverso: o volume do tórax diminui, e o do abdome aumenta. Em todo o processo, o volume dos pulmões se altera, e somente assim o ar pode entrar nos pulmões e tornar a sair deles. Portanto, o movimento respiratório pode ser sentido tanto no tórax quanto no abdome. Todavia, esses não são os únicos locais do corpo que são postos em movimento pela respiração. Talvez você se sur-

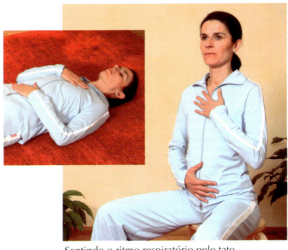

Sentindo o ritmo respiratório pelo tato

preenda com o fato de que, com um pouco de exercício, a respiração realmente pode ser sentida em todos os locais do corpo. Se quiser, deixe-se envolver pela respiração para experimentar esse ritmo.

- Em uma posição confortável, coloque as mãos sobre o tórax ou o abdome.
- Relaxe as mãos, do mesmo modo como aprendeu nos exercícios anteriores.
- Deixe as mãos serem conduzidas pelos movimentos respiratórios.
- Quando suas mãos estiverem totalmente relaxadas, você sentirá que elas formam uma unidade com seu tórax ou com seu abdome; talvez já esteja sentindo isso de tal maneira que já não consiga distinguir onde se encontra a fronteira entre a mão e o corpo. Na terapia craniossacral, isso é chamado de "fusão". O Dr. Upledger a descreve da seguinte forma: "Fundir, mesclar e se tornar um" [Melt, blend and become one]. Como agora suas mãos formam uma unidade com o tórax ou o abdome, siga exatamente os movimentos que surgem com a respiração.
- Sinta-se dentro desse movimento. Ele tem propriedades muito peculiares.
- Você também pode sentir esse ritmo pelo tato em outras partes do corpo, por exemplo, nas coxas, se estiver sentado, ou nos ossos da pelve, se estiver deitado.
- Se já tiver formado uma primeira imagem interna do toque desse movimento, passe para o ritmo cardíaco.

O ritmo cardíaco

O ritmo cardíaco ocorre com a atividade de bombeamento realizada pelo coração. Através de diversas atividades, esta sustenta outros tecidos no corpo, fazendo o sangue fluir pelos vasos sanguíneos. Como a respiração, ela também pode ser sentida com algum exercício em qualquer parte do corpo. Você está pronto? Então vamos lá.

- Permaneça na posição confortável de antes e coloque as mãos sobre o tórax ou pressione levemente os dedos de uma mão sobre a carótida. Ela se encontra na lateral, a três ou quatro dedos de distância do centro da laringe. Você sentirá nitidamente o

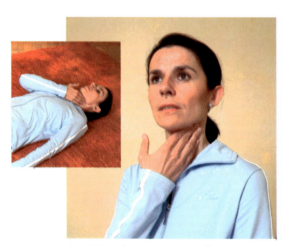

Sentindo pelo tato o ritmo cardíaco

batimento sob a ponta dos dedos. Você poderá sentir o mesmo na palma das mãos, caso as tenha colocado sobre o tórax ou em suas laterais, pois logo abaixo encontra-se a "estação de bombeamento", bem protegida pelos ossos do tórax.
- Onde quer que suas mãos se encontrem, relaxe o máximo que puder. Com alguma prática, também aqui se realizará uma "fusão".
- Deixe o ritmo cardíaco conduzir suas mãos.
- Sinta-se dentro desse ritmo cardíaco, pois ele também tem propriedades muito peculiares.
- Depois de se familiarizar com o ritmo cardíaco no pescoço ou no tórax, você também poderá senti-lo em outras partes do corpo, por exemplo, no abdome.
- Conseguiu obter uma imagem interna desse movimento? Então está na hora de passar para o ritmo craniossacral.

O ritmo craniossacral
Trata-se de um ritmo dentro do sistema craniossacral, assim como o cardíaco é um ritmo dentro do sistema circulatório, e o respiratório, um ritmo dentro do sistema respiratório. Assim como o ar é colocado em movimento com a respiração e o sangue é colocado em movimento com o ritmo cardíaco, com o ritmo craniossacral, o que se move é o liquor cerebroespinhal. Pouco se sabe ainda sobre a origem desse movimento. Mesmo após muitas décadas de pesquisa, ainda lidamos com modelos. Contudo, os resultados relatados por pacientes após o emprego da terapia craniossacral permitem afirmar que ocorre uma melhora na "função de bombeamento" dentro do sistema craniossacral e no fluxo do liquor cerebroespinhal. Os cientistas ainda defendem opiniões diferentes sobre esses fenômenos, mas isso não nos interessa neste momento. Basta que você esteja pronto para entrar em contato com esse ritmo. Nesse ponto, gostaria de parabenizá-lo: você terá uma experiência marcante, semelhante à descrita por um participante do curso de

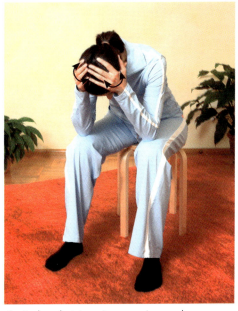

Sentindo pelo tato o ritmo craniossacral

78 Informações e exercícios preparatórios

aperfeiçoamento dado pelo Dr. Upledger: "Quando sentir esse ritmo, não vai mais conseguir se separar dele..."

- A maneira mais fácil de percebê-lo é sentar-se com os cotovelos apoiados em uma mesa ou nas coxas.
- Apoie a cabeça nas mãos. Os tênares devem ficar acima das orelhas; as pontas de alguns dedos das duas mãos tocam-se no centro da cabeça, na altura do vértice ou "cocoruto".
- Relaxe as mãos e a cabeça de maneira que nem todo o peso desta fique apoiado nas mãos, pois, assim, seus braços teriam de empregar muita força.
- Acomode a cabeça de modo que os braços e as mãos possam permanecer relaxados e haja a possibilidade de "fundir" as mãos com a cabeça. Assim que tiver uma boa sensação nas mãos e na cabeça, poderá iniciar o exercício.
- Primeiro, concentre-se no ritmo respiratório na cabeça. Graças ao penúltimo exercício, suas mãos "sabem" o que têm de sentir. Deixe-se envolver por esse movimento respiratório.
- Quando já estiver familiarizado com o ritmo respiratório na cabeça, desloque conscientemente sua concentração ou percepção para o ritmo cardíaco. Nesse momento suas mãos também "saberão" o que têm de sentir, graças ao último exercício. Deixe-se, então, envolver pelo ritmo cardíaco.
- Quando já estiver familiarizado com o ritmo cardíaco na cabeça, mude o foco novamente para o ritmo respiratório, ainda na cabeça.
- Mantenha sua percepção no ritmo respiratório, até novamente estar familiarizado com ele, depois volte para o ritmo cardíaco.
- Continue efetuando essas mudanças entre ritmo respiratório e cardíaco até conseguir fazê-las "brincando". A essa altura, você já terá alcançado duas capacidades. Por um lado, você poderá concentrar-se de modo totalmente consciente em um ritmo ou dedicar-se a ele; por outro, poderá afastar-se dele de modo igualmente consciente. Você irá precisar desta última capacidade para finalmente poder consagrar-se ao ritmo craniossacral.
- Imagine que nas profundezas de sua cabeça, nos ventrículos de liquor do cérebro, realiza-se um movimento rítmico que faz com que sua cabeça se expanda e se comprima minimamente. Enquanto isso, suas mãos se movem com os tênares nas laterais, indo para fora e depois voltando para dentro. Uma vez para fora e outra para dentro, por um período de cinco a dez segundos. O movimento é breve e sutil; contudo, se você se concentrar, é como se ele se sentisse estimulado a mover-se em sua direção e, assim, ser sentido com mais facilidade. Portanto, tenha paciência. A única coisa que você tem de fazer é retirar sua concentração dos outros dois ritmos e deixar-se envolver por esse ritmo breve e sutil. Um movimento constante, curto e delicado, que se realiza dentro de sua cabeça.

Sentindo pelo toque suave   79

- Relaxe as mãos por mais algum tempo. Se possível, entregue-se um pouco mais à fusão. Permaneça pacientemente nesse estado; logo você será recompensado!
- Conseguiu sentir o ritmo craniossacral pelo tato? Fico muito feliz por você! Deixe-se envolver pelo ritmo, familiarizando-se com suas propriedades.
- Se também já tiver obtido uma imagem interna desse ritmo, você poderá repetir a troca de exercício que fez anteriormente com os ritmos respiratório e cardíaco, agora com os três ritmos juntos. Com certeza, sua segurança para sentir os ritmos terá aumentado. Para concluir, execute essa troca por alguns minutos e desfrute das capacidades adquiridas!

Após alguns minutos, se você ainda não tiver entrado em contato com o ritmo craniossacral, concentre-se por mais alguns minutos nos dois outros ritmos, para que suas mãos possam concluir a percepção com uma boa sensação. Após algum tempo, tente novamente. Você também sentirá esse ritmo. Às vezes demora um pouco mais, e sua paciência será colocada à prova.

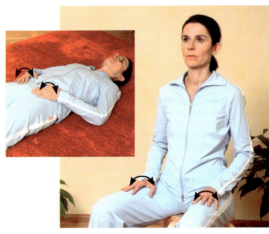

Sentindo o ritmo craniossacral pelo tato

Nos próximos dias, é recomendável tentar sentir esse ritmo pelo tato também em outras partes do corpo, pois, tal como o ritmo respiratório e o cardíaco, ele pode ser percebido em outros pontos. Ele pode ser sentido com mais facilidade na asa ilíaca, em decúbito dorsal, e nas coxas, quando se está sentado. Conforme já discutido no capítulo anterior, em ambos os pontos ocorrem rotações internas e externas.

Direcionando a energia

Outro aspecto importante na execução da terapia craniossacral ou nos exercícios individuais ou em dupla, que apresentaremos em seguida, é o "direcionamento de energia". A ideia original para essa técnica é do doutor William Garner Sutherland, médico e osteopata americano. O doutor Sutherland foi o primeiro a reconhecer que, dentro do crânio, ocorre uma atividade rítmi-

Informações e exercícios preparatórios

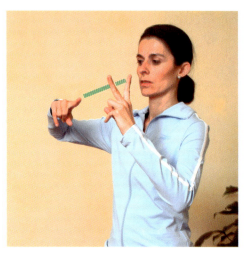

Princípio da irradiação em V

ca própria, que está associada ao movimento do liquor cerebroespinhal. Ele dedicou sua vida a utilizar esse fenômeno de modo terapêutico. O doutor Sutherland morreu em 1954, deixando seu legado a um pequeno grupo de alunos. Para ele, os movimentos dos fluidos em todo o corpo eram extremamente importantes. Por isso, suas técnicas de tratamento também atuam especificamente nesses movimentos. Entre outras técnicas, o doutor Sutherland utilizou aquela em que ele "direcionava" os fluidos de um lado a outro do corpo, para assim obter uma melhora na mobilidade de tecidos com alguma limitação. Ele colocava dois dedos em posição de "V" à esquerda e à direita de um ponto com alguma limitação; com um dedo da outra mão, "direcionava" os fluidos do lado oposto da parte do corpo para o meio entre os dois dedos em posição de "V". Como um atirador que alinhasse a alça de mira com a mira, para acertar o alvo com precisão. Como essa técnica abre o tecido entre os dedos, "orientando o fluido", ele a chamou de "irradiação em V".

O Dr. Upledger, que passou a conhecer essa técnica nos anos 1970, reconheceu que, no toque, não é imprescindível direcionar os fluidos. Ele constatou que, se a pessoa que está se tratando concentrar-se conscientemente na parte do corpo que apresenta alguma limitação, ela já estará, de certo modo, "direcionando a energia". Esse "direcionamento de energia" é possível não apenas em uma área pequena, por exemplo, em uma articulação com algum distúrbio funcional, mas também pode atuar em pontos mais distantes, como da cabeça para os pés. Ele fez com que essa técnica fosse executada por diversas pessoas e reconheceu que quase todo mundo tem condições de colocá-la em prática, a menos que a considere com ceticismo. Também descobriu que tanto crianças em idade de frequentar o jardim da infância quanto aquelas que já estão na escola elementar conseguem aplicar essa técnica muito bem e que, ao fazê-lo, reduzem drasticamente sua tendência à agressão e desenvolvem um comportamento compassivo, sociável e amável. Se desejar, realize essa técnica singular agora mesmo. Você irá precisar apenas de uma atitude aberta e disposta e de imaginação para colocá-la em prática. Quer tentar? Então, vamos lá.

Em um ponto

No livro *Seu Médico Interno e Você*, o Dr. Upledger conta que feriu o olho com um espinho no jardim e que, ao aplicar em si mesmo o direcionamento de energia, logo conseguiu se livrar desse ferimento. Para tanto, colocou uma mão na parte anterior da cabeça, na altura do olho ferido, e a outra na parte posterior. Em seguida, direcionou "energia" da mão posterior para a anterior, concentrando-se no ponto ferido do olho. Segundo descreve, após pouco tempo, houve um "estalo" claramente perceptível, depois do qual a dor no olho passou de imediato.

Essa técnica pode ser transmitida a outros pontos, por exemplo, para a articulação de um joelho. Aplique-a onde sente uma dor leve ou uma limitação. Vamos partir do lado interno do joelho esquerdo.

- Coloque a mão direita no lado interno da articulação do joelho esquerdo e a mão esquerda no lado externo.
- Relaxe, tal como já fez ao sentir pelo tato os ritmos próprios do corpo.
- Se possível, proceda à fusão.
- Concentre-se no ponto incômodo da articulação do joelho esquerdo. Direcione o máximo possível da sua atenção para essa área.
- Se achar que ajuda imaginar que está "direcionando energia" da mão esquerda para a direita, não hesite em fazê-lo. Em seminários, várias vezes constatei que os participantes trabalham com as mais diferentes imagens para facilitar esse

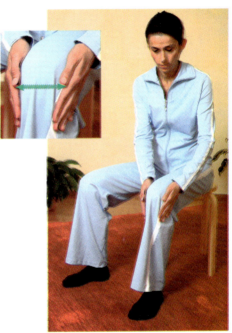

Direcionando a energia na articulação do joelho

direcionamento: lanternas, luz do sol, raio laser, jato d'água e calor, apenas para citar algumas. Portanto, dê livre curso à sua criatividade. Tudo o que lhe ajudar na realização do direcionamento é permitido, pois vale lembrar que quanto mais imaginação você empregar, tanto melhor essa técnica funcionará.

Informações e exercícios preparatórios

- De modo geral, após um momento você notará uma alteração agradável no ponto incômodo e uma melhora no bem-estar. Talvez perceba que sua imagem interna desse ponto tenha se alterado; a área diminui, torna-se pouco nítida ou difusa.
- Quando sentir que já não ocorre nenhuma outra alteração, poderá interromper a técnica. Você conseguiu. Com o auxílio da sua própria energia, provocou uma mudança positiva em seu corpo!

Caso tenha alguma sensação desagradável na área incômoda, simplesmente interrompa a técnica. Embora isso seja raro, pode acontecer.

Em uma área maior
Você também pode aplicar essa técnica em áreas maiores, por exemplo, na coluna vertebral. Como sempre, ela pode servir de apoio para medidas terapêuticas já aplicadas por um médico, um profissional da área de saúde ou um terapeuta, se você sente dores leves ou limitações, ou simplesmente para praticar uma boa atividade.

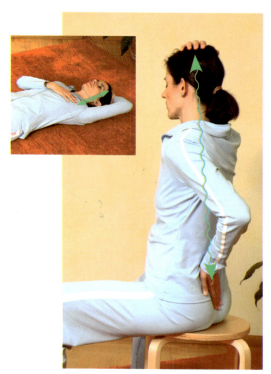

Direcionando energia pela coluna vertebral

- Você pode executar esse exercício sentado, em pé ou deitado.
- A única coisa que tem de fazer é colocar uma mão no vértice da cabeça e outra no tórax ou na parte inferior das costas.
- Relaxe e tente fundir-se o máximo que conseguir com seu corpo.
- Concentre-se em toda a coluna vertebral ou nas áreas em que sente algum incômodo. Se possível, empregue toda a sua atenção nesse exercício.
- Conseguiu sentir determinada "energia" sendo "direcionada" da mão que está em cima para a mão que está embaixo? Então tente. Irá ajudá-lo a melhorar a região afetada. Muito sucesso em sua realização!

Melhorando a mobilidade e a flexibilidade do tecido conjuntivo, dos músculos e das articulações – informações secundárias

Na última parte deste capítulo, eu gostaria de fornecer-lhe informações importantes para melhorar a mobilidade do tecido conjuntivo, dos músculos e das articulações. Nos próximos capítulos, serão discutidos diferentes exercícios que visam justamente essa melhora. Isso tem uma razão. Lembre-se de que, na terapia craniossacral, a funcionalidade do sistema craniossacral deve ser melhorada. Para consegui-lo, há diversas técnicas para liberar o lado externo do sistema, a dura-máter cerebroespinhal, de sua tensão. Contudo, isso só é possível se as articulações, os músculos e outras partes de tecido conjuntivo, que podem exercer uma influência no sistema craniossacral, funcionarem corretamente. A esse respeito, eu gostaria de citar um exemplo: imagine que você queira tratar a dura-máter da medula espinhal, que é parte do sistema craniossacral. Para tanto, logo você precisará dispor de alguns exercícios. Imagine ainda que existem diversos músculos que se fixam diretamente no sacro e que, acidentalmente, esses músculos estariam contraídos, tensos e encurtados. Por fim, imagine que ambas as articulações que unem esse sacro aos dois ossos da pelve também estão bloqueadas. Espero que agora você consiga imaginar que o tratamento exclusivo da dura-máter da medula espinhal (também chamado de tubo dural) não dará certo. Você irá precisar de exercícios que consigam relaxar os músculos contraídos, alongar os encurtamentos e mobilizar as articulações bloqueadas. Agora você já conhece certa sequência: o tecido conjuntivo, os músculos e as articulações são prioritários ou tratados primeiro! Foi o que o Dr. Upledger reconheceu e considerou em seu famoso "Protocolo de 10 Passos para o tratamento sistemático do sistema craniossacral" (ver páginas 56 ss.).

Tecido conjuntivo

Na minha opinião, o tecido conjuntivo do nosso corpo era o menos conhecido entre os terapeutas. Somente nas últimas décadas é que ele passou para o centro de interesse entre os terapeutas que trabalham com as mãos. Faz sentido, pois boa parte do corpo consiste nesse tecido. Você pode considerar o tecido conjuntivo do seu corpo uma rede gigantesca que forma toda uma estrutura de cima para baixo, da esquerda para a direita, de dentro para fora e da frente

Informações e exercícios preparatórios

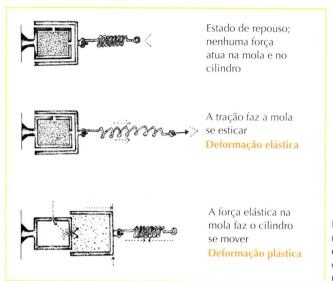

Estado de repouso; nenhuma força atua na mola e no cilindro

A tração faz a mola se esticar
Deformação elástica

A força elástica na mola faz o cilindro se mover
Deformação plástica

Influência de forças mecânicas na deformação do tecido conjuntivo – O modelo mola-cilindro

para trás. Assim, tudo está conectado. Se tirássemos todo o tecido conjuntivo de nosso corpo, restaria apenas um acúmulo amorfo de células específicas. Portanto, o tecido conjuntivo confere forma e sustentação ao corpo. Suas funções são as seguintes: envolver (por exemplo, um músculo), separar (por exemplo, os músculos entre si), unir (por exemplo, fazendo com que, através do tendão, um músculo se fixe ao osso), sustentar (por exemplo, o tecido conjuntivo sustenta o arco plantar da sola do pé) e proteger (por exemplo, a abóbada craniana, as meninges e o liquor protegem o cérebro de forças externas, como uma batida na cabeça). Portanto, o tecido conjuntivo passa por todo o corpo, formando cavidades nas quais se encontram as células orgânicas específicas. Como se encontra em toda parte, o tecido conjuntivo pode exercer uma influência essencial nas células orgânicas que envolve. Alterações de tensão no tecido conjuntivo podem até influir nos processos que se realizam no núcleo das células. Também devem ser contados como tecido conjuntivo as meninges cerebroespinhais, os tendões dos músculos, os envoltórios musculares, a cartilagem das articulações e as cápsulas articulares (unem as articulações e cuidam para que o líquido sinovial entre elas não escape).

Ao se tratarem as tensões no tecido conjuntivo, deve-se aplicar a menor força de extensão possível no tecido afetado, mantendo-a por mais tempo. O tecido conjuntivo precisa desse tempo para realizar a chamada reação plástica e, assim, poder relaxar e alongar-se. É como um cilindro a óleo, preso a uma mola. Se você exercer uma força nesse sistema por um breve período, apenas a mola se estenderá. Com o cilindro a óleo, nada acontece. Reduzindo-se a força, a mola volta à sua posição inicial, como se nada tivesse acontecido. Contudo, se você exercer uma força por mais tempo, a força elástica aplicada à mola estica-da transfere-se para o cilindro a óleo e, aos poucos, mas com segurança, puxa o êmbolo do cilindro. Primeiro você sentirá uma força elástica contrária (da mola esticada) agindo em sua mão. Porém, aos poucos, essa força acaba cedendo, e é como se você conseguisse continuar movendo alguma coisa (o êmbolo se des-prende do cilindro). Desse modo, o tecido realmente adquire um alongamento e não "se precipita" ao ponto de partida. Voilà! Portanto, as únicas coisas de que você precisa são de um pouco de tração (o mínimo possível, mas o necessário), de tempo e de paciência – às vezes, de muita. Para obter essa tração no tecido conjuntivo, você pode exercer tanto uma pressão quanto uma tração no tecido. Na tração, provavelmente surgirão forças de tração; na pressão, talvez menos. A imagem do balão é a mais ilustrativa. Se você segurar um balão com as duas mãos e apertar, ele se deformará, expandindo-se. Se ele estiver muito cheio de ar, com a pressão poderá estourar, pois a força de expansão resultante dessa pressão exercida fará com que ele se rompa.

As técnicas aplicadas no tratamento de tensões ou enrijecimentos no tecido conjuntivo podem ser divididas em dois grupos: aquelas em que se exerce uma pressão leve com as mãos e aquela em que se trabalha com uma leve tração. Observemos o princípio de ambas.

Técnicas que trabalham com forças de pressão

Aqui, o objetivo é obter uma deformação uniforme e harmônica do tecido con-juntivo através de uma leve pressão, sem provocar movimentos de desvio. É como comprimir levemente um balão com as mãos. Se nenhuma fita adesiva ou outros materiais dificultarem a alteração da forma do balão, durante a pressão suas mãos se moverão de maneira uniforme uma em direção à outra, contanto que se mantenham exatamente em posição contrária. Contudo, se você colar uma fita adesiva larga no balão, suas mãos já não se moverão em linha reta e harmônica uma em direção à outra. Surgirão movimentos de desvio. Assim que você exercer a pressão, suas mãos irão girar, virar ou escorregar para o lado. Em relação ao corpo, reconhecemos nessas "fitas adesivas", que impedem uma deformação uniforme, a existência de tensões ou enrijecimentos.

Técnicas de pressão são aplicadas, por exemplo, para tratar o tecido con-juntivo transversal (ou seja, diafragmas). O processo para soltar essas tensões ou enrijecimentos é descrito mais adiante neste capítulo.

86 Informações e exercícios preparatórios

Técnicas que trabalham com forças de tração

Através de uma leve tração, deve-se obter aqui um deslizamento livre, uniforme e harmônico dentro do tecido conjuntivo, sem provocar movimentos de desvio. É como esticar uma toalha sobre uma mesa. Se não houver sobre a toalha nenhum objeto ou se ela não tiver sido presa com arames nem elásticos, então, ao ser puxada, ela se moverá de maneira uniforme em sua direção. Mas se sobre ela houver objetos ou se ela tiver sido fixada, então não será possível movê-la livremente. Um dos lados pode ficar pendurado, ou então você notará que a toalha começará a se deslocar como se estivesse girando. Em relação ao corpo, isso significa que, ao aplicarmos forças de tração, também poderemos notar se há algo que impede o deslizamento uniforme. Você sentirá como se o tecido que está puxando estivesse preso a "arames" ou "elásticos". Essas percepções mostram as tensões ou os enrijecimentos no tecido.

Essas técnicas são empregadas na "elevação" dos ossos do crânio para tratar as suturas cranianas e as meninges cerebrais. Veja agora com que princípios terá de trabalhar para conseguir soltar essas tensões.

Relaxamento ou liberação dos tecidos

Nesta seção, você irá se familiarizar com os princípios que visam a relaxar ou liberar os tecidos. Todos os exercícios para melhorar a mobilidade dos músculos, das articulações e do tecido conjuntivo, que serão discutidos nos próximos capítulos, utilizam esses princípios para obter o melhor resultado. Portanto, reserve um tempo para ocupar-se deles. Por segurança, irei repetir as instruções de forma resumida em cada seção.

1. Se possível, toques leves

Neste capítulo, ao sentir pelo tato os ritmos próprios ao corpo, você já aprendeu que o toque a ser aplicado deve ser o mais leve possível. Apenas assim se tem a certeza de que o tecido do corpo permanecerá aberto ou conseguirá se abrir e não se fechará.

2. Fusão

O toque leve, em combinação com um relaxamento da mão que o aplica, e com uma grande atenção naquilo que faz, permite que sua mão forme certa unidade com o tecido que sente pelo tato ou o qual toca. O estado em que o limite entre a mão e o tecido tocado já não é nítido é chamado de "fusão".

Melhorando a mobilidade e a flexibilidade do tecido conjuntivo... 87

Nele, a mão tem a capacidade de perceber e acompanhar muitos processos no interior do corpo.

3. Formular um propósito

Para exercitar sua mão, aguçar sua atenção e, assim, obter um resultado melhor, é necessário formular um propósito antes de cada técnica. Ele pode ser rapidamente elaborado e conter um pedido. Em geral, esse pedido é formulado internamente, ou seja, você não precisa dizê-lo em voz alta. Por exemplo: "Que com essa técnica meu diafragma relaxe..." Ao longo da técnica, o propósito deve ser inteiramente repetido.

4. Exercer "pressão" ou "tração" no tecido

Depois de formular o propósito, exerça aos poucos uma "pressão" ou uma "tração" crescente no tecido. As aspas que emprego junto aos termos pressão e tração são totalmente conscientes, pois a força aplicada deve ser extremamente pequena. De modo geral, aqui você não trabalhará com mais de cem gramas e, com frequência, estará bem abaixo disso, muitas vezes em uma área em que a força é apenas "pensada". Como, então, proceder? Em princípio, a descrição a seguir da aplicação de forças de pressão vale igualmente para a aplicação de forças de tração. Logo depois de ter realizado a fusão com o ponto do corpo a ser tratado e de ter formulado seu propósito, concentre-se em suas mãos. Imagine que, quando você as comprime, alguém ou alguma coisa exerce uma pressão crescente sobre elas. Essa representação interna faz com que suas mãos realmente comecem a exercer essa pressão. Continue imaginando essa força que vem de fora: um grama, dois gramas, três gramas, quatro gramas... Você só precisa se concentrar nas reações do tecido. Como já dito, a força será exercida a partir de fora sobre suas mãos. O que ocorre no tecido? Você perceberá que suas mãos conseguem penetrá-lo e que ele "derrete" sob elas, tal como um pacote de manteiga que você segura na mão e que, aos poucos, amolece com o calor dela. Não importa com quantos gramas o tecido começa a se tornar flexível. O fundamental é que você obtenha essa flexibilidade e siga o movimento das mãos para dentro, para o centro do corpo. Depois de praticar um pouco, você irá sentir que o tecido reage mais rapidamente do que você tinha conseguido perceber até então.

5. Permitir movimentos de desvio

No caminho que sua mão traça até o centro do corpo, você irá perceber que esse percurso não é totalmente retilíneo. Muito pelo contrário. Às vezes, tem-se a impressão de que o tecido gira, vira ou se desloca em vez de afundar – você

Informações e exercícios preparatórios

deve se lembrar: é a mesma sensação que se tem com as "fitas adesivas" no balão ou no pano de mesa. Se sentir isso, mantenha-se atento. Perceba esses movimentos e deixe que ocorram, porém sem estimulá-los nem segui-los. Observe-os como se estivesse observando nuvens que passam no céu enquanto você continua concentrado em um objetivo ou propósito. Em algum momento, o sol voltará a brilhar. O mesmo acontece com o movimento rumo ao centro do corpo. Ele retorna quando o movimento de desvio termina.

6. Aguardar a liberação ou o relaxamento

Se você executar uma técnica com os passos apresentados acima, ofereça ao músculo, à articulação ou ao tecido conjuntivo tratado a agradável experiência de liberar a tensão neles presente. Essa experiência é chamada de liberação ou relaxamento. De modo geral, você poderá senti-la muito bem. Irá notá-la, sobretudo, quando o tecido que está tocando tornar-se mais flexível e expandido. Isso significa que, de certo modo, ele está se abrindo e se alargando. Assim que o sentir, conseguirá realizar essa técnica com precisão.

Há sinais que indicam a liberação iminente. Dois deles, muito conhecidos, são a irradiação de calor e uma pulsação de energia (chamado "pulso terapêutico"). Esta é sentida como um batimento cardíaco, só que sua velocidade é nitidamente mais elevada e não tão "fluida" quanto a do batimento, e sim mais "energética".

Para concluir, também há consequências positivas da liberação depois que o relaxamento já foi realizado. Uma delas, bastante conhecida, é o aumento das atividades de fluidez. Sob sua mão, onde o tecido se relaxou ou soltou, os fluidos e a energia podem fluir com mais facilidade. Se você realizar os exercícios com regularidade, após um instante, perceberá automaticamente uma melhora nessa fluidez.

Depois de ter sentido o relaxamento ou a liberação, você terá concluído a técnica. Poderá, então, passar para a próxima técnica ou terminar os exercícios.

Resistências, ou quando o tecido (ainda) não se solta

É comum acontecer de o tecido, aparentemente, não querer se soltar. O que fazer então? Na seção seguinte, proporei alguns auxílios para esse caso.

Repetir uma técnica

Recomece desde o início. Coloque novamente as mãos bem relaxadas sobre o local a ser tratado, proceda à fusão com o tecido e formule seu propósito. Lentamente, exerça uma "pressão" crescente no tecido até sentir que sua mão o "penetrou".

Direcionar a energia

Caso já tenha repetido a técnica e tenha chegado a essa barreira, comece a transmitir energia para o tecido. Enquanto isso, você pode imaginar que essa energia existe especialmente para facilitar o relaxamento ou a liberação do tecido.

(Permitir) a realização de técnicas de respiração

Se o direcionamento de energia ainda não fez efeito, os exercícios de respiração podem ajudar a soltar o tecido. Se estiver efetuando o tratamento em si mesmo, respire bem fundo e permaneça nessa posição. O que acontece com o tecido? Ocorre algum efeito na tensão? Caso a tensão do tecido diminua, mantenha o máximo possível essa posição de inspiração. Quando já não aguentar, expire e inspire algumas vezes até conseguir segurar a respiração novamente pelo maior tempo possível. Repita a operação até sentir que o tecido está bem solto. A inspiração mostrou algum efeito positivo na tensão? Então expire ao máximo e permaneça nessa posição de expiração. O tecido cedeu agora? Em caso afirmativo, mantenha essa posição pelo máximo de tempo que conseguir e repita a operação até sentir uma boa liberação do tecido.

No tratamento em dupla, peça ao parceiro que efetue essas técnicas de respiração. Observe a tensão e encoraje-o a continuar o procedimento descrito acima quando a tensão na posição de respiração começar a diminuir.

Persistir

As técnicas de auxílio apresentadas até agora não ajudaram? Então, persista no ponto em que se encontra no momento. Você sente que o tecido está um pouco firme ao toque e, aparentemente, levará muito tempo até se soltar? Espere e tenha paciência. Faça o tecido saber que você entendeu que ele precisa de mais tempo para conseguir se soltar. Muitas vezes, só a transmissão dessa mensagem já ajuda. A esse respeito, o Dr. Upledger nos ensina: "O tempo é seu aliado".

90   Informações e exercícios preparatórios

Após algum tempo, você também poderá acrescentar uma pressão quase mental de cinco gramas. Sobre isso, o Dr. Upledger nos diz: "Se você se deparar com uma resistência, acrescente cinco gramas e espere pelo relaxamento que se desdobrará".

Agora você tem todas as informações de que precisa para poder iniciar os exercícios. Sugiro que primeiro você comece com os exercícios individuais do próximo capítulo. Depois de tê-los experimentado em si e consigo próprio, poderá ajudar muito nos exercícios em dupla e naqueles para recém-nascidos e crianças pequenas. Mas você também poderá iniciar com os exercícios em dupla e com aqueles para recém-nascidos e crianças pequenas, se isso lhe for conveniente. De todo modo, desejo-lhe um bom aproveitamento e sucesso com os exercícios.

Exercícios individuais para adultos, jovens e crianças

Os exercícios descritos neste capítulo podem muito bem ser realizados por adultos e jovens. Em alguns casos, crianças também podem ser motivadas ou se motivam espontaneamente quando lhe assistem e desfrutam do mesmo tempo.

Neste capítulo, você encontrará quatro grandes áreas de exercícios:
1. a estimulação do ritmo craniossacral;
2. as técnicas de Still Point (ou ponto de quietude);
3. a melhoria da flexibilidade e da mobilidade do tecido conjuntivo;
4. o trabalho com a sabedoria interna.

As duas primeiras áreas trabalham diretamente com o ritmo craniossacral. Recomenda-se realizar esses exercícios antes daqueles voltados a melhorar a mobilidade. Os exercícios com a sabedoria interna podem ser feitos a qualquer momento.

Estimulando o ritmo craniossacral

Antes de iniciar esses exercícios, eu gostaria de lhe dar mais algumas informações gerais. Os exercícios devem auxiliar o sistema craniossacral em seu trabalho. É mais fácil se, ao praticá-los, você acompanhar diretamente os movimentos sentidos do sistema craniossacral e enfatizá-los com movimentos corporais.

Se você não sentir internamente o ritmo craniossacral, não há problema. Você poderá realizar os movimentos com os braços ou com a cabeça e, mais tarde, com as pernas ou a pelve, também de acordo com seu bem-estar ou com o horário. Em último caso, parta de uma situação ideal, com uma frequência de dez ciclos por minuto, considerando que um ciclo inteiro com movimentos de preenchimento e esvaziamento deverá durar seis segundos e, portanto, cada parte do ciclo deverá ter três segundos. Será mais fácil se você usar um relógio de quartzo, que lhe permitirá ouvir os segundos, ou então conte internamente "21, 22, 23" e depois mude a direção do movimento. Comece movimentando os braços ou a cabeça e, em seguida, acrescente movimentos com as pernas ou a pelve. O objetivo é sentir-se bem e auxiliar o sistema craniossacral em seu trabalho.

Não importa se, durante o exercício, você não conseguiu acompanhar o ritmo craniossacral de imediato ou conforme sua vontade. Após terminar o exercício, permaneça um instante sem se mover e tente sentir seu corpo. Desfrute da energia, do calor, da expansão e da leveza que provavelmente se instalaram em seguida. Espero que aproveite bem essa prática.

Estimulação através dos braços e das pernas

Como você já sabe, os braços e as pernas se movimentam no ritmo craniossacral durante o esvaziamento para dentro e durante o preenchimento para fora. Você se preparará internamente para esses movimentos e depois os reforçará com os braços e as pernas.

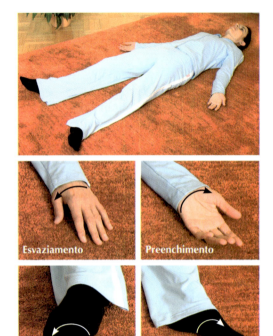

Estimulando o ritmo craniossacral através dos braços e das pernas

- Deite-se confortavelmente de costas, de modo que consiga permanecer nessa posição pelos próximos minutos. Você precisa de mais alguma coisa – uma coberta, um rolo para os joelhos, um travesseiro ou uma almofada para colocar sob a cabeça, a lombar ou a coluna cervical?
- Estique os braços de modo que as palmas das mãos fiquem voltadas para o teto. As pernas precisam ficar confortavelmente viradas para fora. Desse modo, você estará na posição de preenchimento do sistema craniossacral. Se estiver pronto, pode começar o exercício.
- Sinta-se no ritmo craniossacral dos braços, da maneira como aprendeu nos exercícios preparatórios: rotação para dentro no esvaziamento – girando a palma das mãos para o chão – e rotação para fora no preenchimento subsequente – girando a palma das mãos novamente para o teto.

Estimulando o ritmo craniossacral 93

- Assim que sentir internamente o ritmo craniossacral, reserve-se um tempo para adaptar-se a ele. Acompanhe-o internamente por alguns ciclos.
- Assim que conseguir entrar em harmonia com ele, mova os braços: no esvaziamento, virando-os para dentro e, no preenchimento subsequente, virando-os para fora. Esse movimento pode ser curto ou amplo, conforme lhe agradar. A extensão do movimento não tem nenhuma influência no resultado.
- Assim que se sentir bem com o estímulo dos braços e ficar fácil seguir esse movimento, acrescente o movimento das pernas. No esvaziamento, quando a palma das mãos é virada para o chão, vire os pés para dentro, aproximando seus polegares. No preenchimento, quando a palma das mãos é virada para o teto, vire os pés para fora, afastando seus polegares.
- Execute esse movimento por alguns minutos. O importante é sentir-se bem durante a prática.

Se você não conseguiu sentir o ritmo craniossacral, movimente os braços e as pernas rápida ou lentamente para dentro e para fora, conforme preferir ou pelo tempo de que dispuser. Em último caso, movimente os pés em três segundos para dentro e em três segundos novamente para fora. O percurso completo de fora para dentro e novamente para fora deve durar seis segundos. Mesmo que esteja usando um relógio, tente perceber se consegue sentir bem os movimentos e não imponha a si mesmo o ritmo ideal.

Em princípio, você também pode realizar esse exercício em pé ou sentado, só que os movimentos com as pernas não serão tão fáceis. Por isso, prefiro a posição deitada. De todo modo, não custa tentar. Talvez você se sinta melhor em outra posição corporal. Também nesse caso, execute os movimentos durante alguns minutos. O importante é que você se sinta bem.

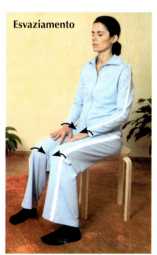
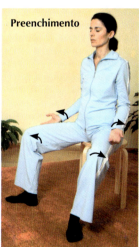

Prática em posição sentada

Estímulo através do movimento da cabeça e da pelve

Lembre-se de que o osso occipital e o sacro estão interligados através do tubo dural e realizam um movimento de inclinação no ritmo craniossacral (ver páginas 23 ss.). No preenchimento e no esvaziamento do sistema, ambos os ossos se movem em direções que podem ser sentidas e estimuladas com movimentos da cabeça e da pelve. Como no preenchimento o occipital e sua parte posterior se movem na direção dos pés (inclinação para trás) e no esvaziamento se movem na direção do topo da cabeça (inclinação para a frente), é evidente que mover a cabeça para cima e para baixo pode estimular esses movimentos. Interiormente, tente sentir como se, aos poucos, estivesse realizando um leve movimento de afirmação com a cabeça. No preenchimento, a cabeça é deslocada mais para a nuca e, no esvaziamento, mais na direção do esterno. Em princípio, o sacro faz os mesmos movimentos que o occipital, ou seja, no preenchimento move-se para trás, enquanto o occipital gira para a parte posterior, o que provoca um nivelamento das costas. No esvaziamento, com a rotação para a frente do occipital, o sacro também se movimenta para a parte anterior, o que significa uma intensificação da lordose lombar.

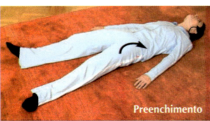
Preenchimento

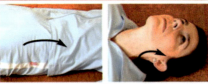

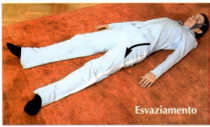
Esvaziamento

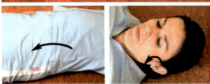

Estímulo através do movimento da cabeça e da pelve

- Deite-se confortavelmente de costas, de maneira que consiga permanecer nessa posição pelos próximos minutos. Você precisa de mais alguma coisa – uma coberta, um rolo para os joelhos, um travesseiro ou uma almofada para colocar sob a cabeça, a lombar ou a coluna cervical? Como nesse exercício iremos realizar movimentos de inclinação com a pelve, geralmente é agradável usar um rolo para os joelhos. Um rolo para colocar sob a nuca ou um pequeno travesseiro sob a cabeça também poderá auxiliá-lo a movimentar a cabeça para cima e para baixo. Não custa experimentar.

Estimulando o ritmo craniossacral   95

- Sinta-se internamente no ritmo craniossacral da cabeça: no esvaziamento, a cabeça move-se em direção ao esterno, inclinando-se para a frente, e no preenchimento ela se move em direção à nuca, inclinando-se para trás.
- Assim que sentir internamente o ritmo craniossacral, tente adaptar-se a ele por algum tempo. Acompanhe-o internamente por alguns ciclos.
- Assim que conseguir entrar em harmonia com ele, mova a cabeça: no esvaziamento, inclinando-a para a frente e, no preenchimento, inclinando-a para trás.
- Os movimentos podem ser curtos ou amplos, conforme lhe parecer mais agradável ou fácil.
- Quando esses movimentos já forem realizados sem esforço, você poderá acrescentar aqueles com a pelve. No esvaziamento, quando a cabeça se move para a frente, movimente a pelve na mesma direção. A lordose lombar irá se intensificar. No preenchimento, quando você mover a cabeça para a nuca, nivele as costas – ou então, incline a pelve para trás, se isso for mais fácil para você.
- Os movimentos com a pelve também podem ser curtos ou amplos, de acordo com seu bem-estar; a extensão do movimento não tem nenhuma influência no resultado.
- Execute os movimentos durante alguns minutos, como no exercício com os braços e as pernas. O importante é sentir-se bem ao fazê-los.

Se você não conseguiu sentir o ritmo craniossacral, movimente a cabeça e a pelve rápida ou lentamente para a frente e para trás, conforme preferir ou pelo tempo de que dispuser. Em último caso, movimente a cabeça e a pelve em três segundos para trás e em três segundos novamente para a frente. O percurso completo de frente para trás e novamente para a frente deve durar seis segundos. Mesmo que esteja usando um relógio, tente perceber se consegue sentir facilmente os movimentos e não imponha a si mesmo o ritmo ideal.

Você também pode realizar esse exercício em pé ou sentado. Sentado, a pelve tem boa mobilidade; em pé, talvez seja um pouco difícil. Experimente flexionar levemente os joelhos quando realiza o exercício em pé. Também nesse caso, execute os movimentos durante alguns minutos. O importante é que você se sinta bem.

Resumo da técnica para estimular o ritmo craniossacral:
- Sinta-se no movimento craniossacral;
- Estimule o movimento em pensamento;
- Comece a acompanhar ativamente o movimento e a ampliá-lo;
- O movimento poder ser curto ou amplo;
- Execute o exercício por alguns minutos.

Técnicas de Still Point (ou Ponto de Quietude)

As técnicas de still point servem para cessar o ritmo craniossacral, conduzindo-o de maneira lenta, porém constante, para o repouso. Desse modo, o sistema craniossacral tem a possibilidade de fazer uma "pausa". Imagine que um still point é tão bom para o sistema craniossacral quanto um sono reparador após o almoço é para você. Ele se recupera e se regenera, ganha novas energias para o período subsequente e, assim, pode realizar seu trabalho com mais facilidade. Se agora você pensar: "Isso soa exatamente como os exercícios para estimular o ritmo craniossacral", não deixará de ter razão. Primeiro, tomemos uma imagem como exemplo. Assim como o still point é como uma sesta reparadora para o sistema, a estimulação do ritmo craniossacral também pode ser comparada a um passeio ao ar livre, no campo ou na praia. Como você pode ver, ambos fazem bem e são reparadores.

Há duas possibilidades de atingir o still point. Na primeira, você precisa sentir o ritmo craniossacral, pois o still point é alcançado quando você consegue sentir pelo tato e frear conscientemente o ritmo craniossacral. A vantagem desse método é que você pode adotá-lo em sua posição corporal preferida e praticá-lo quase sempre. Caso não consiga sentir o ritmo craniossacral, você precisará deitar-se, e essa é a segunda possibilidade. Além disso, será necessário contar com o chamado indutor de still point, um recurso que você mesmo pode produzir (ver página 100) ou comprar. Em ambos os casos, ele funciona. Só vai depender de você escolher o caminho mais fácil e comprá-lo pronto ou ter um pouco mais de trabalho e fazê-lo com uma meia e duas bolas de tênis ou de malabarismo. No texto a seguir você encontrará mais informações. Espero que você tenha um momento agradável com esse exercício.

Induzindo o still point com as mãos

Eu gostaria aqui de descrever a execução do exercício na posição deitada. Ao final, explicarei brevemente o exercício em outras posições corporais; sua execução, no entanto, é basicamente sempre a mesma.

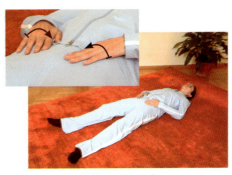

Técnica do still point na pelve

- Deite-se confortavelmente de costas, de maneira que consiga permanecer nessa posição pelos próximos minutos. Você precisa de mais alguma coisa – uma coberta, um rolo para os joelhos, um travesseiro ou uma almofada para colocar sob a cabeça, a lombar ou a coluna cervical?
- Coloque as mãos em cada asa ilíaca, especialmente onde se encontram as chamadas espinhas ilíacas anteriores superiores. Você encontra essas espinhas aproximadamente na altura do cós das calças ou do cinto, às vezes até um pouco abaixo. São saliências ósseas nitidamente perceptíveis. Acomode as mãos nessa região da pelve. Isso é importante, pois, desse modo, você conseguirá mais facilmente entrar em contato com o ritmo craniossacral.
- Relaxe, deixe as mãos flexíveis e relaxadas e coloque-as no local.
- Sinta-se no ritmo craniossacral, conforme você já aprendeu nos exercícios preparatórios. Se você achar mais fácil entrar em contato primeiro com o ritmo respiratório e cardíaco e só depois com o craniossacral, opte por essa sequência.
- Ao entrar em contato com o ritmo craniossacral, você perceberá que ele faz as asas ilíacas girar para dentro e para fora. No preenchimento, elas se movimentam para fora, saindo do centro corporal, e no esvaziamento se movimentam para dentro, voltando ao centro. Assim que você sentir o ritmo, acompanhe-o por alguns ciclos. Como ele lhe parece nesse momento? Qual a amplitude do movimento e qual a intensidade do ritmo? Ele é igual ou semelhante do lado esquerdo e do lado direito?
- Agora imagine que está acompanhando o movimento curto das mãos, como se estivesse acompanhando com os olhos o pêndulo de um relógio de parede.
- Você já pode dar início à técnica. Quando o ritmo craniossacral proceder ao esvaziamento, mova a asa ilíaca para dentro, para o centro do corpo. Siga esse movimento com as mãos, até ele se inverter e as asas ilíacas girarem novamente para fora.

- Nessa posição, não acompanhe o movimento para fora e imagine que, para esse movimento, você é como uma barreira. O ritmo irá pressionar levemente contra a sua mão. Continue nessa posição, pois, após alguns segundos, o movimento voltará a se inverter e se dirigirá para dentro.
- Se perceber essa inversão, volte a acompanhar o movimento de esvaziamento para dentro.
- Agora, todo o processo recomeçará desde o princípio. Acompanhe o movimento de esvaziamento até ele começar a mudar para o de preenchimento. Mantenha-se nessa posição, forme uma barreira e espere até o próximo movimento de esvaziamento voltar para dentro. Assim, o ritmo craniossacral continua seu esvaziamento para dentro.
- Repita esse processo até perceber que o movimento para fora deixa de ocorrer. Todos os movimentos cessam. Meus parabéns! Você atingiu o still point. Agora, você só precisa esperar até o ritmo recomeçar. Mantenha a posição das mãos. Durante essa fase de repouso, o sistema craniossacral se regenera.
- Quando voltar a sentir o movimento de preenchimento do ritmo craniossacral, não ofereça mais resistência. Acompanhe o movimento para fora e para dentro por mais alguns ciclos. O ritmo mudou? Você finalmente completou a técnica.

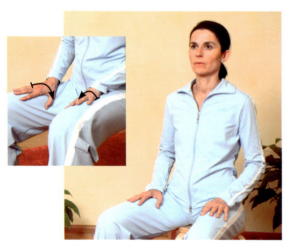

Técnica do still point nas coxas

Você também pode praticar essa técnica sentado. Para tanto, sente-se em uma cadeira ou sofá e coloque as mãos nas coxas. Durante o preenchimento, você sentirá uma rotação para fora e, durante o esvaziamento, uma rotação para dentro. A técnica permanece a mesma. Acompanhe o movimento de rotação para dentro e limite o movimento de rotação para fora até atingir o still point. Persista nessa posição e aguarde. Quando o ritmo voltar, observe-o por mais alguns ciclos.

Provavelmente, você já deve ter pensado que essa técnica é perfeita para ser praticada em uma curta pausa no local de trabalho, no estacionamento ou em alguns minutos de tranquilidade dentro de casa. Simplesmente em prol do bem-estar.

Resumo da técnica para induzir um still point:

- Deite-se ou sente-se confortavelmente;
- Coloque as duas mãos no local do corpo onde fará a indução;
- Relaxe as mãos e proceda à fusão;
- Sinta o ritmo craniossacral;
- Acompanhe o ritmo por alguns ciclos;
- Acompanhe o ritmo no movimento de esvaziamento para dentro;
- Impeça o movimento de preenchimento formando uma "barreira";
- Volte a acompanhar o movimento de esvaziamento;
- Impeça novamente o movimento de preenchimento;
- Repita o procedimento até não ocorrer mais movimento de preenchimento;
- Espere até voltar a perceber o movimento de preenchimento e, então, deixe-o ocorrer.

Still point com o indutor

A segunda possibilidade de atingir um still point é trabalhar com um "indutor de still point". Como você mesmo pode produzir esse recurso, eu gostaria primeiro de falar a respeito. Antes, porém, vale a pena dar uma rápida olhada nessa técnica.

A técnica do still point foi originalmente desenvolvida pelo doutor William Garner Sutherland, osteopata americano. O doutor Sutherland partiu do princípio de que o cérebro é capaz de se contrair e bombear como o coração, só que, no caso do cérebro, em vez de sangue, o que se move é o liquor cerebroespinhal. Ele sabia que no fundo do cérebro, logo acima da coluna cervical, há uma região imediatamente próxima a um "recipiente" maior "de liquor cerebral" (a quarta câmara ou o quarto ventrículo cerebral), que comporta muitos núcleos nervosos importantes (áreas de origem dos nervos cranianos). Sua hipótese era de que, quando um terapeuta pressiona ou comprime o recipiente no occipital e assim o mantém por determinado período, em algum momento esse sistema de fluidos voltaria a "bombear" o liquor "fresco e energético" ao recipiente. Desse modo, os núcleos nervosos cranianos passariam a receber uma energia renovada, que melhoraria a função dos nervos. O doutor Sutherland chamou essa técnica de "compressão do quarto ventrículo (ou CV-4)" – era a prototécnica do Still Point. Ele constatou que, de fato, essa técnica exerce um importante efeito de equilíbrio no sistema nervoso. Por isso, o Dr. Upledger gosta de utilizá-la no início e no fim de um tratamento. Com ela, a pessoa que está nervosa se acal-

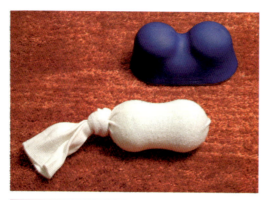

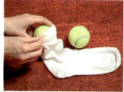 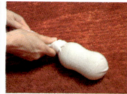

Em cima: indutores de still point
Embaixo: fazendo um indutor de still point

ma, e a que está extremamente cansada sente-se em forma ou mais desperta. Nos exercícios em dupla, você verá mais descrições sobre essa técnica (ver páginas 174 ss.).

Com base nessa ideia, terapeutas habilidosos desenvolveram recursos para que os pacientes possam executar essa técnica em casa e, assim, possam aproveitá-la sem depender de um terapeuta. Por essa razão, o Dr. Upledger desenvolveu um indutor de still point de fabricação industrial, que você pode adquirir através do Upledger Brasil.

O indutor de still point

Para produzir seu próprio indutor de still point, você só precisa de duas coisas: uma meia e duas bolas de tênis ou de malabarismo. Insira as bolas na meia, faça um nó logo após as bolas, e seu recurso está pronto. Se preferir, pode comprar um indutor de still point pronto. A vantagem do indutor pronto é que ele possui uma base plana e, portanto, é visivelmente mais estável. Se seu indutor feito em casa o ajuda, mas é desconfortável por sempre escorregar, então vale a pena pensar em comprar um pronto.

A execução de um still point

- Com seu indutor de still point em mãos, você já pode começar.
- Deite-se confortavelmente de costas, de maneira que consiga permanecer nessa posição de 10 a 20 minutos. Você precisa de mais alguma coisa – uma coberta, um rolo para os joelhos, um travesseiro ou uma almofada para colocar sob a lombar ou a coluna cervical?
- Depois que encontrar uma posição confortável, coloque o indutor sob o occipital. O importante é não colocá-lo na nuca ou alto demais, no vértice da cabeça. Porém, a posição "correta" é fácil de encontrar. Quando você relaxar, sua cabeça não deverá se inclinar na direção do esterno nem pender na direção da nuca. Essa é a posição correta.

- Permaneça nessa posição por alguns minutos, até sentir um relaxamento agradável.
- Quando você começar a empregar a técnica, talvez sinta uma nítida pressão no occipital; no entanto, não deverá sentir dor. Não se torture. Assim que a pressão se tornar incômoda, retire o indutor. Ao utilizá-lo com regularidade, você perceberá que conseguirá suportá-lo por mais tempo. Após certo tempo, chegará a ter uma sensação agradável mesmo após 20 minutos.
- Não adormeça sobre o indutor. Por precaução, utilize um despertador, caso isso o faça sentir-se melhor.

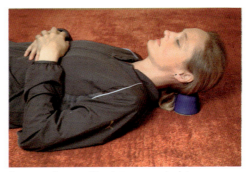

Executando um still point com um indutor

De modo geral, após 10 ou 20 minutos, você sentirá ao longo do dia um relaxamento prazeroso e reparador e, à noite, um repouso agradável, que lhe proporcionará bem-estar. Deixe-se surpreender! Pense que essa técnica traz uma pausa restauradora para o sistema craniossacral. Após aplicá-la, no intervalo do almoço, você se sentirá revigorado e, à noite, de modo geral, irá adormecer facilmente. Você costuma acordar várias vezes durante a noite e depois não consegue voltar a dormir? Então experimente essa técnica também nesse período. O principal em cada aplicação é que você se sinta bem!

Melhorando a mobilidade e a flexibilidade do tecido conjuntivo

Com os exercícios apresentados até agora, você já fez muita coisa, pois estimulou diretamente o sistema craniossacral. Com isso, você conseguiu, por um lado, que a "bomba" do sistema fosse colocada em funcionamento e, por outro, tivesse um ponto inicial mais relaxado. Para que o sistema possa permanecer nesse estado, é de grande auxílio liberar o tecido conjuntivo que o cerca. Imagine que essa atividade de bombeamento do sistema possa ser restringida através de tensões nas estruturas que o circundam como "envoltórios".

No capítulo sobre os fundamentos, você já recebeu algumas informações sobre o tecido conjuntivo em si e a possibilidade de tratá-lo. Neste capítulo, você aprenderá exercícios que servirão para:

- aumentar a flexibilidade dos músculos que se prendem aos ossos e que envolvem o sistema craniossacral;
- melhorar a mobilidade nas articulações entre esses ossos;
- aumentar a flexibilidade das meninges cerebroespinhais.

Nem sempre as técnicas aplicadas no tratamento das estruturas de tecido conjuntivo são as mesmas. Além do alongamento homogêneo através das mãos ou com o corpo, você pode realizar movimentos ativos próximos do limite. A técnica a ser utilizada em cada situação será descrita logo em seguida.

Constatou-se que, para o tratamento manual de todas as estruturas de tecido conjuntivo, é de grande auxílio ter uma imagem ou representação interna de cada tecido ou estrutura. No capítulo "Fundamentos", descrevi esses tecidos e essas estruturas (ver páginas 29 ss.). Caso minha descrição não tenha sido suficiente, talvez seja o caso de você adquirir um atlas simples de anatomia ou pedir um emprestado a seu médico, a seu terapeuta ou a um profissional da área de saúde.

Possibilidade de controlar o êxito através do ritmo craniossacral

Se você conseguiu sentir o ritmo craniossacral, a qualquer momento será capaz de reconhecer sozinho o que os exercícios fizeram por sua liberdade. Como você sabe, a tensão das estruturas que se encontram ao redor do sistema craniossacral ou que a ele se aderem limitam a possibilidade do ritmo craniossacral se expandir livremente. Quanto mais livres e relaxadas ficarem essas estruturas limitadoras, mais facilmente o ritmo conseguirá alcançar as células cerebroespinhais e todas as outras células do corpo, simplificando seu suprimento. Portanto, você dispõe de uma excelente possibilidade de "medir" o êxito de seus exercícios se, após um deles, avaliar o quanto a liberdade do ritmo aumentou nas áreas tratadas do corpo ou no sistema craniossacral.

A sequência do tratamento para o tecido conjuntivo

A seguinte sequência para melhorar a mobilidade e a flexibilidade mostrou-se eficaz na prática cotidiana:
1. tratamento do tecido conjuntivo transversal;
2. tratamento dos músculos;
3. tratamento das articulações do tórax, da cintura escapular e da pelve;
4. tratamento das articulações da coluna vertebral com o sacro e o occipital;
5. tratamento das meninges espinhais;
6. tratamento dos ossos do crânio e das meninges;
7. tratamento das conexões de tecido conjuntivo entre o crânio e os ossos da face.

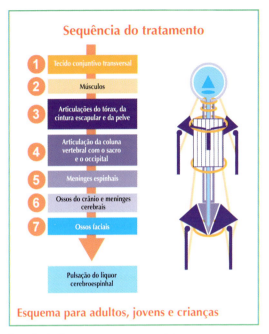

Sequência do tratamento nos exercícios individuais

Esses passos devem ser dados um após o outro. Primeiro, as estruturas transversais de tecido conjuntivo devem ser liberadas, para que as longitudinais possam ser corretamente tratadas em seguida. Depois, deve-se trabalhar de fora para dentro, pois as tensões ou os enrijecimentos nas camadas mais superficiais podem limitar a mobilidade e a flexibilidade das camadas mais profundas. Embora as estruturas faciais estejam mais próximas da superfície do que as meninges cerebrais, a prática comprovou que estas devem ser tratadas primeiro, pois, do contrário, não se consegue liberar satisfatoriamente as estruturas faciais, que mais tarde podem voltar a prejudicar a mobilidade das meninges cerebrais.

A importância de um still point
Nesta seção, eu gostaria de mencionar mais uma vez a importância de iniciar e terminar o tempo de exercício com uma técnica de still point. Faz bem ao tecido conjuntivo ser bem preparado desse modo e, ao final dos exercícios, ter sua totalidade compensada por essa técnica.

Resistências rígidas – complementações

Eventualmente, você irá constatar que, em alguns pontos, só irá progredir com muita resistência. Desse modo, talvez seja difícil liberar uma estrutura transversal; os músculos e as articulações permanecem rígidos; as meninges espinhais ou cerebrais dão a impressão de não serem maleáveis; os ossos faciais praticamente não se movem, mesmo após um tempo maior. Nesse caso, é realmente significativo escolher um dos procedimentos abaixo:

- dê um "passo à frente": não se prenda à rigidez; prossiga com a próxima estrutura;
- dê um "passo para trás": volte a um ponto anterior do tratamento. Por exemplo, se as meninges cerebrais continuarem muito rígidas, trate mais uma vez as estruturas transversais ou execute uma técnica de still point. Se um osso facial não se liberar facilmente, empregue novamente as técnicas para o crânio e as meninges cerebrais.

Na maioria dos casos, mostrou-se de grande utilidade executar, além do tratamento do tecido conjuntivo, exercícios adicionais de relaxamento.

É proveitoso para o tratamento das estruturas de tecido conjuntivo se você conseguir ter sensibilidade para acompanhar ou conduzir o movimento respiratório no seu corpo. Aliada à energia das suas mãos, a energia desse movimento respiratório dirigido ajuda o tecido a liberar com mais facilidade as possíveis tensões. Para tanto, realize os exercícios mostrados nas páginas 72 ss.

O tratamento do tecido conjuntivo transversal

No tecido conjuntivo, existem estruturas transversais que são capazes de exercer uma "força esmagadora" nos canais de tecido conjuntivo. Na área do sistema craniossacral, esses canais são as seguintes estruturas:

- o diafragma pélvico;
- o diafragma respiratório;
- as estruturas da entrada torácica;
- o hioide com os músculos a ele ligados;
- a base crânio-occipital – passagem da coluna cervical para a cabeça.

As quatro primeiras áreas, você pode tratar muito bem sozinho, mas a última é difícil de ser alcançada. Para tanto, você irá precisar da ajuda de outra pessoa. No próximo capítulo, no qual você encontrará os exercícios em dupla, a técnica relativa a essa área é descrita nas páginas 178 ss. A experiência do Dr. Upledger com o tratamento das estruturas transversais de tecido conjuntivo mostrou que a observância da sequência de baixo para cima é proveitosa. Graças a ela, todo o tecido conjuntivo em torno do sistema craniossacral torna-se aos poucos, porém de maneira constante, mais maleável da pelve até a cabeça. Durante o tratamento, exerça uma leve pressão com as mãos, a fim de obter uma maleabilidade homogênea e harmoniosa do tecido conjuntivo, sem que, com isso, ocorram movimentos de desvio.

Nas páginas 83 ss. do capítulo anterior, foram descritos os fundamentos para os exercícios sob o título "Melhorando a mobilidade e a flexibilidade do tecido conjuntivo, dos músculos e das articulações – informações secundárias". Seria útil reler esse texto antes de iniciar os exercícios.

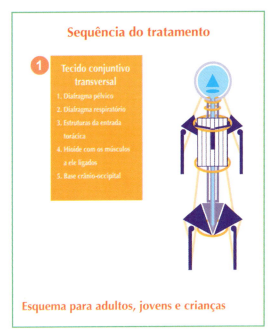

Exercícios individuais para o tecido conjuntivo transversal

Primeira estrutura transversal: o diafragma pélvico
Técnica para o tratamento do diafragma pélvico: aplicação de forças leves de pressão, de frente para trás, com o objetivo de atingir uma maleabilidade homogênea do diafragma pélvico através da liberação das tensões ou dos enrijecimentos do tecido.
- Deite-se confortavelmente de costas. Acomode-se. Talvez você precise de um apoio para a cabeça ou a nuca, para a coluna lombar ou os joelhos.
- Coloque as mãos confortavelmente uma ao lado da outra, na altura da virilha. Se você dispuser de uma imagem interna do diafragma pélvico, este é o momento de ativá-la. Permanecer concentrado no tecido do diafragma pélvico poderá ajudá-lo.
- Relaxe as mãos. Proceda à fusão com o tecido. Aos poucos, suas mãos irão se fundir, e você terá a sensação de que mãos e virilha formam uma coisa só.
- Respire tranquilamente, concentrando-se nas mãos e no tecido. Determine o momento em que deseja iniciar o exercício.

- Em primeiro lugar, formule seu propósito. Diga em voz baixa ou alta: "Que meu diafragma pélvico consiga relaxar e minhas mãos consigam penetrar profundamente".
- Com as mãos, exerça agora uma leve pressão no tecido da pelve. Lembre-se de que é apenas uma pressão bem reduzida. Você terá a sensação de que suas mãos podem penetrar profundamente no tecido da pelve. Suas mãos se movem no sentido do chão ou da base de sustentação (ou seja, para a sua parte de trás).
- Provavelmente você irá constatar que esse movimento de penetração não é exatamente um movimento na direção do solo. Podem ocorrer leves movimentos de desvio, rotações, uma inclinação ou deslizamentos. Com as mãos, permita que esses movimentos de desvio ocorram. Continue concentrado no movimento direcionado para o chão e em seu propósito.
- Após algum tempo, você irá constatar que o tecido da sua pelve se soltou. Você sentirá que ele está mais maleável e expandido. Talvez anteriormente você tenha sentido sob as mãos um nítido calor ou uma pulsação de energia, ou então, depois que ele ficou mais maleável e expandido, perceba que os líquidos ou a energia conseguem fluir mais livremente. Agora essa técnica está concluída.
- Interrompa a pressão. Aproveite o relaxamento do tecido. Você consegue sentir o ritmo craniossacral? Antes de continuar, dispõe de algum tempo? Então deixe as mãos no mesmo local por mais um momento e aproveite a liberdade que o ritmo craniossacral acabou de adquirir. Aliás, você pode fazer isso depois de cada exercício, antes de mudar para a próxima estrutura transversal.

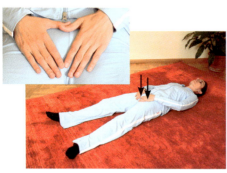

Tratamento do diafragma pélvico

Lidando com a resistência:
- Se você deparar com uma "resistência", pare. Não tente afastá-la comprimindo-a. Em geral, isso não funciona.
- Interrompa a pressão e recomece desde o início.
- Caso se depare novamente com uma resistência, envie energia para dentro ou respire no tecido.

- Se isso também não ajudar, persista e, eventualmente, exerça uma pressão de cinco gramas.
- Espere e mantenha a formulação do seu propósito. O tecido irá se soltar; só irá demorar um pouco mais do que o esperado.

Melhorando a mobilidade e a flexibilidade do tecido conjuntivo

Segunda estrutura transversal: o diafragma respiratório

Técnica para o tratamento do diafragma respiratório: aplicação de forças leves de pressão, de frente para trás, com o objetivo de moldar o diafragma de maneira uniforme, liberando-o das tensões do tecido ou dos enrijecimentos.

- Em sua execução, essa técnica é idêntica àquela empregada no diafragma pélvico. Permaneça confortavelmente deitado de costas.
- Coloque uma mão ao lado da outra sobre a caixa torácica. Se você dispuser de uma imagem interna do diafragma respiratório, este é o momento de ativá-la. Permanecer concentrado no tecido do diafragma respiratório poderá ajudá-lo.
- Relaxe as mãos. Proceda à fusão com o tecido. Aos poucos, suas mãos irão se fundir, e você terá a sensação de que as mãos e a caixa torácica formam uma coisa só.
- Respire tranquilamente, concentrando-se nas mãos e no tecido.
- Formule seu propósito: "Que meu diafragma respiratório consiga relaxar e minhas mãos consigam penetrar profundamente".
- Exerça então uma leve pressão; espere pelo movimento de penetração na direção do chão (ou para trás de você) e acompanhe-o.
- Se você perceber movimentos de desvio – rotações, uma inclinação ou deslizamentos – permita com ambas as mãos que eles ocorram. Continue concentrado no movimento direcionado para o chão e em seu propósito.
- Espere o tecido se soltar. Você sentirá que ele está mais maleável e expandido. Talvez anteriormente você tenha sentido sob as mãos um nítido calor ou uma pulsação de energia, ou então, depois que o tecido ficou mais maleável e expandido, perceba que os líquidos ou a energia conseguem fluir mais livremente. Agora essa técnica está concluída.
- Interrompa a pressão. Aproveite o relaxamento do tecido. Sinta mais uma vez o ritmo craniossacral no local onde suas mãos se encontram. Desfrute do espaço livre adquirido. Espere um pouco mais antes de passar para a terceira estrutura transversal.

Lidando com a resistência:
- Caso você se depare com uma "resistência", reinicie a técnica desde o princípio.

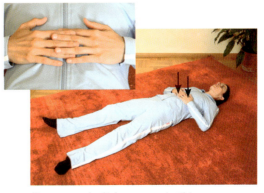

Tratamento do diafragma respiratório

- Se a resistência reaparecer, envie energia para dentro ou respire intensamente dentro da área afetada.
- Se o tecido continuar enrijecido, continue com persistência e paciência na mesma posição e, eventualmente, intensifique a pressão em cerca de cinco gramas. Não desista do seu propósito. Você pode ter certeza de que o tecido ficará cada vez mais maleável e expandido.

Terceira estrutura transversal: as estruturas da entrada torácica

Técnica para tratamento das estruturas da entrada torácica: aplicação de forças leves de pressão, de frente para trás, com o objetivo de moldar as estruturas da entrada torácica de maneira uniforme, liberando-as das tensões do tecido ou dos enrijecimentos.

- Em sua execução, essa técnica é idêntica àquela empregada no diafragma pélvico e no diafragma. Mesmo assim, irei repeti-la, para que você consiga fixá-la mais facilmente.

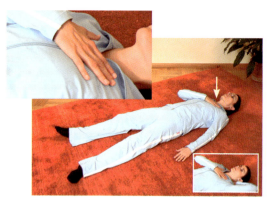

Tratamento das estruturas da entrada torácica

- Continue relaxado e deitado de costas.
- Coloque uma mão na frente, sobre o tórax, fazendo com que o polegar e o indicador toquem as clavículas e as costelas superiores. A palma da mão deve ficar sobre o esterno. Se você dispuser de uma imagem interna da entrada torácica, este é o momento de ativá-la. Permanecer concentrado nesse tecido poderá ajudá-lo.
- Relaxe a mão. Proceda à fusão com o tecido. Aos poucos, sua mão irá se fundir, e você terá a sensação de que a mão e as estruturas do pescoço formam uma coisa só.
- Respire tranquilamente, concentrando-se na mão e no tecido.
- Formule seu propósito: "Que minha entrada torácica consiga relaxar e minha mão consiga penetrar profundamente".
- Exerça então uma leve pressão; espere pelo movimento de penetração na direção do chão (ou para trás de você) e acompanhe-o.
- Se você perceber movimentos de desvio, permita que eles ocorram. Continue concentrado no movimento direcionado para o chão e em seu propósito.
- Espere o tecido se soltar. Você sentirá que ele está mais maleável e expandido.

Talvez anteriormente você tenha sentido sob a mão um nítido calor ou uma pulsação de energia, ou então, depois que ele ficou mais maleável e expandido, perceba que os líquidos ou a energia fluem mais livremente. Agora essa técnica está concluída.

- Interrompa a pressão. Aproveite o relaxamento do tecido. Agora o ritmo craniossacral está livre para se expandir mais facilmente nessa área. Permaneça por um momento nessa posição antes de mudar para a última estrutura transversal.

Como nas técnicas anteriores, também é possível executar esta com as duas mãos. Coloque a outra mão na nuca, na altura da transição entre a cabeça e a coluna cervical. Esta mão servirá para indicar o sentido àquela que está na frente, nas clavículas e no esterno, e ajudará a direcionar a energia, a sentir os fenômenos de liberação ou relaxamento, a permitir os movimentos de desvio e a perceber o ritmo craniossacral.

Lidando com a resistência:
- Caso você se depare com uma "resistência", reinicie a técnica desde o princípio.
- Se a resistência reaparecer, envie energia para dentro ou respire intensamente dentro da área afetada.
- Se o tecido continuar enrijecido, continue com persistência e paciência na mesma posição e, eventualmente, intensifique a pressão em cerca de cinco gramas. Não desista do seu propósito. Pode ficar tranquilo; também aqui o tecido ficará cada vez mais maleável e expandido.

Quarta estrutura transversal: o hioide e os músculos a ele ligados
Técnica para o tratamento do hioide e dos músculos a ele ligados: aplicação de forças leves de pressão, de frente para trás, com o objetivo de moldar o tecido de maneira uniforme, liberando-o de suas tensões ou de seus enrijecimentos.
- Em sua execução, essa técnica é idêntica àquela empregada no diafragma pélvico, no diafragma e na entrada torácica. Mesmo assim, irei repeti-la uma última vez.
- Continue relaxado e deitado de costas.
- Coloque uma mão com o polegar e o indicador na lateral e na frente, sobre o hioide, que você pode sentir logo acima do pomo de adão (saliência pontiaguda sobre a cartilagem no pescoço). Se você dispuser de uma imagem interna do hioide, este é o momento de ativá-la. Permanecer concentrado nesse tecido poderá ajudá-lo.

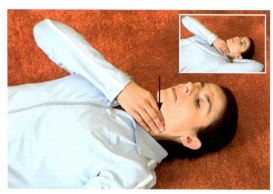

Tratamento do hioide e dos músculos a ele ligados

- Relaxe a mão. Proceda à fusão com o tecido. Aos poucos, sua mão irá se fundir, e você terá a sensação de que ela, o hioide e os músculos a ele ligados formam uma coisa só.
- Respire tranquilamente, concentrando-se na mão e no tecido.
- Formule seu propósito: "Que os músculos do meu pescoço consigam relaxar e minha mão consiga penetrar profundamente".
- Exerça então uma leve pressão; espere pelo movimento de penetração na direção do chão (ou seja, para trás de você) e acompanhe-o.
- Se você perceber movimentos de desvio, permita que eles ocorram. Continue concentrado no movimento direcionado para o chão e em seu propósito.
- Espere o tecido se soltar. Você sentirá que ele está mais maleável e expandido. Talvez anteriormente você tenha sentido sob a mão um nítido calor ou uma pulsação de energia, ou então, depois que ele ficou mais maleável e expandido, perceba que os líquidos ou a energia fluem mais livremente. Agora essa técnica está concluída.
- Interrompa a pressão. Aproveite o relaxamento do tecido. Permaneça por um momento nessa posição e, se possível, desfrute da liberdade que o ritmo craniossacral acabou de adquirir. Sinta como agora está mais fácil para o ritmo expandir-se nessa região. Você acabou de concluir todas as técnicas para o tratamento do tecido conjuntivo transversal.

Lidando com a resistência:
- Caso você se depare com uma "resistência", reinicie a técnica desde o princípio.
- Se a resistência reaparecer, envie energia para dentro ou respire intensamente dentro da área afetada.
- Se o tecido continuar enrijecido, continue com persistência e paciência na mesma posição e, eventualmente, intensifique a pressão em cerca de cinco gramas. Não desista do seu propósito. Fique tranquilo; o tecido irá ceder.

Como nas técnicas anteriores, também é possível executar esta com as duas mãos. Coloque a outra mão na nuca. Esta mão servirá para indicar o sentido

Melhorando a mobilidade e a flexibilidade do tecido conjuntivo

àquela que está na frente, sobre o hioide, e ajudará a direcionar a energia, a sentir os fenômenos de liberação ou relaxamento, a permitir os movimentos de desvio e a perceber o ritmo craniossacral.

Resumo da técnica para o tratamento das estruturas transversais

- Se possível, permaneça deitado de costas em todos os exercícios para o tratamento das estruturas transversais do tecido conjuntivo.
- Utilize uma ou as duas mãos.
- A(s) mão(s) deve(m) repousar sobretudo na parte frontal do corpo.
- Proceda à fusão com o tecido que está tocando. Para tanto, é útil imaginar como é feito o tecido (como auxílio, podem servir ilustrações de um atlas de anatomia).
- Formule seu propósito: "Que minhas estruturas consigam relaxar e minha mão consiga penetrar profundamente".
- Exerça uma leve pressão sobre o tecido.
- A pressão, executada com a(s) mão(s), se dá sempre no sentido para o chão (se você estiver deitado de costas), ou seja, para trás de você.
- Acompanhe o movimento da(s) mão(s) e deixe que os movimentos de desvio ocorram.
- Espere o tecido relaxar.
- Em caso de resistência, repita a técnica, direcionando a energia através do tecido; conduza a respiração para dentro do tecido; tenha paciência e persista, eventualmente intensificando a pressão em cinco gramas.
- Aproveite os efeitos do relaxamento.
- Sinta a liberdade adquirida pelo ritmo craniossacral.

Como já mencionado, você não conseguirá tratar sozinho toda a estrutura transversal superior; o mais sensato, nesse caso, é pedir ajuda a alguém. Você encontrará a técnica de trabalho em dupla na página 193. Por hoje, você fez o possível para relaxar as estruturas transversais de tecido conjuntivo e já está bem preparado para os exercícios de alongamento dos músculos no sentido longitudinal do corpo.

Exercícios individuais para adultos, jovens e crianças

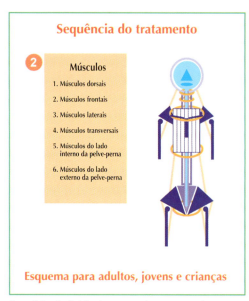

Exercícios individuais para o alongamento dos músculos

Alongamento dos músculos

Quando eu estava na faculdade, aprendi que o alongamento dos músculos sempre estava relacionado a muita força, tensão e "dor". Antigamente, esse era o consenso científico, embora já houvesse terapeutas que trabalhassem com menos força. Nesse meio-tempo, aprendemos que a aplicação de força em excesso não é boa para a musculatura. Exercícios para "alongar" os músculos não devem provocar nenhum desconforto; pode surgir uma leve sensação de tensão; porém, durante o exercício, ela deve ceder lugar a uma sensação de bem-estar. Somente assim o músculo consegue efetivamente ceder, permitindo que o sistema nervoso reduza a tensão.

Para alcançar esse objetivo, movimente todo o corpo ou partes dele em uma direção até o primeiro limite de tensão. Ao atingir esse limite, respire profundamente para conseguir liberar a tensão. A inspiração profunda prepara a liberação, e a expiração profunda oferece aos músculos a possibilidade de liberar a tensão existente, ceder e estender-se um pouco. A longo prazo, esse alongamento gera a chamada reação plástica no tecido conjuntivo, que de fato se estende (ver página 84). Para tanto, porém, o tecido precisa de tempo e regularidade. Se você realizar os exercícios diariamente, logo se sentirá "mais solto e flexível".

Existem inúmeros livros com muitos exercícios de alongamento muscular. Reuni alguns em uma sequência, que, na minha opinião, são os mais adequados para o tratamento do sistema craniossacral. Os grupos musculares que você irá alongar agora correm em sentido longitudinal, encontram-se em amplas áreas e consistem em muitos músculos isolados, que, no entanto, não irei descrever nem nomear em detalhes, pois isso não é necessário para o exercício. Você aprenderá a alongar os seguintes grupos musculares:

Melhorando a mobilidade e a flexibilidade do tecido conjuntivo

- músculos de toda a parte posterior do corpo;
- músculos de toda a parte anterior do corpo;
- músculos laterais;
- músculos transversais;
- músculos do lado interno da pelve-perna;
- músculos do lado externo da pelve-perna.

Talvez você já faça exercícios de alongamento e não tenha muito que acrescentar. Caso queira aprender outros, convido-o a praticá-los. Você poderá transferir os princípios do alongamento para outras regiões específicas do corpo.

Músculos de toda a parte posterior do corpo
O primeiro exercício se refere a toda a parte posterior do corpo, desde os músculos da panturrilha até aqueles que terminam no occipital.

- Posicione os pés mais ou menos na linha de largura dos quadris e distribua o peso de maneira uniforme sobre eles.
- Una as mãos atrás das costas e enlace um polegar no outro.
- Incline-se para a frente, posicionando a cabeça para baixo. Comece movimentando a cabeça e o queixo na direção do tórax, depois continue a inclinar-se para a frente, como se fosse colocar o vértice da cabeça entre os joelhos. Ao mesmo tempo, empurre as mãos para cima e para a frente, como se elas pudessem tocar o chão na frente dos pés.
- Não force muito; vá apenas até o primeiro limite de tensão perceptível. Não deve surgir nenhuma sensação de estiramento durante o exercício. A primeira tensão que você sentir já será suficiente.

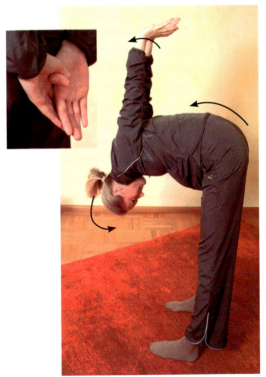

Alongamento dos músculos de toda a parte posterior do corpo

- Persista nessa posição.
- Inspire fundo enquanto   mantiver a posição do corpo.
- Expire e, enquanto isso, "afunde" o vértice da cabeça na direção dos joelhos e leve as mãos na direção do chão. Não force nem pressione. Procure fazer o exercício de maneira relaxada. O movimento precisa ser livre. Solte-se.
- Se você sentir o início de um estiramento, volte um pouco.
- No final da expiração, persista nessa nova posição. Desfrute da agilidade e do relaxamento.
- Volte a inspirar lentamente e continue a persistir na posição corporal alcançada.
- Expire novamente e proceda como antes. Deixe-se "afundar" no movimento. O vértice da cabeça irá se mover com mais agilidade na direção dos joelhos, e as mãos, na direção do chão. É como se a expiração lhe abrisse o caminho; a sensação é de total facilidade.
- No final da expiração, continue a persistir nessa posição e desfrute do relaxamento. Repita o procedimento cinco vezes, de maneira que, no total, você tenha passado por sete fases de inspiração e expiração.
- Você ainda pode permanecer por mais uma ou duas fases de respiração na posição final se quiser.
- Se preferir sair da posição, então inspire lentamente e imagine que a respiração o traz de volta para a posição ereta inicial. Experimente para ver como é fácil.
- Assim que estiver novamente na posição ereta, sinta a agilidade e o relaxamento de todos os músculos da parte posterior do seu corpo e desfrute dessa sensação. Como está o ritmo craniossacral em toda a região interna? Consegue sentir a pulsação mais intensa, mesmo sem as mãos sobre o local? – Caso não tenha conseguido de imediato, não há problema; com o tempo, você a sentirá facilmente.

Músculos de toda a parte anterior do corpo

Você pode fazer o segundo exercício – para todos os músculos da parte anterior do corpo, que vão da tíbia até a base da boca – em pé, sentado em um sofá ou sobre os calcanhares. Experimente todas as possibilidades e veja qual funciona melhor para você.

- Em pé, fique na mesma posição que ficou para alongar os músculos dorsais. Se preferir fazer o exercício no sofá, sente-se em sua terça parte dianteira. Eventualmente, você terá de colocar algumas almofadas entre o assento e o encosto, para em seguida poder apoiar o corpo. Sobre os calcanhares, talvez também sejam necessárias algumas almofadas que sirvam de apoio.

Melhorando a mobilidade e a flexibilidade do tecido conjuntivo

- Em qualquer uma das posições: entrecruze os dedos das mãos e leve-as da frente do corpo para cima, passando por cima da cabeça e esticando para trás. Ao mesmo tempo, incline a cabeça sobre a nuca e estique as costas inteiras. Imagine que seu corpo pode traçar sem esforço um arco para trás, como um galho recém-cortado de uma árvore.
- Conforme já mencionado no primeiro exercício: em hipótese alguma você deve sentir dor ou estiramento; o exercício deve ser sempre agradável. A intenção é apenas diminuir a tensão da musculatura; o alongamento vem por si só com o tempo.

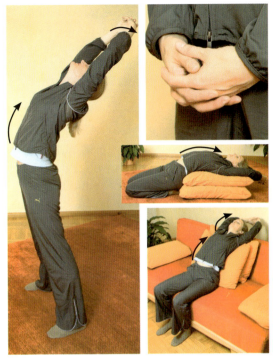

Alongamento dos músculos de toda a parte anterior do corpo

- Nesse exercício, você poderá sentir tensões em todos os músculos da parte anterior do corpo, desde a coxa, passando pelo abdome e pelo tórax até o pescoço.
- Vá apenas até o primeiro limite de tensão e persista nesse ponto.
- Inspire profundamente, sem alterar a posição do corpo.
- Agora expire lenta e profundamente. Permita que seu corpo se movimente no espaço livre produzido ou nele se aprofunde. Sinta como isso pode ser fácil. Desfrute do relaxamento e da agilidade dos músculos.
- Se você chegou ao final da expiração, permaneça um momento nessa posição antes de inspirar novamente. Registre o caminho que você percorreu e como seus músculos cederam com ele.
- Volte a inspirar, sem mover o corpo.
- Ao final da inspiração, volte a expirar e aprofunde-se no espaço livre.
- Repita o procedimento sete vezes no total.
- Quando tiver terminado, permaneça na posição final, respirando mais uma ou duas vezes.

- Para voltar à posição ereta, respire lenta e profundamente e imagine que o movimento respiratório faz com que seu corpo se erga sem esforço.
- Você já está novamente na posição ereta, em pé ou sentado? Então aproveite o resultado do exercício. Tente perceber internamente como seu corpo se sente bem, como seus músculos estão relaxados de maneira agradável e quão fácil o ritmo craniossacral consegue expandir-se agora nessa região.

Músculos laterais

O terceiro exercício é para os músculos laterais do corpo, que vão da perna até o pescoço pela parte externa do corpo. Você terá mais facilidade para executar esse exercício se permanecer em pé.

- Afaste um pouco as pernas, de maneira que obtenha um bom equilíbrio quando inclinar o corpo na lateral. Embora o exercício possa ser iniciado de qualquer lado, comece agora com os músculos do lado esquerdo do corpo.
- Incline a cabeça para a direita e passe o braço esquerdo por cima da cabeça, como se o polegar fosse em direção ao chão. Deslize a mão direita pela coxa direita. Todo o corpo deve inclinar-se para a direita, estendendo os músculos do lado esquerdo.
- Assim que sentir uma leve tensão agradável, persista na posição e apoie-se com a mão direita na coxa, no joelho ou na perna. A partir de agora, essa mão não deve sair do lugar. Ela servirá de apoio para o peso do corpo.
- Proceda como nos exercícios anteriores. Inspire mantendo a posição, depois expire, continuando a se mover sem esforço no sentido lateral e imaginando que a cabeça, o braço e o tronco podem continuar a mover-se sem dificuldade, com o polegar apontando para o chão.

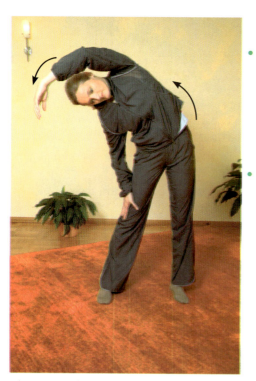

Alongamento dos músculos laterais

- Fique atento se surgir alguma sensação desagradável. Se isso acontecer, retroceda um pouco.
- Repita sete vezes a inspiração e a expiração para o lado esquerdo. Se facilitar o movimento, você pode flexionar levemente o cotovelo direito, mas não é obrigatório. A mão direita e o braço direito devem servir de apoio estável e não podem perder essa função.
- Para sair da posição final e voltar à posição ereta, volte a inspirar lentamente e deixe o corpo endireitar-se como que sozinho.
- Em seguida, mude o lado e repita o exercício, para que os músculos do lado direito também possam se soltar.
- Permaneça em pé por mais um momento e desfrute internamente da sensação agradável das estruturas liberadas em ambos os lados do corpo. Possivelmente você também irá perceber que agora o ritmo craniossacral encontra um espaço agradavelmente mais amplo.

Músculos transversais

Depois de ter liberado todos os músculos das partes anterior e posterior, bem como aqueles das laterais do corpo, no quarto exercício serão tratados todos os músculos transversais. No dia a dia, seu corpo se movimenta muito nesses planos transversais. Pense que, ao caminhar normalmente, seu braço esquerdo e sua perna direita se movem ao mesmo tempo para a frente e vice-versa. Nesse movimento, a cintura escapular também gira para um lado, e a pelve, para o outro.

- Para soltar os músculos transversais, deite-se de lado. Comece pelo lado direito.
- Dobre a perna esquerda e coloque a parte interna do joelho esquerdo no chão, na frente do joelho direito; o pé esquerdo deve ficar no jarrete da perna direita.
- Coloque a palma da mão direita sobre o lado externo da articulação do joelho esquerdo.
- Agora estique o braço esquerdo para cima, na diagonal, virando a cabeça e o tronco para o lado esquerdo, de maneira que consiga ver a palma da mão esquerda. Você conseguiu girar a pelve para a direita e o tronco para a esquerda. Essa é a condição prévia para tratar os músculos transversais. Lembre-se de que, também nesse exercício, você não deve ter nenhuma sensação desagradável. Ao girar o tronco e a pelve e ao movimentar o braço e a perna, vá apenas até onde surgir uma pequena tensão.
- Você já deve ter percebido que este exercício ocorre exatamente como os anteriores. Permaneça na posição enquanto inspira profundamente; ao expirar, aprofunde-se no espaço que se apresenta quando a rotação se amplia um pouco.

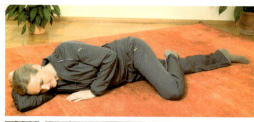
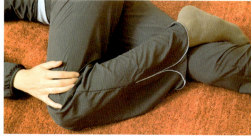
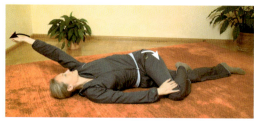

Alongamento dos músculos transversais

- Repita o procedimento sete vezes.
- Ao final, volte a inspirar profundamente para voltar à posição lateral ou supina (de costas). Depois, repita o exercício do lado esquerdo.
- Quando ambos os lados tiverem sido tratados, permaneça por mais um momento deitado de lado ou de costas e observe internamente que agora seu corpo produz uma sensação agradável. Os músculos estão relaxados e soltos, e o ritmo craniossacral tem muito espaço para se expandir.

Músculos do lado interno da pelve-perna

Os dois últimos exercícios se referem aos músculos do lado interno e externo da pelve até a perna. Embora esses músculos já tenham sido soltos nos outros exercícios, a prática mostrou que é importante tratá-los também separadamente.

- Para os músculos do lado interno da pelve-perna, sente-se no chão com as pernas esticadas e afastadas. Suas costas devem estar eretas e relaxadas o máximo possível. A cabeça deve permanecer ereta durante todo o exercício. Não faça força para esticar as costas; com o tempo, a posição ereta torna-se mais fácil.
- Coloque a ponta dos dedos das duas mãos no chão, à sua frente, e movimente-os da pelve para a frente, até sentir uma leve tensão.
- Persista nessa posição inspirando profundamente, sem se mover.
- Em seguida, expire, aprofunde-se no relaxamento, levando os dedos lentamente para a frente, como se eles se movessem sozinhos.
- Como no alongamento dos outros músculos, repita o procedimento sete vezes.
- Ao final, inspire profundamente e deixe o corpo voltar à posição ereta através desse movimento respiratório.

Melhorando a mobilidade e a flexibilidade do tecido conjuntivo

Músculos do lado externo da pelve-perna

Repita o exercício realizado anteriormente, só que agora sentado em posição indiana. Caso tenha dificuldade para sentar-se nessa posição, sente-se em algumas almofadas ou em um banquinho na frente de um sofá, de uma mesinha de centro ou de uma cadeira e faça o movimento com a ponta dos dedos.

O exercício pode sobrecarregar um pouco os joelhos, por isso, é importante sentir-se sempre bem e permanecer dentro da zona confortável de tensão. É fundamental que, também nesse exercício, você respire enquanto alonga os músculos, persistindo na posição alcançada durante a fase de inspiração e "mergulhando no espaço livre" na fase de expiração, quando então deslizará os dedos para a frente pelo chão. Como nos outros exercícios, repita o procedimento sete vezes. Ao final, tente perceber como o ritmo craniossacral pode expandir-se na região dos músculos da pelve e das pernas e desfrute dessa liberdade.

Depois que terminar esse exercício, você terá concluído o alongamento dos músculos. Sente-se ou Deite-se mais uma vez de modo relaxado, desfrute da sensação agradável produzida por seu corpo e sinta como o ritmo craniossacral consegue fluir mais livremente.

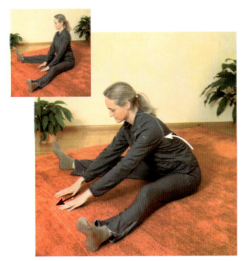

Alongamento dos músculos da parte interna da pelve-perna

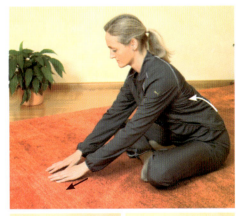

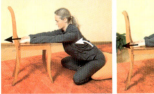 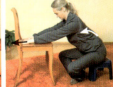

Alongamento dos músculos da parte externa da pelve-perna

Resumo da técnica de alongamento da musculatura:

- Movimente o corpo em uma direção até o primeiro limite de tensão;
- Persista nesse ponto e inspire profundamente;
- Ao expirar, aprofunde-se no espaço livre obtido;
- Repita o processo sete vezes;
- Ao final, inspire profundamente e deixe o corpo voltar ao centro através do movimento respiratório;
- Desfrute internamente do êxito do aumento de movimento;
- Sinta internamente a liberdade adquirida pelo ritmo craniossacral.

É importante prestar atenção no seguinte: se você fizer os exercícios de alongamento no programa completo, como descrito nas páginas 153 ss., repita cada alongamento apenas de três a quatro vezes.

Agora você já pode se dedicar às articulações da coluna vertebral e da pelve. Na próxima seção, esclarecerei como você pode melhorar a mobilidade dessas articulações com exercícios simples ou manter a mobilidade já existente.

O tratamento das articulações da coluna vertebral, do tórax, da cintura escapular e da pelve

Depois de ter relaxado e alongado o tecido conjuntivo transversal e os músculos, você já está bem preparado para tratar as articulações. Em princípio, os exercícios para melhorar a mobilidade das articulações da coluna vertebral, do tórax e da cintura escapular, bem como da pelve, são executados do mesmo modo. Isso torna sua prática mais fácil, pois você não terá de se preocupar com mudanças a todo instante. Em todos os exercícios, movimente-se devagar, porém, sempre dez vezes em direções opostas, sem nelas se deter. É o contrário dos exercícios para os músculos, nos quais você permanece por mais tempo em determinada posição, sem realizar movimentos claros. Para as articulações, você não precisa chegar inteiramente até o último limite do movimento; seria até prejudicial tentar forçar o movimento até o limite. É suficiente conseguir executar os movimentos com facilidade. O segredo está na repetição regular, de preferência diária.

Os exercícios destinam-se:
- à coluna cervical superior com as articulações superiores e inferiores da cabeça;
- à coluna cervical inferior;
- à transição da coluna cervical e torácica;
- à coluna torácica e à lombar;
- às articulações entre o sacro e as duas asas ilíacas.

Também nesse caso, seguir determinada sequência se mostrou eficaz. Há pouco, você tratou as estruturas transversais de baixo para cima. Agora você iniciará em cima e descerá lentamente.

Estes exercícios também têm por efeito melhorar a mobilidade, aumentar a elasticidade, liberar ou relaxar o tecido e, portanto, expandir o ritmo craniossacral na área tratada. Após cada exercício, você terá a possibilidade de perceber conscientemente esses efeitos. Caso tenha tempo, aproveite a oportunidade para "medir" seu êxito. Desejo-lhe boa sorte!

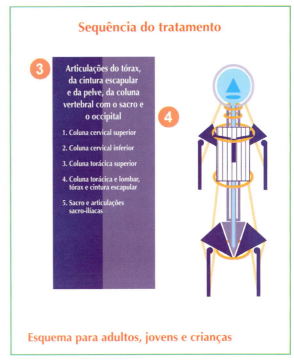

Exercícios individuais para o tratamento das articulações

Coluna cervical superior, com movimento de cabeça para cima e para baixo

As articulações entre o occipital e a vértebra cervical superior chamam-se articulações superiores da cabeça e permitem que ela se mova para a frente e para trás. Quando você confirma alguma coisa com a cabeça, move exatamente essas articulações. Usaremos esse movimento para melhorar a mobilidade dessa articulação. Para que esse movimento de confirmação com a cabeça chegue especificamente às articulações superiores da coluna cervical, você terá de manter a cabeça virada. Ao virar a cabeça, as articulações da coluna cervical inferior são como que "travadas", dificultando um pouco o movimento.

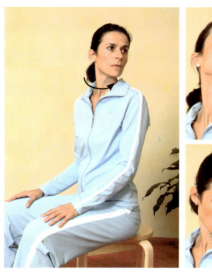
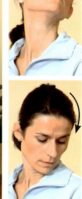

Tratamento das articulações superiores da cabeça

- Sente-se confortavelmente num banquinho ou numa mesinha de centro estável. Alongue-se sem ter a sensação de que precisa se tensionar. Você perceberá que, com o tempo, esse alongamento ficará cada vez mais fácil.
- Gire a cabeça para a esquerda, até onde lhe for confortável. Você sentirá uma leve tensão nos músculos da coluna cervical.
- Dores ou outras sensações desagradáveis (por exemplo, tontura ou mal-estar) não devem aparecer; se ocorrerem, volte um pouco a cabeça ou encerre o exercício.
- Na posição final e confortável da rotação, mova levemente a cabeça para cima e para baixo, na mesma velocidade com que diria normalmente "vinte e um, vinte e dois, vinte e três... trinta". A cada "vinte", mova a cabeça para cima, na direção do teto, e a cada "e um", "e dois" ou "-inta", movimente-a para baixo, na direção do chão. Caso esse ritmo seja rápido demais para você, mova a cabeça de modo que, a cada subida ou descida, consiga dizer um número.
- Agora, gire a cabeça para a direita e repita todo o exercício como na rotação à esquerda.

Coluna cervical superior, com rotação da cabeça
As articulações entre a primeira e a segunda vértebras cervicais são designadas como articulações inferiores da cabeça e possuem uma enorme capacidade de rotação. Quando você gira a cabeça em uma direção, 50% do movimento ocorre nessas articulações. Para que a rotação nos exercícios que visam melhorar a mobilidade seja executada o máximo possível apenas nas articulações inferiores da cabeça, incline-a para a frente, com o queixo na direção do tórax. Essa inclinação para a frente também faz com que as articulações da coluna cervical inferior sejam "bloqueadas" ao máximo.
- Sente-se confortavelmente, em posição ereta, em um banquinho ou mesinha de centro.

- Incline bem a cabeça para a frente, de modo que a posição continue confortável, embora você sinta uma leve tensão agradável ao redor da coluna cervical e, eventualmente, também entre as escápulas.
- Também nesse caso não devem surgir dores nem sensações de desconforto.
- Na posição final e confortável, gire a cabeça, de maneira lenta e solta, dez vezes para a esquerda e para a direita. Faça esse exercício com a mesma velocidade daquele das articulações superiores da cabeça.
- Assim que terminar o exercício e voltar a cabeça para o centro, você terá a oportunidade de sentir o êxito desse movimento. Sua coluna cervical superior está bem relaxada ou solta? Você consegue perceber a facilidade adquirida pelo ritmo craniossacral no occipital ou na região superior da coluna cervical, mesmo sem tocar essa região com as mãos? Se ainda não consegue, não faz mal; com o tempo vai ser uma brincadeira de criança!

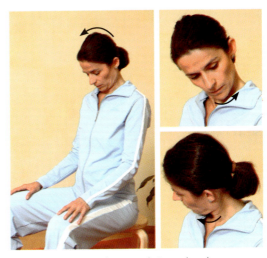

Tratamento das articulações inferiores da cabeça

Coluna cervical inferior, com rotação da cabeça e dos braços

Para tratar as articulações da coluna cervical inferior, as rotações da cabeça são os exercícios mais simples. Para tanto, há um truque útil: quando você gira normalmente a cabeça, não é apenas a coluna cervical que gira, mas também a parte superior da coluna torácica. Para que o exercício atinja o efeito desejado na coluna cervical inferior, bloqueie o movimento da coluna torácica superior girando os braços. Estique os braços nas laterais, paralelamente ao chão. Mantendo o braço reto, nessa posição lateral, e girando-o de maneira que a palma da mão fique voltada para o teto, a coluna torácica superior irá realizar uma pequena rotação na direção desse braço. Se você fizer o mesmo com o braço direito, as vértebras superiores da coluna torácica irão girar um pouco para a direita. O contrário acontece quando você gira o braço mantendo a palma da mão voltada para baixo. Nesse caso, as vértebras torácicas superiores irão girar levemente para a direção oposta. Vamos permanecer com o braço direito: se você fizer esse movimento com a mão direita, as vértebras torácicas superiores irão girar um pouco para a esquerda. Você já deve ter adivinhado: se girar a palma da mão do braço direito para cima e a palma da mão do braço esquerdo para baixo, ambos os braços estimularão as vértebras torácicas superiores a girar para a direita. Siga esse procedimento tanto no próximo exercício quanto nos seguintes.

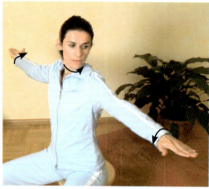

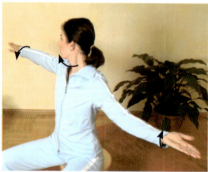

Tratamento das articulações da coluna cervical inferior

- Sentado, estique os dois braços nas laterais, paralelamente ao chão.
- Vire a mão direita para o teto e a esquerda para o chão.
- Vire lentamente a cabeça para a esquerda, de maneira que você consiga olhar as costas da mão esquerda. A pequena rotação à direita da vértebra torácica superior o ajudará a fazer com que a rotação da cabeça se dê com mais precisão na coluna cervical inferior.
- Agora mude a direção da rotação de ambas as mãos, virando, portanto, a mão direita para o chão e a esquerda para o teto e, ao mesmo tempo, a cabeça para o lado direito. Olhe para as costas da mão direita.
- O movimento da cabeça e dos braços em uma direção deve durar cerca de dois a três segundos.
- Repita o exercício, olhando dez vezes para as costas da mão direita e dez para as costas da mão esquerda.
- Gire os braços e a cabeça somente até onde for agradável e confortável para você. Dores são sempre um sinal de que alguma coisa tem de ser mudada.
- Você ainda pode intensificar levemente o exercício inteiro mudando a direção da rotação da cabeça e dos braços ao inspirar e atingindo o movimento final ao expirar e girar a cabeça.
- Agora abaixe os braços e relaxe por um momento. Talvez seja agradável balançar levemente os braços ou colocar as mãos no colo. Repouse por um breve momento, a fim de perceber interiormente os efeitos do exercício, bem como o relaxamento ou a liberação das estruturas da coluna cervical e a liberdade adquirida pelo ritmo craniossacral.

Coluna torácica superior, com rotação da cabeça e dos braços

Já está preparado para conseguir levantar os braços lateralmente? Então você pode passar para o próximo exercício.

- Estique novamente os braços nas laterais, paralelamente ao chão.
- Vire novamente a mão direita para o teto e a esquerda para o chão. Suas vértebras torácicas posteriores vão girar um pouco para a direita.
- Agora vire a cabeça para o lado direito e olhe para a palma da mão direita. Ao virar a cabeça, você estará reforçando mais um pouco a rotação das vértebras torácicas superiores, podendo melhorar significativamente sua mobilidade.
- Vire as mãos e a cabeça para a outra direção: olhe, então, para a palma da mão esquerda.
- O movimento da cabeça e dos braços em uma direção deve durar cerca de dois até três segundos.
- Como anteriormente, repita o exercício, olhando dez vezes para a palma de cada mão. A sensação deve ser de conforto e bem-estar.
- Caso queira, intensifique o efeito mobilizador mudando a direção da rotação na expiração e atingindo o movimento final na inspiração e ao girar a cabeça.
- Assim que terminar, abaixe os braços e volte a cabeça para o centro. Antes de passar para o próximo exercício, reserve-se um tempo para perceber internamente o seu sucesso – o relaxamento e a flexibilidade das estruturas e o espaço criado para o ritmo craniossacral.

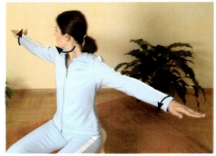
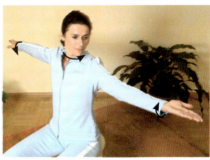

Tratamento das articulações da coluna torácica superior

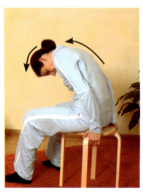 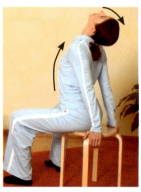

Tratamento das articulações da coluna torácica e lombar, do tórax e da cintura escapular

Coluna torácica e lombar, tórax e cintura escapular, com inclinações para a frente e para trás

Os próximos dois exercícios o ajudarão a mobilizar a coluna torácica e cervical, bem como o tórax e a cintura escapular.

- Sente-se com as duas mãos para trás. As mãos devem ficar viradas para fora, mas não ao máximo. Durante todo o exercício, elas devem permanecer nessa posição.
- Incline-se para a frente, curvando a cabeça para dentro e arqueando toda a coluna para fora; os ombros podem pender para a frente.
- Vá até onde lhe for confortável.
- Em seguida, endireite-se novamente; coloque a cabeça na nuca, arqueie a coluna para dentro e estique os ombros para trás. Talvez você ache mais fácil contrair as escápulas.
- Também nesse caso, vá apenas até onde achar confortável.
- Tanto o movimento para a frente quanto aquele para trás devem durar cerca de dois a três segundos cada um.
- Como em todos os outros exercícios para as articulações, repita este arqueando dez vezes a coluna para dentro e dez para fora.
- Se você arquear a coluna para fora ao expirar e para dentro ao inspirar, estará reforçando ainda mais o efeito do exercício.

Coluna torácica e lombar, tórax e cintura escapular, rotações
- Relaxe o corpo por um momento.
- Sente-se novamente em posição ereta e gire o tronco para a esquerda.
- Faça com que os braços acompanhem a rotação, de maneira que a mão esquerda seja conduzida na direção da metade direita do assento, e a mão direita, na direção do quadril esquerdo. Tente não deixar os braços balançar; eles simplesmente devem acompanhar a rotação do corpo.
- Ao final do movimento, coloque os dedos da mão esquerda levemente sobre a base. Gire o ombro esquerdo um pouco mais para trás.
- Vá até onde for confortável para você.

- Agora gire do mesmo modo para o lado direito; o corpo gira, os braços acompanham o movimento, a mão direita é conduzida na direção da metade esquerda do assento, e a mão esquerda, na direção do quadril direito.
- Ao final do movimento, coloque os dedos da mão direita sobre a base e gire o ombro direito um pouco mais para trás.

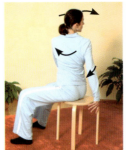
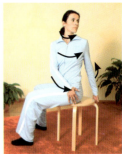

Tratamento das articulações da coluna torácica e lombar, do tórax e da cintura escapular

- Cada rotação deve durar de dois a três segundos.
- Repita os movimentos dez vezes para a direita e dez para a esquerda.
- Ao final do exercício, volte para a posição ereta. Esses exercícios também permitem uma boa liberação das suas estruturas. Sinta internamente o relaxamento e o espaço que agora o ritmo craniossacral tem à disposição.

Articulações sacro-ilíacas, exercício na posição sentada

Os dois últimos exercícios melhorarão a mobilidade de ambas as articulações sacro-ilíacas (articulações do sacro com os ilíacos). Elas se encontram à esquerda e à direita do sacro e o conectam às duas asas ilíacas.

- Sente-se no chão, com as pernas esticadas, e apoie as mãos um pouco atrás das nádegas. Suas costas devem estar relaxadas, porém, eretas.
- Empurre a perna esquerda esticada para a frente e puxe a direita esticada para si. Sua pelve irá girar e suas articulações sacro-ilíacas serão mobilizadas.
- Agora, mude a direção: puxe a perna esquerda esticada para si e empurre a perna direita esticada para a frente.

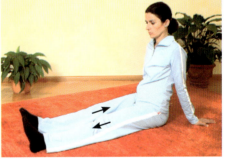
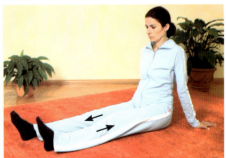

Tratamento das articulações sacro-ilíacas na posição sentada

- O movimento simultâneo de empurrar e puxar deve durar cerca de dois segundos; em seguida, deve-se proceder à troca de perna. Repita o exercício completo dez vezes.

Articulações sacro-ilíacas, exercício na posição deitada
- Deite-se de costas e execute o último exercício com os mesmos movimentos de perna, como acabou de fazer na posição sentada. Agora, a pelve deverá inclinar-se para cima e para baixo. Também nesse caso as articulações sacro-ilíacas serão mobilizadas.
- Como em todos os exercícios anteriores, destinados a melhorar a mobilidade das articulações, execute dez repetições.
- Permaneça mais um momento deitado e desfrute dos efeitos internos dos seus exercícios, da liberação das estruturas na região da pelve e da amplitude do ritmo craniossacral.

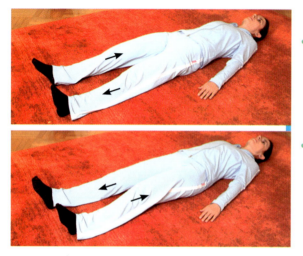

Tratamento das articulações sacro-ilíacas na posição deitada

Resumo da técnica para melhorar a mobilidade das articulações:
- Movimente-se de maneira ritmada de um lado para o outro, sem atingir o limite máximo do movimento.
- Repita o exercício dez vezes.
- Desfrute internamente do êxito obtido com a melhora do movimento.
- Sinta internamente a liberdade adquirida pelo ritmo craniossacral.

É importante prestar atenção no seguinte: se você fizer os exercícios do programa completo, destinados a melhorar a mobilidade das articulações, como descrito nas páginas 153 ss., repita cada exercício apenas de quatro a cinco vezes.

Desse modo, você tratou em turnos, de fora para dentro, todas as estruturas que podem influir no sistema craniossacral a partir de fora. Agora você poderá começar a tratar as estruturas do próprio sistema craniossacral.

Alongando as meninges espinhais

O tratamento das meninges espinhais decorre como o tratamento dos músculos. Você deverá mover o corpo em uma direção determinada até o primeiro limite de tensão e persistir nesse ponto, inspirando e expirando profundamente. Durante a expiração, faça com que o corpo se aprofunde no espaço relaxado. De modo geral, as meninges cerebrais demoram mais para reagir à oferta de alongamento do que os músculos; por isso, você precisará de um pouco mais de paciência. No início, é recomendável que você se exercite, se possível, diariamente. Você poderá alongar tanto o lado posterior quanto o anterior das meninges espinhais.

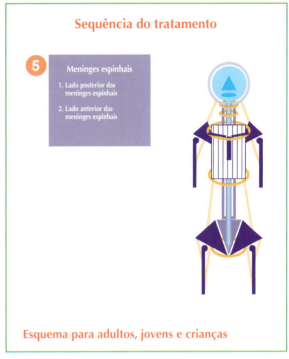

Exercícios individuais para o tratamento das meninges espinhais

Lado posterior das meninges espinhais
Para alongar o lado posterior das meninges espinhais, arredonde as costas o máximo que puder. Você pode executar esse exercício tanto em pé quanto sentado. Experimente a posição que melhor lhe convier. Descreverei o exercício detalhadamente na posição sentada.
- Sente-se no chão com as pernas esticadas e fechadas. Você pode colocar as mãos no chão, ao lado da pelve, ou nas coxas; o local não é importante.

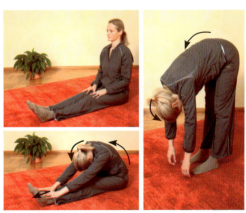

Tratamento do lado posterior das meninges espinhais

- Curve-se lentamente com a cabeça para a frente, do mesmo modo como procedeu em pé ao alongar os músculos da parte posterior do corpo.
- Tal como no alongamento dos músculos, não ultrapasse a primeira tensão.
- Se sentir rapidamente uma tensão muito elevada, dobre um pouco as pernas ou coloque um apoio sob os joelhos.
- Inspire profundamente, sem alterar a posição do corpo.
- Expire profundamente e faça com que o corpo se aprofunde no espaço livre que acaba de surgir. Não se force a nada! A energia da respiração irá liberar o caminho para você. Imagine que consegue colocar o vértice da cabeça entre os joelhos.
- Repita o procedimento sete vezes.
- Ao final, volte a inspirar lenta e profundamente e retorne o corpo à posição ereta durante o movimento de inspiração.

Caso você execute o exercício em pé, faça com a cabeça e o tronco os mesmos movimentos da posição sentada, soltando os braços. O procedimento é igual ao da posição sentada.

Lado anterior das meninges espinhais

O alongamento do lado anterior das meninges espinhais é mais fácil se executado na posição sentada e assemelha-se ao alongamento dos músculos da parte anterior do corpo (páginas 114 ss.).
- Sente-se num banquinho ou numa mesinha de centro. Apoie as mãos atrás das nádegas. Mantenha essa posição.
- Apoie a cabeça na nuca e, ao mesmo tempo, incline as costas para trás. Imagine que suas costas são tão flexíveis quanto um galho recém-cortado de um salgueiro.

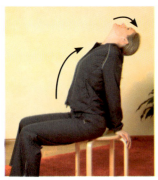

Tratamento do lado anterior das meninges espinhais

- Vá apenas até onde seu bem-estar permitir; uma leve tensão é perfeitamente suficiente.
- Agora inspire lenta e profundamente, sem alterar a posição do corpo.
- Em seguida, expire lenta e profundamente e deixe a cabeça e o corpo afundar para trás, no espaço livre.
- Ao final da expiração, permaneça na posição alcançada e volte a inspirar profundamente.
- Continue a proceder como de costume e repita o exercício inteiro sete vezes.

- Por fim, inspire lenta e profundamente e endireite o corpo com a energia da respiração.
- Permaneça por um momento sentado, em posição ereta, e sinta suas costas. Imagine o ritmo e o fluxo do liquor espinhal e desfrute da liberdade e da leveza obtidas com ambos os exercícios.

Resumo da técnica para alongar as meninges espinhais:
- Movimente o corpo em uma direção até o primeiro limite de tensão.
- Persista nessa posição e inspire profundamente.
- Ao expirar, aprofunde-se no espaço livre adquirido.
- Repita o procedimento sete vezes.
- Ao final, respire profundamente e reconduza o corpo ao centro através do movimento respiratório.
- Desfrute internamente do êxito do aumento da mobilidade.
- Sinta internamente a liberdade adquirida pelo ritmo craniossacral.

Você realmente deu um passo importante. Depois de ter tratado as estruturas corporais – estruturas transversais, músculos e articulações – e as meninges espinhais, você já pode liberar as meninges cerebrais. Talvez você ainda se lembre: elas são as partes centrais do sistema craniossacral.

Alongamento dos ossos cranianos e das meninges cerebrais
Você chegou ao cerne da situação: as meninges cerebrais. Já nas páginas 27 ss. e 43 ss. discorremos detalhadamente a respeito. Ao tratá-las, você libera todas as estruturas do crânio. A elas pertencem:
- os ossos cranianos em si;
- as suturas cranianas, que representam as junções entre cada osso;
- as membranas ósseas, que na parte interior do crânio pertencem à dura-máter;
- todos os músculos que se prendem ao crânio;
- e, naturalmente, as próprias meninges cerebrais.

Com a descompressão dessas estruturas, surge no crânio mais "espaço de movimentação" para o cérebro e os nervos cranianos. Além disso, uma redução das tensões ou dos enrijecimentos nas suturas cranianas e nas meninges cerebrais permite a descompressão de muitos orifícios no crânio, que servem de passa-

132   Exercícios individuais para adultos, jovens e crianças

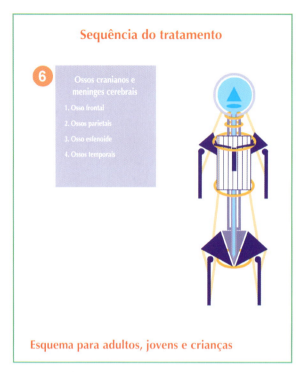

Sequência do tratamento

6 Ossos cranianos e meninges cerebrais
1. Osso frontal
2. Ossos parietais
3. Osso esfenoide
4. Ossos temporais

Esquema para adultos, jovens e crianças

Exercícios individuais para o tratamento dos ossos cranianos e das meninges cerebrais

gem para nervos e vasos sanguíneos. Assim, estes também recebem mais espaço. Como você já sabe, um aumento de espaço significa uma possibilidade de o ritmo craniossacral expandir-se melhor, o que contribui diretamente para melhorar a "ordenha" de todas as células. Em seguida, estas se sentem muito melhor, pois seu suprimento e sua limpeza foram otimizados. A técnica que você empregará para tratar os ossos cranianos e as meninges cerebrais são as chamadas técnicas de elevação. Elas empregam leves forças de tração diretamente nos seguintes ossos:
• frontal;
• parietais;
• esfenoide;
• temporais.

Elevação do osso frontal

Técnica para elevar o osso frontal: aplicação de forças de tração leves, com o objetivo de atingir um deslizamento uniforme do osso frontal através da liberação de tensões do tecido ou de enrijecimentos. Para tratar as suturas cranianas ao redor do osso frontal e a parte da foice cerebral da dura-máter, que possui fibras que correm da parte posterior à anterior, você terá de "levantar" o osso frontal para a frente, ou seja, puxá-lo cuidadosamente para a frente.
• A maneira mais fácil de fazê-lo é sentar-se a uma mesa e apoiar-se nela com os cotovelos.
• Coloque a polpa dos dedos das duas mãos na testa, logo acima das sobrancelhas. Com a polpa dos dois indicadores, você poderá sentir claramente uma crista do osso na altura da margem da sobrancelha. Coloque a polpa dos indicadores atrás dessa crista, portanto, mais na direção da parte posterior da cabeça. Se você possui uma imagem interna do osso frontal e de suas suturas cranianas, bem como da foice cerebral, este é o momento de ativá-la. Ela poderá ajudá-lo a permanecer concentrado no tecido.

Melhorando a mobilidade e a flexibilidade do tecido conjuntivo

- Respire tranquilamente, concentre-se em seus dedos e no tecido.
- Agora, relaxe os dedos e observe se é possível realizar um toque ainda mais leve. Interrompa a pressão. Proceda à fusão com o osso frontal.
- Assim que tiver a sensação de que seus dedos estão em perfeita fusão com o osso, formule seu propósito: "Que as suturas ao redor do osso frontal e as meninges cerebrais possam ceder e que meu osso frontal consiga levantar-se para a frente".
- Comece, então, a exercer uma leve tração para a frente. Essa tração deve ser mínima.

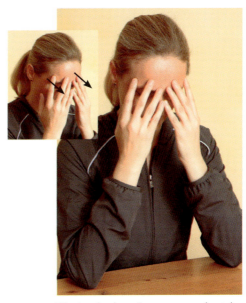

Técnica de elevação para o osso frontal

Não mais do que o pensado ou imaginado. Você sentirá que seu osso frontal move-se mais ou menos bem para a frente.
- Em geral, nas primeiras tentativas, certamente o osso não seguirá de imediato sua tração para a frente. Ele poderá inclinar-se um pouco para o lado, girar ou deslizar.
- Com as mãos, permita que esses movimentos de desvio ocorram e continue concentrado no movimento para a frente e em seu propósito.
- Após certo tempo, você perceberá que o osso frontal está mais maleável, que parece mais expandido ao tato, e que o movimento para a frente torna-se mais fácil e flexível. Até então, você o sentiu como se ele estivesse preso a faixas firmes ou a elásticos. Talvez antes você já tenha notado uma clara sensação de calor ou uma pulsação de energia na polpa dos dedos, ou então, depois que ele ficou maleável e expandido, que os líquidos ou a energia conseguem fluir melhor. Desse modo, a técnica está concluída.

- Interrompa a força empregada. Deixe seus dedos por mais um instante no local. Desfrute do efeito relaxante e sinta como o ritmo craniossacral pode expandir-se na área relaxada.

Lidando com a resistência:
- Se o tecido permanecer muito enrijecido e se você tiver a sensação de que seu osso frontal está preso apenas a "fios de aço", então primeiro solte a tração e depois comece desde o princípio.
- Posicione os dedos, proceda à fusão, evoque seu propósito e comece lenta e cuidadosamente a puxar o osso frontal para a frente.
- Caso ainda se depare com enrijecimentos, direcione a energia para dentro do osso frontal ou deixe que ela corra entre a polpa dos dedos das duas mãos.
- Respire no osso frontal. Talvez isso soe estranho, mas vale a pena tentar. Imagine que o movimento respiratório é capaz de entrar em seu crânio.
- Se isso também não for suficiente, então persista e, mentalmente, reforce a tração em cinco gramas.
- Espere e permaneça concentrado na formulação do seu propósito. O tecido irá soltar-se, expandir-se e tornar-se mais maleável. Agora você só precisa de um pouco mais de paciência.

A liberação das suturas cranianas ao redor do osso frontal e a da foice cerebral oferecem "espaço" aos ossos parietais, para que eles também possam ser levantados.

Elevação dos ossos parietais

Técnica para elevar os ossos parietais: aplicação de forças de tração leves, com o objetivo de atingir um deslizamento livre, uniforme e harmônico dos ossos parietais através da liberação de tensões do tecido ou de enrijecimentos. Para tratar as suturas cranianas ao redor dos ossos parietais e a parte da foice cerebral da dura-máter que possui fibras que correm de cima para baixo, você terá de "levantar" os ossos parietais, ou seja, puxá-los cuidadosamente na direção do teto, portanto, do vértice da cabeça.

- Continue com os cotovelos apoiados na mesa, como na elevação do osso frontal.
- Coloque a polpa dos dedos das duas mãos na margem superior das orelhas. Deslize a polpa dos dedos cerca de cinco a seis centímetros ou uma largura de três dedos para cima e um pouco para trás. Mantenha os dedos levemente arqueados. Eles se encontram sobre os dois ossos parietais e você já pode iniciar a técnica. Se você possui uma imagem interna dos ossos parietais e

Melhorando a mobilidade e a flexibilidade do tecido conjuntivo 135

de suas suturas cranianas, bem como da foice cerebral, este é o momento de ativá-la. Ela poderá ajudá-lo a permanecer concentrado no tecido.
- Respire tranquilamente, concentre-se em seus dedos e no tecido.
- Relaxe os dedos. Proceda à fusão com os ossos parietais. Seus dedos irão se fundir lentamente, e você terá a sensação de se unir aos ossos parietais.
- Formule seu propósito: "Que as suturas ao redor dos ossos parietais e as meninges cerebrais possam ceder e que meus ossos parietais consigam levantar-se".

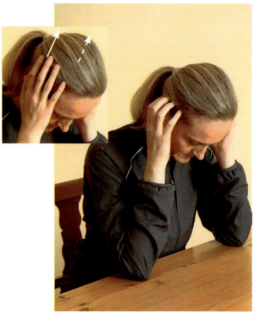

Técnica de elevação para os ossos parietais

- Comece, então, a puxar os ossos parietais para cima com uma força mínima. Pense que só precisa fazer muito pouco. Concentre-se nesse movimento orientado para cima. Após algum tempo, seus dois ossos parietais seguirão a pequena tração exercida por você.
- Durante essa tração, eles poderão girar, inclinar-se ou deslizar em outras direções. Com as mãos, permita que esses movimentos de desvio ocorram e continue concentrado no movimento para cima e em seu propósito.
- Não desista, pois, após certo tempo, o tecido irá ceder, e os ossos parietais ficarão mais maleáveis e expandidos. Se antes eles pareciam "presos", agora já se movimentam com facilidade e maleabilidade para cima. Talvez antes você tenha notado uma clara sensação de calor ou uma pulsação de energia sob as mãos, ou então agora, após a maleabilidade e a expansão, esteja percebendo que os líquidos ou a energia conseguem fluir melhor. Neste momento, a técnica está concluída.

136 Exercícios individuais para adultos, jovens e crianças

- Interrompa a força empregada. Aproveite o relaxamento do tecido. Permaneça por mais um momento nessa posição e observe como o ritmo craniossacral também é capaz de se apropriar sem dificuldade desse espaço recém-adquirido.

Lidando com a resistência:
- Se o tecido permanecer muito enrijecido, primeiro solte a tração e depois comece desde o princípio.
- Posicione novamente os dedos, proceda à fusão com os ossos, evoque seu propósito e comece lenta e cuidadosamente a puxar os ossos parietais para cima.
- Caso ainda se depare com enrijecimentos, direcione a energia para dentro dos ossos parietais ou deixe que ela corra entre a polpa dos dedos das duas mãos.
- Respire nos ossos parietais. Imagine que o movimento respiratório também é capaz de alcançá-los.
- Se isso também não for suficiente, então persista e, mentalmente, reforce a tração em cinco gramas.
- Espere e permaneça concentrado na formulação do seu propósito. Se você persistir com paciência, o tecido irá soltar-se, expandir-se e tornar-se mais maleável.

A liberação dos ossos parietais, da foice cerebral e das suturas cranianas ao redor do osso frontal oferece "espaço" ao osso esfenoide, para que ele possa ser levantado.

Elevação do osso esfenoide
Técnica para elevar o osso esfenoide: aplicação de forças de tração leves, com o objetivo de atingir um deslizamento livre, uniforme e harmônico do osso esfenoide através da liberação de tensões do tecido ou de enrijecimentos. Para tratar as suturas cranianas ao redor do osso esfenoide e a parte da tenda do cerebelo da dura-máter, que possui fibras que correm da parte anterior à posterior, você terá de "levantar" o osso esfenoide para a frente, ou seja, puxá-lo cuidadosamente.
- Continue sentado à mesa, com os cotovelos apoiados no tampo.
- Coloque a polpa do dedo indicador e do dedo médio nas laterais, logo atrás da margem dos olhos, na altura de seu canto externo. Se você deslizar o indicador para fora e para trás, afastando-o do canto dos olhos, sentirá imediatamente uma borda óssea. Você deverá colocar os dedos exatamente atrás desse local. Muitas pessoas com dor de cabeça o massageiam e passam a sentir-se melhor. Este é o lado externo do osso esfenoide, e você

Melhorando a mobilidade e a flexibilidade do tecido conjuntivo

já pode iniciar a técnica. Se você possui uma imagem interna do osso esfenoide e de suas suturas cranianas, bem como da tenda do cerebelo, este é o momento de ativá-la. Ela poderá ajudá-lo a permanecer concentrado no tecido.
- Respire tranquilamente, concentre-se em seus dedos e no tecido.
- Relaxe os dedos. Proceda à fusão com o esfenoide. Seus dedos irão se fundir lentamente, e você terá a sensação de se unir ao osso.
- Formule seu propósito: "Que as suturas ao redor do osso esfenoide e as meninges cerebrais possam ceder e que meu osso esfenoide consiga levantar-se".

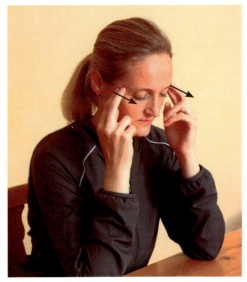

Técnica de elevação para o osso esfenoide

- Comece, então, a puxar para a frente com uma força bem leve; basta apenas imaginar essa força. Concentre-se nesse movimento orientado para a frente e em seu propósito. Após algum tempo, você sentirá que o esfenoide o acompanhará.
- Talvez ocorram movimentos de desvio, como rotações, inclinações ou deslizamentos. Com os dedos, permita que eles ocorram e continue concentrado no movimento orientado para a frente e em seu propósito.
- Após certo tempo, você perceberá que o esfenoide está mais maleável e expandido e que o movimento para a frente está mais fácil e simples. Até então, o esfenoide parecia preso a faixas firmes ou a elásticos. Talvez antes você já tenha notado uma clara sensação de calor ou uma pulsação de energia na polpa dos dedos, ou então, depois que ele ficou maleável e expandido, que os líquidos ou a energia conseguem fluir melhor. Desse modo, a técnica está concluída.
- Interrompa a força empregada. Deixe os dedos por mais um instante no local. Desfrute do relaxamento e sinta como o ritmo craniossacral tem espaço para se expandir.

Lidando com a resistência:

- Se o tecido permanecer muito enrijecido, apesar dos esforços realizados até então, primeiro solte a tração e depois comece desde o princípio.
- Relaxe as mãos e posicione novamente os dedos.
- Proceda à fusão com o esfenoide, evoque seu propósito e comece lenta e cuidadosamente a puxar o osso para a frente.
- Caso ainda se depare com enrijecimentos, direcione a energia para dentro do osso esfenoide ou deixe que ela corra entre a polpa dos dedos das duas mãos.
- Respire no osso esfenoide. Imagine que o movimento respiratório também é capaz de movê-lo.
- Se isso também não for suficiente, então realize o exercício com paciência e, mentalmente, reforce a tração em cinco gramas.
- Espere e permaneça concentrado na formulação do seu propósito. Tenha paciência; o tecido irá expandir-se e tornar-se mais maleável.

A liberação das suturas cranianas ao redor do osso frontal, dos ossos parietais e do osso esfenoide, bem como a da foice cerebral e da tenda do cerebelo, oferecem "espaço" para que os ossos temporais possam ser liberados.

Liberação dos ossos temporais

Técnica para liberar os ossos temporais: aplicação de forças de tração leves, com o objetivo de atingir um deslizamento livre, uniforme e harmônico dos ossos temporais através da liberação de tensões do tecido ou de enrijecimentos. Para tratar as suturas cranianas ao redor do osso temporal e a parte da tenda do cerebelo da dura-máter, que possui fibras que correm da esquerda para a direita, você terá de "liberar" os ossos temporais lateralmente, ou seja, puxá-los com cuidado para fora.

- Fique sentado à mesa, com os cotovelos apoiados no tampo.
- Coloque a ponta do dedo indicador ou médio nos meatos auditivos externos (dentro da orelha). A ponta de cada polegar deve ser colocada atrás de cada orelha. Segure as orelhas e proceda à fusão com elas e com os dois ossos temporais. Você trará esses ossos para fora, ao mesmo tempo, para assim liberar as meninges cerebrais. Se você possui uma imagem interna dos ossos temporais e de suas suturas cranianas, bem como da tenda do cerebelo, este é o momento de ativá-la. Ela poderá ajudá-lo a permanecer concentrado no tecido.
- Respire tranquilamente, concentre-se em seus dedos, nos polegares e no tecido.

Melhorando a mobilidade e a flexibilidade do tecido conjuntivo

- Relaxe os dedos e os polegares. Proceda à fusão com o tecido.
- Seus dedos e seus polegares irão se fundir lentamente, e você terá a sensação de se unir aos ossos temporais.
- Formule seu propósito: "Que as suturas ao redor dos ossos temporais e as meninges cerebrais possam se liberar de tal forma que meus temporais possam ser liberados".
- Comece, então, a puxar para fora com pouquíssima força. Pode ocorrer um leve desvio em direção à parte posterior da cabeça. Você também pode simplesmente imaginar essa força. Concentre-se nesses movimentos laterais e em seu propósito. Após algum tempo, você sentirá que os ossos temporais os acompanharão.
- Talvez ocorram movimentos de desvio, como rotações, inclinações ou deslizamentos. Com os dedos e os polegares, permita que eles ocorram e continue concentrado nos movimentos laterais e em seu propósito.
- Após certo tempo, você perceberá que os ossos temporais estão mais maleáveis e expandidos e que os movimentos para o lado estão mais fáceis e simples. Talvez até então os temporais tenham dado a impressão de estarem bem presos. Eventualmente, você já terá notado uma clara sensação de calor ou uma pulsação de energia na ponta dos dedos, ou então, depois que esses ossos ficaram mais maleáveis e expandidos, poderá perceber que os líquidos ou a energia conseguem fluir melhor. Desse modo, a técnica está concluída.
- Interrompa a força empregada. Deixe os dedos por mais um instante no local. Desfrute do relaxamento e sinta como o ritmo craniossacral consegue expandir-se em todo o crânio.

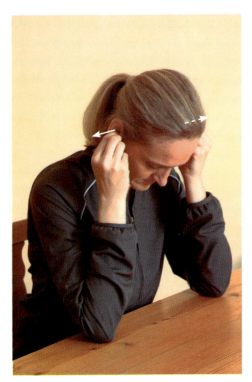

Técnica de liberação para os ossos temporais

Lidando com a resistência:

- Se o tecido permanecer muito enrijecido, apesar dos esforços realizados até então, primeiro solte a tração e depois comece desde o princípio.
- Relaxe as mãos e posicione novamente os dedos e os polegares nas orelhas. Proceda à fusão com as orelhas e os ossos temporais.
- Volte a formular seu propósito em voz alta ou baixa e comece lenta e cuidadosamente a puxar os ossos temporais para os lados.
- Caso ainda se depare com enrijecimentos, direcione a energia para dentro dos temporais ou deixe que ela corra entre a ponta dos dedos e dos polegares de ambas as mãos.
- Respire nos ossos temporais. Imagine que o movimento respiratório também é capaz de movimentá-los.
- Se isso também não for suficiente, então mantenha a paciência e, mentalmente, reforce a tração em cinco gramas.
- Espere e permaneça concentrado na formulação do seu propósito. O tecido irá expandir-se e tornar-se mais maleável.

Resumo das técnicas de elevação no crânio:
- Sente-se a uma mesa, com os cotovelos apoiados no tampo.
- Utilize as duas mãos para poder exercer a tração.
- Proceda à fusão com o tecido que está tocando; nesse momento, é de grande auxílio imaginar o tecido (como material de apoio, você pode se servir de ilustrações de um atlas de anatomia).
- Formule seu propósito.
- Exerça uma leve tração no(s) osso(s).
- Com as mãos, acompanhe o movimento intencionado e permita que os desvios perceptíveis ocorram.
- Espere o tecido relaxar.
- Eventualmente, repita a técnica; direcione a energia pelo tecido, respire nele ou persista pacientemente em uma resistência, reforçando a tração em cinco gramas.
- Desfrute dos efeitos do relaxamento.
- Sinta a liberdade adquirida pelo ritmo craniossacral.

Parabéns! Você executou todas as técnicas para o tratamento das suturas cranianas e das meninges cerebrais; desse modo, por hoje suas meninges cerebrais estão muito bem relaxadas. Caso sinta que lhe faria bem tratar todas elas mais uma vez, então agora é o momento certo. Na segunda execução, preste atenção em como a tensão já mudou com a primeira rodada de exercícios. Além disso, você já liberou seu crânio de tal forma que as conexões dos ossos da face com o crânio podem ser tratadas.

O tratamento das conexões entre os ossos cerebrais e faciais

De modo semelhante ao tratamento das meninges cerebrais no crânio, para poder tratar as suturas cranianas entre os ossos cerebrais e faciais ou na área dos ossos faciais, você terá de "levantá-los" ou "puxá-los". Execute as técnicas nos seguintes ossos:
- nasais;
- zigomáticos;
- maxilares e palatinos;
- vômer;
- mandíbula.

Para tanto, é importante que você proceda exatamente como nas técnicas de elevação já executadas para os ossos cranianos.

A sequência escolhida justifica-se pelo fato de garantir que todas as suturas em torno do palato duro – os ossos maxilares e palatinos – sejam liberadas uma a uma, para que essas estruturas ósseas centrais e tão importantes do palato duro possam ser finalmente liberadas e formar uma boa base para uma liberação permanente da mandíbula.

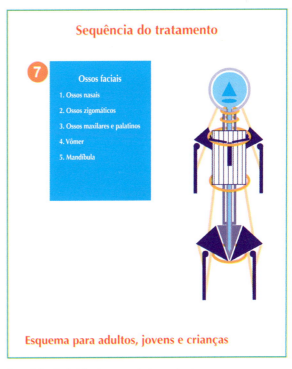

Exercícios individuais para o tratamento dos ossos faciais

Sobre as técnicas na boca

Lentamente e com cuidado, deslize o polegar ou o dedo dentro da boca, pois tanto o contato com a mucosa quanto aquele com os dentes, com o palato duro e com o mole, que se encontra mais atrás, podem desencadear ânsia de vômito – não há o que fazer, a sensação é de que se precisa vomitar. Se isso acontecer, então encerre a técnica e volte a experimentá-la em outro momento. Nesse meio-tempo, você poderá "dessensibilizar" o local com o dedo, o que significa que irá tocá-lo ou massageá-lo rapidamente, para que uma espécie de hábito seja criada.

Liberação dos ossos nasais

Técnica para levantar os ossos nasais: aplicação de forças de tração leves, com o objetivo de atingir um deslizamento livre, uniforme e harmônico dos ossos nasais através da liberação de tensões do tecido ou de enrijecimentos. Para tratar as conexões dos ossos nasais com o osso frontal e os dois ossos maxilares, você terá de "puxar" ambos os ossos nasais para baixo e para a frente, ou seja, puxá-los na direção da ponta do nariz.

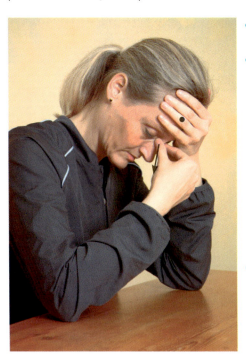

- Sente-se a uma mesa, com os cotovelos apoiados no tampo.
- Apoie a testa na mão esquerda e deixe a cabeça repousar sobre ela. Coloque o polegar e o dedo indicador da mão direita nas laterais direita e esquerda da raiz do nariz, bem perto da testa. Se você possui uma imagem interna dos ossos nasais e de suas suturas cranianas, este é o momento de ativá-la. Ela poderá ajudá-lo a permanecer concentrado nas estruturas.
- Respire tranquilamente, concentre-se em suas mãos e em seus dedos, bem como no tecido.

Técnica de liberação para os ossos nasais

Melhorando a mobilidade e a flexibilidade do tecido conjuntivo   143

- Relaxe as mãos e os dedos. Proceda à fusão com o tecido. Suas mãos e seus dedos irão se fundir lentamente, e você terá a sensação de que seus dedos e os ossos nasais tornam-se uma coisa só.
- Formule seu propósito: "Que as suturas cranianas cedam e que meus ossos nasais possam ser movimentados para baixo". Comece, então, a exercer uma leve tração para baixo, na raiz do nariz em direção à sua ponta. Essa tração deve ser muito pequena. Não mais do que o pensado ou imaginado. Você sentirá que os ossos nasais se movimentarão com ela, de maneira mais ou menos fácil.
- Em geral, nas primeiras tentativas, os ossos certamente não acompanharão sua tração para baixo. Como todos os outros ossos, os nasais podem inclinar-se um pouco para o lado, girar ou deslizar. Com as mãos, permita que esses movimentos de desvio ocorram e continue concentrado no movimento para baixo e em seu propósito.
- Após certo tempo, você perceberá que os ossos nasais estão mais maleáveis e expandidos e que os movimentos para baixo estão mais fáceis e flexíveis. Até então, talvez os ossos nasais tenham parecido presos a faixas firmes ou a elásticos. Pode ser que, pouco antes da liberação, você note uma clara sensação de calor ou uma pulsação de energia na ponta dos dedos, ou então, depois que os ossos ficaram maleáveis e expandidos, perceba que os líquidos ou a energia conseguem fluir melhor. Desse modo, a técnica está concluída.
- Interrompa a força empregada. Deixe a cabeça e os dedos por mais um instante na mesma posição. Desfrute do efeito relaxante e sinta como o ritmo craniossacral consegue expandir-se na região relaxada.

Lidando com a resistência:
- Se o tecido permanecer muito enrijecido e você tiver a sensação de que seus ossos nasais estão presos apenas a "fios de aço", primeiro solte a tração e depois comece desde o princípio.
- Posicione novamente os dedos na raiz do nariz, proceda à fusão, formule seu propósito e comece lenta e cuidadosamente a puxar os ossos nasais para baixo.
- Caso ainda se depare com enrijecimentos, direcione a energia para dentro dos ossos nasais ou deixe que ela corra da ponta dos dedos da mão direita para a palma da mão esquerda.
- Respire nos ossos temporais. Imagine que o movimento respiratório também é capaz de atingi-los e liberá-los.
- Se isso também não for suficiente, então persista e, mentalmente, reforce a tração em cinco gramas.

- Espere e permaneça concentrado na formulação do seu propósito. O tecido irá liberar-se, expandir-se e tornar-se mais maleável. Neste momento, você só precisa de um pouco mais de paciência.

Desse modo, você liberou as primeiras suturas cranianas, que possivelmente podem limitar o palato duro, e agora pode passar para a segunda região, para as suturas cranianas ao redor dos ossos zigomáticos.

Liberação dos ossos zigomáticos
Técnica para liberar os ossos zigomáticos: aplicação de forças de tração leves, com o objetivo de atingir um deslizamento livre, uniforme e harmônico dos ossos zigomáticos através da liberação de tensões do tecido ou de enrijecimentos. Para tratar as conexões dos ossos zigomáticos com o osso temporal e os ossos maxilares, bem como com o osso frontal e o esfenoide, você terá de "liberar" os ossos zigomáticos lateralmente, ou seja, puxá-los para fora.

- Fique sentado à mesa, com os cotovelos apoiados no tampo.
- Abra a boca e deslize os polegares em seu interior, nas laterais. A polpa dos dois polegares deve deslizar pela mucosa, na parte interna das bochechas; a unha dos polegares deve ficar virada para a superfície externa dos dentes. Deslize lentamente os polegares para cima e para trás, até sua ponta atingir uma pequena "cavidade". Agora, a ponta dos polegares e a parte superior de sua polpa encontram-se no lado interno dos ossos zigomáticos. Apoie a testa na ponta dos dedos e deixe a cabeça repousar sobre eles. Se você possui uma imagem interna do osso zigomático e de suas suturas cranianas, este é o momento de ativá-la. Ela poderá ajudá-lo a permanecer concentrado nas estruturas.
- Respire tranquilamente, concentre-se em seus polegares e no tecido.
- Relaxe as mãos e os polegares. Proceda à fusão com o tecido. Seus polegares irão se fundir lentamente, e você terá a sensação de que eles e os ossos zigomáticos são uma coisa só.

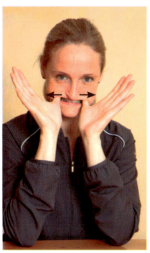
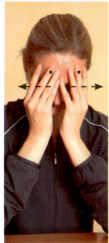

Técnica de liberação para os ossos zigomáticos

Melhorando a mobilidade e a flexibilidade do tecido conjuntivo 145

- Formule seu propósito: "Que as suturas cranianas cedam e que meus ossos zigomáticos possam ser movidos para fora".
- Comece, então, a exercer uma leve tração lateral com os polegares. Ao mesmo tempo, você poderá fazer um movimento para a frente, ou seja, na direção do nariz. Essa tração deve ser mínima. Não mais do que o pensado ou imaginado. Você sentirá que seus ossos zigomáticos acompanham o movimento para as laterais de maneira mais ou menos fácil.
- Em geral, nas primeiras tentativas, os ossos certamente não acompanharão com exatidão sua tração para as laterais. Como todos os outros ossos, os zigomáticos também podem inclinar-se um pouco para o lado, girar ou deslizar. Com os polegares, permita que esses movimentos de desvio ocorram e continue concentrado no movimento lateral e em seu propósito.
- Após certo tempo, você perceberá que os ossos zigomáticos estão mais maleáveis e expandidos e que o movimento para o lado torna-se mais fácil e flexível. Talvez até então os zigomáticos tenham dado a impressão de estarem presos a faixas firmes ou a elásticos. Pode ser que, pouco antes da liberação, você note uma nítida sensação de calor ou uma pulsação de energia nos polegares, ou então, depois que os ossos ficaram maleáveis e expandidos, perceba que os líquidos ou a energia conseguem fluir melhor. Desse modo, a técnica está concluída.
- Interrompa a força empregada. Deixe a cabeça e os polegares por mais um instante na mesma posição. Desfrute do efeito relaxante e sinta como o ritmo craniossacral consegue expandir-se na região relaxada dos ossos zigomáticos.

Lidando com a resistência:
- Se o tecido permanecer muito enrijecido e você tiver a sensação de que seus ossos zigomáticos estão presos apenas a "fios de aço", primeiro solte a tração e depois comece desde o princípio.
- Posicione novamente os polegares no lado interno dos ossos zigomáticos, proceda à fusão, formule seu propósito e comece lenta e cuidadosamente a puxar os ossos zigomáticos para as laterais.
- Caso ainda se depare com enrijecimentos, direcione a energia para dentro dos ossos zigomáticos ou deixe que ela corra dos polegares à ponta dos dedos de ambas as mãos.
- Respire nos ossos temporais. Imagine que o movimento respiratório também é capaz de atingi-los e liberá-los.
- Se isso também não for suficiente, então persista e, mentalmente, reforce a tração em cinco gramas.

- Espere e permaneça concentrado na formulação do seu propósito. O tecido irá liberar-se, expandir-se e tornar-se mais maleável. Neste momento, você só precisa de um pouco mais de paciência.

Com isso, você tratou as suturas cranianas ao redor dos ossos nasais e zigomáticos. Ambas as regiões podem limitar a mobilidade dos maxilares. Este é o momento adequado para tratar diretamente os ossos centrais da face, os maxilares e os palatinos – justamente o palato duro. Embora haja outras suturas ao redor do vômer, os maxilares e os palatinos devem ser liberados primeiro, para que o vômer possa ser liberado em seguida. Bem no final, examine mais uma vez os maxilares e os palatinos e, eventualmente, refaça o exercício.

Liberação dos ossos maxilares e dos ossos palatinos

Técnica para liberar os ossos maxilares e palatinos: aplicação de forças de tração leves, com o objetivo de atingir um deslizamento livre, uniforme e harmônico dos ossos maxilares e palatinos, liberando-os das tensões do tecido ou de enrijecimentos. Para tratar as conexões desses ossos com o frontal, o vômer e o etmoide, você terá de puxar os maxilares cuidadosamente para a frente.

- Fique sentado à mesa, com os cotovelos apoiados no tampo.
- Coloque a polpa dos polegares na boca, na superfície de mastigação dos dentes da maxila (arcada superior). Apoie a testa na ponta dos dedos e deixe a cabeça repousar sobre eles. Se você possui uma imagem interna dos ossos maxilares e dos palatinos com suas respectivas suturas cranianas, este é o momento de ativá-la. Ela poderá ajudá-lo a permanecer concentrado nas estruturas.
- Respire tranquilamente, concentre-se nas mãos e no tecido.
- Agora relaxe os polegares de maneira totalmente consciente e observe se é possível tocar o lado interno dos dentes e, por conseguinte, a maxila de forma ainda mais leve. Não exerça pressão. Proceda à fusão com os dentes e a maxila.
- Assim que tiver a sensação de que seus polegares se fundiram aos ossos, formule seu propósito: "Que as suturas cranianas cedam e que meus maxilares e meus ossos palatinos possam ser movidos para a frente".
- Comece, então, a exercer uma leve tração para a frente. Essa tração deve ser mínima. Não mais do que o pensado ou imaginado. Você sentirá que os maxilares e os ossos palatinos acompanham o movimento para a frente com maior ou menor facilidade. Se você sentir que os polegares estão escorregando dos dentes, exerça uma pressão um pouco maior nas superfícies de mastigação.

- Em geral, nas primeiras tentativas, os ossos certamente não acompanharão com exatidão sua tração para a frente. Como todos os outros ossos, os maxilares e os palatinos também podem inclinar-se um pouco para o lado, girar ou deslizar. Com os polegares, permita que esses movimentos de desvio ocorram e continue concentrado no movimento para a frente e em seu propósito.
- Após certo tempo, você perceberá que os dentes, os maxilares e os palatinos estão mais maleáveis e expandidos e que o movimento para a frente está mais fácil e flexível. Talvez até então esses ossos tenham dado a impressão de estarem presos a faixas firmes ou a elásticos. Pode ser que, pouco antes da liberação, você note uma nítida sensação de calor ou uma pulsação de energia nos polegares, ou então, depois que os ossos ficaram maleáveis e expandidos, perceba que os líquidos ou a energia conseguem fluir melhor. Desse modo, a técnica está concluída.
- Interrompa a força empregada. Deixe a cabeça e os polegares por mais um instante na mesma posição. Desfrute do efeito relaxante e sinta como o ritmo craniossacral consegue expandir-se na região relaxada.

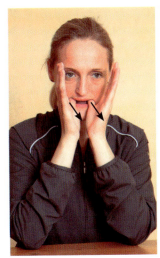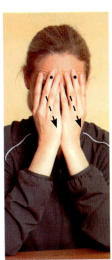

Técnica de liberação para os maxilares e os ossos palatinos

Lidando com a resistência:
- Se o tecido permanecer muito enrijecido e você tiver a sensação de que os maxilares e os ossos palatinos estão presos apenas a "fios de aço", primeiro solte a tração e depois comece desde o princípio.
- Posicione novamente os polegares na superfície de mastigação dos dentes da arcada superior, proceda à fusão, formule seu propósito e comece lenta e cuidadosamente a puxar os maxilares e os ossos palatinos para a frente.
- Caso ainda se depare com enrijecimentos, direcione a energia para dentro da maxila e dos palatinos ou deixe que ela corra dos polegares à ponta dos dedos de ambas as mãos.

- Respire na maxila e nos ossos palatinos. Imagine que o movimento respiratório também é capaz de atingi-los e liberá-los.
- Se isso também não for suficiente, então persista e, mentalmente, reforce a tração em cinco gramas.
- Espere e permaneça concentrado na formulação do seu propósito. O tecido irá liberar-se, expandir-se e tornar-se mais maleável. Neste momento, você só precisa de um pouco mais de paciência.

Você quase conseguiu. Faltam apenas as suturas cranianas ao redor do vômer para que todas as suturas sejam liberadas de suas tensões momentâneas.

Liberação do vômer

Técnica para liberar o vômer: aplicação de forças de tração leves, com o objetivo de atingir um deslizamento livre, uniforme e harmônico do vômer, liberando-o das tensões do tecido ou de enrijecimentos. Para tratar as conexões com os ossos maxilares, os ossos palatinos, bem como com o etmoide e o esfenoide, você terá de "puxar" o vômer para a frente e para baixo, ou seja, na direção da ponta do nariz.

- Fique sentado à mesa, com os cotovelos apoiados no tampo.
- Apoie a testa na mão esquerda e deixe a cabeça repousar sobre ela. A polpa do polegar da mão direita deve ser colocada na boca, no meio do palato. A superfície interna do polegar direito, perto da palma da mão, entra em contato com a parte posterior dos dois incisivos centrais superiores. O indicador da mão direita deve ser dobrado sobre a ponte do nariz, de maneira que sua superfície interna possa acomodar-se confortavelmente sobre o nariz. Se você possui uma imagem interna do vômer e de suas suturas cranianas, este é o momento de ativá-la. Ela poderá ajudá-lo a permanecer concentrado nas estruturas.
- Respire tranquilamente, concentre-se em seus polegares e no tecido.
- Agora relaxe o polegar e o indicador da mão direita de maneira totalmente consciente e tente perceber se é possível um toque mais leve. Retire a pressão. Proceda à fusão com o polegar e a ponte do nariz e, por conseguinte, com o vômer que se encontra em profundidade.
- Assim que sentir que o polegar e o indicador se fundiram da melhor maneira possível ao osso, formule seu propósito: "Que as suturas cranianas cedam e que meu vômer possa ser movido para a frente e para baixo".
- Comece, então, a exercer uma leve tração para a frente e para baixo, na direção da ponta do nariz. Essa tração deve ser mínima. Não mais do que o pensado ou imaginado. Você sentirá que o vômer acompanha o movimento para a frente e para baixo de maneira mais ou menos fácil.

- Em geral, nas primeiras tentativas, certamente o osso não acompanhará com exatidão sua tração para a frente e para baixo. Como todos os outros ossos, o vômer também pode inclinar-se um pouco para o lado, girar ou deslizar. Com as mãos, permita que esses movimentos de desvio ocorram e continue concentrado no movimento para a frente e para baixo e em seu propósito.
- Após certo tempo, você perceberá que o vômer está mais maleável e expandido e que o movimento para a frente e para baixo está mais fácil e flexível.

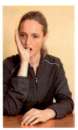
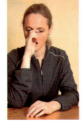
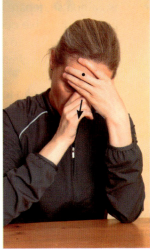

Técnica de liberação para o vômer

Talvez até então o vômer tenha dado a impressão de estar preso a faixas firmes ou a elásticos. Pode ser que, pouco antes da liberação, você note uma nítida sensação de calor ou uma pulsação de energia no polegar e no indicador, ou então, depois que o vômer ficou maleável e expandido, perceba que os líquidos ou a energia conseguem fluir melhor. Desse modo, a técnica está concluída.
- Interrompa a força empregada. Deixe a cabeça e as mãos por mais um instante na mesma posição. Desfrute do efeito relaxante e sinta como o ritmo craniossacral consegue expandir-se na região relaxada.
- Retire o polegar direito do palato e a mão esquerda da testa. Agora você pode voltar ao exercício com os ossos maxilares e os ossos palatinos antes de prosseguir com o tratamento das articulações temporomandibulares.

Lidando com a resistência:
- Se o tecido permanecer muito enrijecido e você tiver a sensação de que seu vômer está preso apenas a "fios de aço", primeiro solte a tração e depois comece desde o princípio.
- Posicione novamente o polegar e o indicador da mão direita, proceda à fusão, formule seu propósito e comece lenta e cuidadosamente a puxar o vômer para a frente e para baixo, em direção à ponta do nariz.

Exercícios individuais para adultos, jovens e crianças

Lidando com a resistência:

- Se o tecido permanecer muito enrijecido e você tiver a sensação de que sua mandíbula está presa apenas a "fios de aço", primeiro solte a tração e depois comece desde o princípio.
- Posicione novamente os dedos na bochecha, proceda à fusão, formule seu propósito e comece lenta e cuidadosamente a puxar a mandíbula para baixo.
- Caso ainda se depare com enrijecimentos, direcione a energia para dentro da mandíbula ou deixe que ela corra entre os dedos das duas mãos.
- Respire na mandíbula. Imagine que o movimento respiratório também é capaz de atingi-la e liberá-la.
- Se isso também não for suficiente, então persista e, mentalmente, reforce a tração em cinco gramas.
- Espere e permaneça concentrado na formulação do seu propósito. O tecido irá liberar-se, expandir-se e tornar-se mais maleável. Neste momento, você só precisa de um pouco mais de paciência.

O tratamento de ambas as articulações temporomandibulares encerra a sequência de exercícios não apenas para os ossos faciais, mas também para todas as estruturas de tecido conjuntivo (tecido conjuntivo transversal, articulações, meninges espinhais, crânio com meninges cerebrais e ossos cranianos). Caso você não tenha mais exercícios a realizar, relaxe por mais um momento e execute uma técnica de still point. Ela o ajudará a harmonizar todas as partes tratadas com os efeitos da liberação do tecido.

Resumo das técnicas de liberação dos ossos faciais:
- Sente-se em uma cadeira.
- Trabalhe com uma ou com as duas mãos para exercer a tração.
- Proceda à fusão com o tecido que está tocando. Neste momento, é útil ter uma imagem do tecido (como apoio, podem servir ilustrações de um livro de anatomia).
- Formule seu propósito.
- Exerça uma leve tração no(s) osso(s).
- Com a(s) mão(s), acompanhe o movimento intencionado e permita que os movimentos perceptíveis de desvio ocorram.
- Espere pelo relaxamento do tecido.

- Eventualmente, repita a técnica, direcione a energia através do tecido, respire nele ou persista com paciência, caso haja resistência, e reforce a pressão em cinco gramas.
- Desfrute dos efeitos do relaxamento.
- Sinta a liberdade adquirida pelo ritmo craniossacral.

Esses são todos os exercícios que você pode realizar para liberar ou soltar o sistema craniossacral. Espero que tenha aproveitado e esteja motivado a prosseguir com os outros exercícios.

Sugestões de tratamento

No início, é recomendável realizar exercícios individuais, sem pensar nas possibilidades de combinação ou duração. Nessa fase, familiarize-se com os exercícios e conheça as "dificuldades", pois, no começo, você ainda terá trabalho para concentrar-se na realização dos exercícios. Contudo, se de vez em quando você ler o livro ou trocar uma ideia com alguém sobre os exercícios, certamente essas dificuldades logo serão resolvidas. De modo geral, estabelecer um horário para os exercícios é de grande auxílio. Obviamente, esses horários não precisam ser muito rígidos. Não obstante, a regularidade é a chave para o sucesso.

Para encerrar, apresento mais algumas possibilidades de como você pode combinar os exercícios. Sugiro uma introdução, a ser realizada durante uma hora para cada exercício. À primeira vista, pode parecer muito demorada, mas ao longo do tempo você sentirá que esse tempo é bastante reparador, pois nele você realizará não apenas o exercício, mas também se aproximará de si mesmo e experimentará a paz interna. Se você realizar todas as técnicas listadas aqui dentro de aproximadamente uma hora, perceberá que não é tão fácil e que, por isso, terá de renunciar à "liberação completa" durante uma técnica, do contrário, o tempo não será suficiente. No entanto, o importante é que todo o programa também inclui não apenas os exercícios individuais, mas também a força de liberação. Depois que conseguir realizar os exercícios de um grupo dentro de uma hora e se sentir bem, mude para o próximo grupo.

Primeiro grupo

Técnicas de ritmo e liberação das estruturas transversais

- Realize as técnicas para estimular o ritmo craniossacral e conclua com uma técnica de still point.
- Libere todas as estruturas transversais de suas tensões momentâneas.
- Realize uma técnica de still point.

Segundo grupo

Técnicas de ritmo, liberação das estruturas transversais e relaxamento dos músculos

- Realize uma técnica para estimular o sistema craniossacral ou uma técnica de still point.
- Libere todas as estruturas transversais de suas tensões momentâneas.
- Relaxe os músculos (de três a quatro repetições).
- Realize uma técnica de still point.

Terceiro grupo

Técnicas de ritmo, liberação das estruturas transversais, relaxamento dos músculos e mobilização das articulações

- Realize uma técnica para estimular o sistema craniossacral ou uma técnica de still point.
- Libere todas as estruturas transversais de suas tensões momentâneas.
- Relaxe os músculos (de três a quatro repetições).
- Mobilize as articulações (de quatro a cinco repetições).
- Realize uma técnica de still point.

Quarto grupo

Técnicas de ritmo, liberação das estruturas transversais, relaxamento dos músculos, mobilização das articulações e liberação das meninges espinhais

- Realize uma técnica para estimular o sistema craniossacral ou uma técnica de still point.
- Libere todas as estruturas transversais de suas tensões momentâneas.
- Relaxe os músculos (de três a quatro repetições).
- Mobilize as articulações (de quatro a cinco repetições).
- Libere as meninges espinhais.
- Realize uma técnica de still point.

Quinto grupo

Técnicas de ritmo, liberação das estruturas transversais, relaxamento dos músculos, mobilização das articulações, liberação das meninges cerebroespinhais

- Realize uma técnica para estimular o sistema craniossacral ou uma técnica de still point.
- Libere todas as estruturas transversais de suas tensões momentâneas.
- Relaxe os músculos (de três a quatro repetições).
- Mobilize as articulações (de quatro a cinco repetições).
- Libere as meninges espinhais.
- Libere as meninges cerebrais.
- Realize uma técnica de still point.

Sexto grupo

Técnicas de ritmo, liberação das estruturas transversais, relaxamento dos músculos, mobilização das articulações, liberação das meninges cerebroespinhais e dos ossos da face

- Realize uma técnica para estimular o sistema craniossacral ou uma técnica de still point.
- Libere todas as estruturas transversais de suas tensões momentâneas.
- Relaxe os músculos (de três a quatro repetições).
- Mobilize as articulações (de quatro a cinco repetições).
- Libere as meninges espinhais.
- Libere as meninges cerebrais.
- Libere os ossos da face.
- Realize uma técnica de still point.

Agora você possui um claro panorama das regiões do seu corpo que ainda não foram totalmente liberadas. Você pode continuar com o programa do sexto grupo ou, nos próximos exercícios, concentrar-se mais em uma região que ainda não foi totalmente liberada, por exemplo executando várias vezes a mesma técnica. Quando sentir que uma região isolada precisa de mais tempo, dedique--se mais a ela. É recomendável realizar o programa com frequência. Como já dito, essas são apenas sugestões, e peço que você ouça sua intuição e sua voz interna. Além disso, tire suas dúvidas com seu médico, seu terapeuta ou com um profissional da área de saúde. Talvez ele tenha outras boas ideias a partir de sua visão terapêutica ou de sua experiência pessoal.

Trabalhando com a sabedoria interna

No dia a dia, normalmente cada um de nós se considera uma unidade indivisível. No entanto, prestando mais atenção, reconheceremos que somos compostos de muitos bilhões de células e que, além do corpo, também temos espírito e alma. Todas as partes trabalham juntas para obter uma função bem harmonizada e satisfação. Contudo, se surgirem complicações nesse maravilhoso conjunto, perturbações e, ocasionalmente, também sintomas ou doenças se manifestam. Na maioria das vezes, não estamos habituados a considerar as partes do nosso corpo de maneira individual com uma consciência independente ou com percepção própria; desse modo, renunciamos a tornar úteis para nossas finalidades as informações que essas partes podem nos fornecer. Todavia, o Dr. Upledger vê nelas uma grande oportunidade. A partir de sua experiência, ele desenvolveu o trabalho com imagens terapêuticas e o diálogo. Esse trabalho tem por objetivo tornar acessíveis ao paciente essas informações ocultas. Além do diálogo com os sintomas, os órgãos, as células ou outras partes do corpo, o Dr. Upledger visa à conversa com a chamada sabedoria interna. Paralelamente ao trabalho no consultório do terapeuta, também existem possibilidades para você entrar em contato com sua sabedoria interna em sua casa. Nesta seção, irei apresentar uma possibilidade sobre uma "viagem onírica", uma alternativa ensinada pelo Dr. Upledger em seus cursos de aperfeiçoamento.

Uma viagem onírica rumo à sabedoria interna

Você irá fazer uma viagem onírica, cujo início já foi realizado nos exercícios preparatórios (ver páginas 70 ss.). Por uma questão de complementação, descreverei aqui toda a viagem onírica rumo à sabedoria interna. Caso você já tenha experiência em visitar seu lugar interno preferido, você poderá ir diretamente à seção "O contato com a sabedoria interna".

É recomendável ficar em um espaço onde você não seja incomodado. Talvez seja o caso de avisar aos familiares ou às pessoas que moram na mesma residência, desligar o telefone ou diminuir seu volume, desligar a campainha ou pendurar na porta uma placa de "não perturbe". Preocupe-se apenas em poder sentir-se seguro no espaço em que realizará os exercícios. Depois que tudo estiver esclarecido e você já estiver nesse espaço, deite-se ou sente-se confortavelmente, de maneira que consiga permanecer nessa posição pelos próximos 20 ou 30 minutos. Seu corpo está suficientemente apoiado? Você precisa de mais um travesseiro em algum lugar ou de uma coberta? Depois que tiver se organizado, poderá começar o exercício.

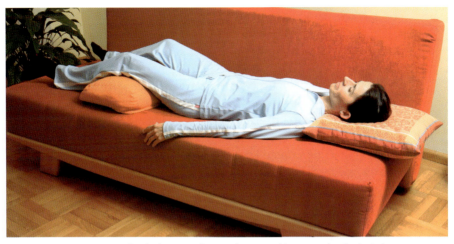

Fique em uma posição confortável para realizar a viagem onírica rumo à sabedoria interna

Exercício para liberar a tensão
- Feche os olhos.
- Concentre-se em sua respiração. Sinta como o movimento respiratório faz seu corpo se movimentar. Desfrute do efeito tranquilizador. Com o olho e a sensibilidade internos, acompanhe o caminho percorrido pelo ar da respiração – do nariz para dentro do tórax e novamente para fora. Sinta que a inspiração é um pouco mais fria do que a expiração.
- Observe todas as partes do corpo alcançadas pelo movimento respiratório. Talvez seja mais fácil se você usar as mãos como auxílio. Ele chega ao ventre? Às costas? Às nádegas e ao quadril? Às coxas? Aos joelhos? Às pernas? Aos pés e a seus dedos? E quanto aos ombros, aos braços, aos cotovelos e aos antebraços? Às mãos e aos dedos? Chega ao pescoço e à nuca? À cabeça?
- Imagine e observe que não apenas o movimento respiratório, mas também o ar da respiração consegue chegar a esses locais.
- Depois de conseguir observar bem o percurso do ar da respiração para dentro e para fora, imagine que a cada expiração moléculas de tensão podem ser liberadas do seu corpo – a respiração faz com que a tensão flua para fora do seu corpo. Observe como seu corpo realiza essa operação. O que é liberado com o ar da respiração? Entusiasme-se e fascine-se com esse processo.
- Comece com o tórax. Imagine que o movimento de inspiração consegue chegar a todas as células do tórax. Onde há tensões que, ao final da inspiração, podem ser liberadas com ela? Imagine que essas tensões liberam pe-

quenos pacotes, partículas ou moléculas. Expire-os. Você não precisa fazer nada além de observar enquanto seu corpo realiza esse processo. Concentre-se no tórax até sentir que, por hoje, não serão liberadas mais tensões. Em seguida, volte sua atenção para o ventre. Como fez há pouco com o tórax, deixe o ar chegar a todo o espaço do ventre durante a inspiração e observe como ele libera as partículas de tensão pelo ar. Continue a fazer isso até perceber que outras partículas não serão mais liberadas.

- Conduza esse procedimento para baixo, até os pés. Proceda lentamente. Não se apresse. É importante liberar-se o máximo possível da tensão.
- Quando chegar aos pés, proceda com os ombros, os braços e as mãos até os dedos. Mais uma vez, não tenha pressa. Você tem todo o tempo do mundo – "o tempo é seu aliado".
- Depois que todas as partículas, os pequenos pacotes ou as moléculas de tensão tiverem sido liberados do tronco, das pernas e dos braços, dirija sua atenção para o pescoço e a nuca e avance para cima, até o vértice da cabeça.

Visitando seu lugar interno preferido
- Desfrute do relaxamento. Seu corpo está totalmente relaxado e flexível. Imagine que está no seu lugar preferido. Um lugar seguro e agradável, que transmite proteção. Em sua imaginação, ele pode ser em qualquer lugar. Talvez seja em uma casa, em uma praia ou na clareira de uma floresta, não faz diferença. Com a imaginação, dirija-se até lá. Sinta o calor e a proteção desse local. Nesse local interno, nada pode lhe acontecer.
- Agora observe: o que você consegue ver, ouvir e sentir? Que odores e gostos consegue perceber? O que consegue sentir? Familiarize-se com esse local. Use o tempo que for necessário. O importante é sentir-se bem e protegido e saber que ali você pode movimentar-se livremente.
- Em seu lugar preferido, dirija-se a um local em que você possa sentar-se ou deitar-se de maneira totalmente relaxada. Desfrute do grande relaxamento do seu corpo.
- Permaneça ali por alguns minutos.

O contato com a sabedoria interna

- Agora imagine que um convidado possa ir ao seu local. O que isso significa para você? Tente imaginar como formular um convite. É importante que você se sinta nessa situação. Você quer convidá-lo, mas não é obrigado a fazê-lo.

- Quando sentir internamente seu consentimento, então convide sua sabedoria interna. Qual a forma mais fácil para você? Por e-mail, carta, SMS, telefonando ou chamando? Ou talvez ainda de modo totalmente diferente?

- Peça à sua sabedoria interna que vá visitá-lo nos próximos minutos. Deixe claro que essa visita é muito importante para você. Se tiver uma sensação desconfortável, é perfeitamente normal – afinal, não é todo dia que encontramos a própria sabedoria interna! Entretanto, se não se sentir bem ao imaginar esse convite, deixe-o para outro dia. Desfrute de seu lugar interno e seguro e, após alguns minutos, volte para o espaço de exercícios da realidade. Com os olhos abertos, sinta por mais um momento seu corpo agradavelmente relaxado e, eventualmente, observe a liberdade do ritmo craniossacral.

- Se puder continuar, permaneça totalmente relaxado. Continue a observar o lugar em que se encontra internamente. De algum canto emergirá sua sabedoria interna; o caminho até você é único e incomparável. Nem sempre a estrutura e a forma de sua sabedoria interna são iguais. Pela minha experiência, sei que ela pode ter o aspecto de figuras humanas, animais e entidades energéticas, às vezes até apenas de uma voz ou um odor, para nomear as mais frequentes.

- Faça seu convite sem insistir. Pode estar certo de que sua sabedoria interna irá aparecer!

- Há momentos em que não ficará totalmente claro se aquilo que você está sentindo já representa sua sabedoria interna. Nesse caso, o mais fácil é ficar com a primeira percepção. Se isso também não der certo, então fique com a que está sentindo no momento. Se novamente não funcionar, talvez este não seja o momento adequado para se encontrar com sua sabedoria interna. Termine o exercício com calma.

- Assim que sua sabedoria interna aparecer, cumprimente-a como a um convidado desconhecido, dispensando-lhe atenção, alegria e amizade. Apresente-se e peça-lhe que se apresente. Isso pode ser feito em voz alta ou internamente. Se ela tiver um nome ou uma designação, pergunte como gostaria de ser chamada e tratada. É recomendável perguntar à sua sabedoria interna se ela prefere ser chamada de "senhora" (o que geralmente é o caso) ou se não há problema tratá-la por "você".

160 Exercícios individuais para adultos, jovens e crianças

- Torne o encontro mais estável e relaxado comportando-se de maneira atenciosa, do mesmo modo como duas pessoas se comportam no dia a dia, quando se conhecem. Fale de si próprio, do seu cotidiano, de suas alegrias e de seus problemas – abra seu coração. Nem sempre essa abertura é fácil, pelo menos não no cotidiano. No entanto, pense conscientemente que você não está no cotidiano, mas em um lugar interno e seguro e que seu convidado não é um estranho qualquer, mas sua própria sabedoria interna.
- Peça à sua sabedoria interna para fazer o mesmo – pergunte-lhe, por exemplo, como ela está ou se consegue entender o que acabou de lhe dizer.
- Seu encontro ficou mais consolidado? Então veja se consegue fazer à sua sabedoria interna perguntas diretas sobre si mesmo. Talvez você queira saber alguma coisa sobre seus sintomas ou sobre suas doenças. As respostas costumam ser claras. Contudo, não seja muito exigente nesse momento; às vezes, são necessários alguns encontros para obter informações claras.
- Para encerrar o encontro, comunique-o à sua sabedoria interna. Agradeça- -lhe o encontro, o tempo que passaram juntos e as informações recebidas. Expresse sua alegria e sua gratidão. Eventualmente, peça para encontrá-la novamente. De resto, o encontro está encerrado.
- Saia do espaço interno e volte à realidade. Abra os olhos. Com os olhos abertos, sinta por um momento o corpo relaxado e, eventualmente, observe a liberdade do ritmo craniossacral.

Você pode ajustar essa viagem onírica conforme desejar, segundo suas próprias necessidades e finalidades. Você verá que, com o tempo, ela se modificará e que você ficará cada vez mais familiarizado com sua sabedoria interna. Desejo- -lhe encontros agradáveis e instrutivos!

Exercícios em dupla para adultos, jovens e crianças

Para poderem executar os exercícios em dupla deste capítulo, os participantes devem, antes, familiarizar-se com os fundamentos, os exercícios preparatórios e as informações já fornecidas. Eles são a base para uma prática coerente. Neste capítulo, você encontrará textos semelhantes aos do capítulo anterior. Caso já tenha realizado os exercícios individuais, será fácil para você acompanhar os textos das descrições dos exercícios neste capítulo. Ainda não fez os exercícios individuais? Não há problema, pois justamente por essa razão os próximos textos são semelhantes.

Os exercícios descritos neste capítulo podem ser executados mutuamente por adultos e jovens. Em alguns casos, também podem ser feitos com crianças, caso elas se mostrem espontaneamente motivadas. É o que acontece quando gostam do contato físico e de compartilhar seu tempo.

Neste capítulo, você encontrará três grandes áreas de exercícios: em primeiro lugar, a estimulação do ritmo craniossacral; em segundo, as técnicas de still point e, em terceiro, a melhoria da flexibilidade e da mobilidade do tecido conjuntivo. As duas primeiras áreas trabalham diretamente com o ritmo craniossacral. É recomendável executar esses exercícios antes daqueles da melhoria da mobilidade.

Evidentemente, nos exercícios em dupla, estaremos lidando com alguém que executa as técnicas e alguém em quem as técnicas são executadas. Para simplificar, no texto designei essas duas pessoas como "terapeuta" e "paciente". Quando me dirijo ao leitor em um papel e faço referência a outra pessoa, uso o termo "parceiro" para falar de seu companheiro no tratamento.

O relacionamento durante os exercícios

Nas páginas seguintes, tratarei de alguns importantes aspectos que valem especialmente para o trabalho em dupla, pois nele ocorre uma forma específica de relacionamento – o chamado "relacionamento durante os exercícios". No capítulo "Informações e exercícios preparatórios", você encontra nas pp. 65 ss. as informações sobre como desfazer a tensão, que nesse momento também pode ser importante; por isso, reserve-se um tempo para reler essas páginas.

Fundamentos

1. Os exercícios não se destinam a curar doenças nem substituir terapias necessárias do ponto de vista clínico. Antes, têm o objetivo de apoiar o bem-estar, a saúde de modo geral ou processos terapêuticos já iniciados.
2. Ambos os parceiros são responsáveis pela construção de uma relação resistente, segura e protetora durante os exercícios. Um relacionamento de confiança, autenticidade e honestidade é fundamental e necessário. Se esse relacionamento de confiança deixar de existir em algum momento, o relacionamento durante os exercícios também acaba.
3. Contato físico e proximidade entre os praticantes são componentes fundamentais dos exercícios. Servem a seu objetivo e destinam-se apenas às necessidades dos "pacientes". Contudo, por razões éticas, todo tipo de contato sexual entre os praticantes, mesmo que a iniciativa parta do "paciente", é proibido. Essa interdição pode soar estranha ao leitor, caso os parceiros nos exercícios sejam casados. No entanto, a experiência provou que é muito importante que o contato físico no período de exercícios seja feito sem energia sexual, para que a segurança permaneça garantida.
4. O "terapeuta" deve fazer um contato de fusão sempre de maneira intencional, cautelosa e cuidadosa e mostrar-se receptivo, intuitivo e atencioso. Ele deve motivar seu parceiro a perceber e comunicar suas sensações momentâneas e imediatas. Durante os exercícios, deve mostrar-se incondicionalmente presente, imparcial ou neutro, deixar para trás seus próprios interesses e renunciar a avaliações e julgamentos.
5. A solução para cada problema deve ser encontrada no "paciente". O "terapeuta" atua como suporte do processo de autorrecuperação e, ao mesmo tempo, torna-se aprendiz ao testemunhar as soluções singulares que se mostram possíveis.

O respeito pelo espaço e o processo

Como nos exercícios individuais, naqueles em dupla você trabalhará com o toque. Para o Dr. Upledger é importante que este seja um "toque intencional", ou seja, que além da formulação do propósito também haja uma relação de respeito entre os praticantes. Durante a execução dos exercícios, diversos pontos essenciais se delinearam para o "terapeuta". Tratarei, a seguir, dos que, para mim, são os mais importantes:

O relacionamento durante os exercícios 163

1. Entre em contato consigo mesmo. Reserve-se um tempo para sentir que, nos próximos exercícios, sua única tarefa será dispor de um espaço seguro e protegido para poder desfazer a tensão com a ajuda do toque intencional, um exercício muito importante para o seu parceiro. Tenha claro em mente que você só está ali para oferecer soluções ou respostas. Seu parceiro terá a possibilidade e o espaço para entrar em contato consigo mesmo e vivenciar os processos internos. Você o acompanhará e atuará como testemunha.

2. No início do exercício, cumprimente seu parceiro e o tecido que irá tratar e, no final, despeça-se deles. Talvez o cumprimento e a despedida do tecido lhe soem estranhos, mas não deixe de tentar. Antes de começar, dê as boas--vindas ao tecido e convide-o a abrir-se para os efeitos de um exercício. Ao final do exercício, é recomendável agradecer o período passado juntos e as experiências compartilhadas. Minha experiência na prática terapêutica diária mostrou que, desse modo, o espaço de respeito entre as pessoas pode ser preservado. Como diz o Dr. Upledger, "mantenha o espaço aberto".

3. Peça a seu parceiro a permissão para tocá-lo. Não comece o exercício antes de receber essa permissão. O "sim" interior do parceiro significa um consentimento não apenas para você, mas também para ele próprio.

4. "Confie e proceda à fusão": confie em si mesmo, em suas mãos, em seu parceiro e no processo que se desenvolve a cada exercício. Talvez soe um pouco estranho, mas suas mãos sabem mais o que deve ser feito do que seu cérebro. Concentre-se em suas mãos e permaneça aberto para o que vier a perceber.

5. Exerça pouca tração e pouca pressão, tentando permanecer sempre abaixo da tensão de resistência do tecido. Você sentirá que o tecido se enrijece. Não faz sentido travar uma luta com o tecido, esperando conseguir vencê-lo com rigidez e resistência. Tenha persistência e moderação. Como você bem sabe: "água mole em pedra dura, tanto bate até que fura!"

6. Continue tentando soltar o tecido, permitindo movimentos de desvio. Com a aplicação de pouca força, o tecido será encorajado a ceder e a relaxar. O tecido sabe exatamente como isso funciona. De modo geral, não acontece como imaginamos. O tecido não pode ser deformado ou moldado como bem entendermos. Por isso, é necessário que você mantenha a direção da pressão ou da tração tomada, bem como seu propósito, mas não deixe de "cumprimentar" e permitir todo movimento que se desvie daquele que você percebeu.

7. Comunique a seu parceiro que o exercício pode ser interrompido a qualquer momento. Sempre que ele sentir mal-estar, dúvida, medo, irritação ou algo semelhante, e visualizar imagens internas desagradáveis, o exer-

164 Exercícios em dupla para adultos, jovens e crianças

Material de apoio

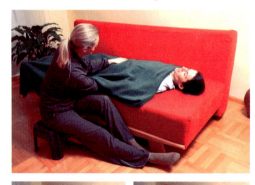

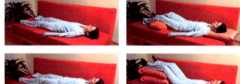

Utilize almofadas e cobertas para sentir-se confortável.

cício pode ou deve ser interrompido. Os exercícios devem ser agradáveis e benéficos para seu parceiro. Isso não significa que o exercício interrompido não possa ser retomado em outro momento. Só será preciso tentar. Tenha confiança e peça a seu parceiro para fazer o mesmo. Com o passar do tempo, vocês irão perceber quantas mudanças podem ocorrer!

Aspectos importantes para o "paciente"

A posição de partida do "paciente" para todos os exercícios deste capítulo é o decúbito dorsal. Como "paciente", deite-se de costas confortavelmente. Talvez você precise de um apoio sob a cabeça ou a nuca, sob a lombar ou os joelhos. Se sentir frio, use uma coberta.

Não tenha pressa em atingir seu "sim" ou "não" interior. Por experiência, sempre percebi que o momento do paciente nem sempre era o correto. Se você sentir o mesmo, não se acanhe em comunicá-lo e em adiar o exercício em conjunto.

Aspectos importantes para o "terapeuta"

As posições corporais em que os exercícios serão feitos são múltiplas. Descrevi e ilustrei todos os exercícios em que você fica sentado, e seu parceiro, deitado no chão. Talvez essa posição não lhe seja possível ou confortável. Caso disponha de uma maca, naturalmente essa é uma excelente situação inicial, pois, em geral, com ela você poderá trabalhar de todos os lados. Caso não a tenha e não possa trabalhar no chão, seu parceiro pode ficar deitado em um sofá ou em uma cama, enquanto você fica agachado ou ajoelhado em uma almofada, ou ainda sentado em um banquinho baixo ou com altura normal. Não custa experimentar, pois, como "terapeuta", você também tem de sentir-se bem!

O próximo ponto essencial é o apoio sob os braços. Em muitas técnicas, você poderá encostar os braços no corpo do parceiro. Não deixe de pedir-lhe permissão para fazê-lo. Entretanto, preste atenção para não comprimir o corpo dele com seus braços, mas apenas tê-lo como apoio. Comunique a seu parceiro que ele pode dizer a qualquer momento se seus braços estão pesando ou se prefere que os apoie em outro lugar.

Conforme já mencionado no caso do "paciente", também é importante para você alcançar um "sim" ou "não" interior. Um "sim" claro ajuda muito a tornar o período do exercício salutar.

Posições corporais

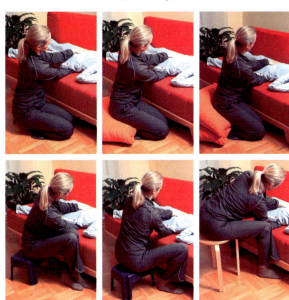

Exemplos de diferentes posições corporais do "terapeuta"

Sentindo e avaliando o ritmo craniossacral e a tensão

A prática mostrou que é adequado avaliar o ritmo craniossacral e a tensão do corpo inteiro no início e no fim dos exercícios que visam a melhorar a função do sistema craniossacral. Graças a essa avaliação, você pode adaptar-se a seu parceiro, colocando-se em seu lugar, e perceber as alterações ocorridas com os exercícios. Isso é importante, pois nem todo mundo é igual e nem todo momento é igual para todos.

Critérios do ritmo craniossacral

Sinta o ritmo craniossacral pelo tato e avalie-o com base nos seguintes critérios:
* Você consegue sentir o ritmo craniossacral? Ele existe?
* Qual é a sua frequência?
* Qual é a amplitude do movimento?
* Qual é a sua força? Qual é a dimensão de sua energia interna?
* Existe alguma diferença entre o lado direito e o esquerdo? Como é sua simetria?

Tente responder a essas perguntas da melhor forma possível. No começo, não seja rigoroso consigo mesmo caso tenha alguma dificuldade. Com o tempo, ficará fácil. Se os exercícios tiverem sido bons, você perceberá que a amplitude, a energia interna e a simetria também melhoraram.

Critérios da tensão

Pelo tato, sinta o tecido com base nos seguintes critérios:
* Você consegue fundir-se ao tecido?
* Seu parceiro consegue fundir-se nos pontos tocados por sua mão?
* Existe alguma força de atração ou repulsão agindo em suas mãos?

Tente responder a essas perguntas da melhor maneira possível e seja paciente consigo mesmo caso tenha alguma dificuldade. Conceda-se um tempo para desenvolver essa sensação. Uma prática bem-sucedida distingue-se pelo fato de que a capacidade de fusão aumenta e a energia que age sobre ela torna-se neutra.

Os pontos de ausculta

Existem os chamados "pontos de ausculta", nos quais você pode avaliar o ritmo craniossacral e a tensão. Para tanto, seu parceiro deve estar deitado no chão, e você, ajoelhado. Pelo tato, sinta e avalie os seguintes pontos:
* Calcanhares: ajoelhe-se no chão e pegue os dois calcanhares com as duas mãos.
* Peito do pé: fique junto dos pés e deslize as mãos em sua parte superior; os calcanhares devem ficar apoiados no chão.
* Pernas: fique junto dos pés e deslize as mãos para cima, até as pernas.

- Joelhos: ajoelhe-se à esquerda ou à direita dos joelhos do parceiro. Seu corpo deve ficar voltado para a cabeça dele. Coloque as mãos sobre os dois joelhos do seu parceiro.
- Coxas: de joelhos, escorregue para cima e deslize as mãos até a metade das coxas.
- Asas ilíacas: de joelhos, escorregue para cima e coloque as mãos na espinha ilíaca anterior superior.
- Caixa torácica inferior: de joelhos, escorregue para cima e coloque as mãos na frente de ambos os arcos costais.
- Mãos: permaneça sentado e coloque suas mãos sobre as do parceiro.
- Antebraços: passe para o antebraço.
- Braços: de joelhos, escorregue um pouco para cima e coloque as mãos nos braços do seu parceiro.
- Ombros: ajoelhe-se junto da cabeça do parceiro e coloque as mãos em seus ombros.
- Laterais da cabeça: permaneça junto da cabeça do parceiro e coloque as mãos em suas laterais.
- Parte anterior e posterior da cabeça: coloque uma das mãos atrás do occipital do seu parceiro e a outra na testa dele.

Tente compor uma imagem interna do ritmo craniossacral e da tensão de todo o corpo do seu parceiro. Ao longo do tempo, você irá constatar que essa tentativa fica mais fácil e funciona quase automaticamente, de modo que, na próxima vez, você já conseguirá perceber as diferenças e, por conseguinte, as alterações.

Estimulando o ritmo craniossacral

Antes de iniciar os exercícios de estimulação do ritmo craniossacral, eu ainda gostaria de lhe dar algumas informações gerais. Esses exercícios devem auxiliar o sistema craniossacral do seu parceiro em sua função. O mais recomendável é que você siga diretamente os movimentos de seu sistema e os enfatize com movimentos corporais. Caso já não esteja muito familiarizado com o ritmo craniossacral, por favor, releia os fundamentos nas páginas 25 ss. ou o capítulo sobre os exercícios preparatórios nas páginas 75 ss.

Seu parceiro encontra-se confortavelmente deitado de costas, podendo permanecer nessa posição pelos próximos minutos. Caso ele precise de mais alguma coisa para sentir-se bem, como uma coberta, um rolo para colocar embaixo dos joelhos ou um travesseiro para a cabeça, a coluna lombar ou cervical, ele poderá intervir a qualquer momento. Deixe o material ao alcance da mão.

Caso você não consiga sentir o ritmo craniossacral do seu parceiro nesse momento, não há problema. Você pode realizar os exercícios nos pés, nos ombros, no sacro ou na cabeça, de acordo com o bem-estar de seu parceiro ou com o relógio. Em último caso, parta de uma situação ideal, com uma frequência de dez ciclos por minuto, em que um ciclo completo de preenchimento e esvaziamento dura seis segundos, ou disponibilize três segundos para cada movimento de preenchimento e esvaziamento. De preferência, trabalhe com um relógio de quartzo, que permite ouvir os segundos, ou conte internamente "vinte e um, vinte e dois, vinte e três", depois mude a orientação do movimento.

Comece a movimentar os pés ou os ombros; para terminar, você também pode auxiliar os movimentos do sacro ou da cabeça. O objetivo é que seu parceiro sinta-se bem e que seu sistema craniossacral seja auxiliado em seu trabalho.

Não importa como você realizará o exercício: seguindo o ritmo, no ritmo do seu parceiro ou pelo relógio. Assim que terminar, deixe seu parceiro descansar por mais um breve instante e, pelo tato, tente perceber como seu corpo se sente. Ele pode usufruir da energia, do calor, da expansão e da leveza que provavelmente surgirão. Desejo sucesso a ambos!

Estímulo através dos pés

- "Terapeuta": sente-se aos pés do seu parceiro, que está em decúbito dorsal.
- Pegue seus calcanhares e acomode-os na palma das mãos. Isso é importante, uma vez que, desse modo, você poderá entrar mais facilmente em contato com o ritmo craniossacral.
- Relaxe, solte as mãos e proceda à fusão com o tecido. As pernas do seu parceiro devem ficar confortavelmente viradas para fora. Desse modo, seu parceiro encontra-se na posição de preenchimento do sistema craniossacral. Lembre-se: para o corpo, preenchimento significa rotação para fora, e esvaziamento, rotação para dentro. Se você e seu parceiro já estiverem prontos, o exercício pode começar.
- Sinta-se no ritmo craniossacral, conforme já aprendeu nos exercícios preparatórios: na rotação interna do esvaziamento – em que os pés se viram para dentro, aproximando os polegares – e no preenchimento subsequente, com a rotação para fora – em que os pés se voltam para fora, e os pole-

Exercícios em dupla para adultos, jovens e crianças

Para poderem executar os exercícios em dupla deste capítulo, os participantes devem, antes, familiarizar-se com os fundamentos, os exercícios preparatórios e as informações já fornecidas. Eles são a base para uma prática coerente. Neste capítulo, você encontrará textos semelhantes aos do capítulo anterior. Caso já tenha realizado os exercícios individuais, será fácil para você acompanhar os textos das descrições dos exercícios neste capítulo. Ainda não fez os exercícios individuais? Não há problema, pois justamente por essa razão os próximos textos são semelhantes.

Os exercícios descritos neste capítulo podem ser executados mutuamente por adultos e jovens. Em alguns casos, também podem ser feitos com crianças, caso elas se mostrem espontaneamente motivadas. É o que acontece quando gostam do contato físico e de compartilhar seu tempo.

Neste capítulo, você encontrará três grandes áreas de exercícios: em primeiro lugar, a estimulação do ritmo craniossacral; em segundo, as técnicas de still point e, em terceiro, a melhoria da flexibilidade e da mobilidade do tecido conjuntivo. As duas primeiras áreas trabalham diretamente com o ritmo craniossacral. É recomendável executar esses exercícios antes daqueles da melhoria da mobilidade.

Evidentemente, nos exercícios em dupla, estaremos lidando com alguém que executa as técnicas e alguém em quem as técnicas são executadas. Para simplificar, no texto designei essas duas pessoas como "terapeuta" e "paciente". Quando me dirijo ao leitor em um papel e faço referência a outra pessoa, uso o termo "parceiro" para falar de seu companheiro no tratamento.

O relacionamento durante os exercícios

Nas páginas seguintes, tratarei de alguns importantes aspectos que valem especialmente para o trabalho em dupla, pois nele ocorre uma forma específica de relacionamento – o chamado "relacionamento durante os exercícios". No capítulo "Informações e exercícios preparatórios", você encontra nas pp. 65 ss. as informações sobre como desfazer a tensão, que nesse momento também pode ser importante; por isso, reserve-se um tempo para reler essas páginas.

Fundamentos

1. Os exercícios não se destinam a curar doenças nem substituir terapias necessárias do ponto de vista clínico. Antes, têm o objetivo de apoiar o bem-estar, a saúde de modo geral ou processos terapêuticos já iniciados.
2. Ambos os parceiros são responsáveis pela construção de uma relação resistente, segura e protetora durante os exercícios. Um relacionamento de confiança, autenticidade e honestidade é fundamental e necessário. Se esse relacionamento de confiança deixar de existir em algum momento, o relacionamento durante os exercícios também acaba.
3. Contato físico e proximidade entre os praticantes são componentes fundamentais dos exercícios. Servem a seu objetivo e destinam-se apenas às necessidades dos "pacientes". Contudo, por razões éticas, todo tipo de contato sexual entre os praticantes, mesmo que a iniciativa parta do "paciente", é proibido. Essa interdição pode soar estranha ao leitor, caso os parceiros nos exercícios sejam casados. No entanto, a experiência provou que é muito importante que o contato físico no período de exercícios seja feito sem energia sexual, para que a segurança permaneça garantida.
4. O "terapeuta" deve fazer um contato de fusão sempre de maneira intencional, cautelosa e cuidadosa e mostrar-se receptivo, intuitivo e atencioso. Ele deve motivar seu parceiro a perceber e comunicar suas sensações momentâneas e imediatas. Durante os exercícios, deve mostrar-se incondicionalmente presente, imparcial ou neutro, deixar para trás seus próprios interesses e renunciar a avaliações e julgamentos.
5. A solução para cada problema deve ser encontrada no "paciente". O "terapeuta" atua como suporte do processo de autorrecuperação e, ao mesmo tempo, torna-se aprendiz ao testemunhar as soluções singulares que se mostram possíveis.

O respeito pelo espaço e o processo

Como nos exercícios individuais, naqueles em dupla você trabalhará com o toque. Para o Dr. Upledger é importante que este seja um "toque intencional", ou seja, que além da formulação do propósito também haja uma relação de respeito entre os praticantes. Durante a execução dos exercícios, diversos pontos essenciais se delinearam para o "terapeuta". Tratarei, a seguir, dos que, para mim, são os mais importantes:

1. Entre em contato consigo mesmo. Reserve-se um tempo para sentir que, nos próximos exercícios, sua única tarefa será dispor de um espaço seguro e protegido para poder desfazer a tensão com a ajuda do toque intencional, um exercício muito importante para o seu parceiro. Tenha claro em mente que você só está ali para oferecer soluções ou respostas. Seu parceiro terá a possibilidade e o espaço para entrar em contato consigo mesmo e vivenciar os processos internos. Você o acompanhará e atuará como testemunha.

2. No início do exercício, cumprimente seu parceiro e o tecido que irá tratar e, no final, despeça-se deles. Talvez o cumprimento e a despedida do tecido lhe soem estranhos, mas não deixe de tentar. Antes de começar, dê as boas-vindas ao tecido e convide-o a abrir-se para os efeitos de um exercício. Ao final do exercício, é recomendável agradecer o período passado juntos e as experiências compartilhadas. Minha experiência na prática terapêutica diária mostrou que, desse modo, o espaço de respeito entre as pessoas pode ser preservado. Como diz o Dr. Upledger, "mantenha o espaço aberto".

3. Peça a seu parceiro a permissão para tocá-lo. Não comece o exercício antes de receber essa permissão. O "sim" interior do parceiro significa um consentimento não apenas para você, mas também para ele próprio.

4. "Confie e proceda à fusão": confie em si mesmo, em suas mãos, em seu parceiro e no processo que se desenvolve a cada exercício. Talvez soe um pouco estranho, mas suas mãos sabem mais o que deve ser feito do que seu cérebro. Concentre-se em suas mãos e permaneça aberto para o que vier a perceber.

5. Exerça pouca tração e pouca pressão, tentando permanecer sempre abaixo da tensão de resistência do tecido. Você sentirá que o tecido se enrijece. Não faz sentido travar uma luta com o tecido, esperando conseguir vencê-lo com rigidez e resistência. Tenha persistência e moderação. Como você bem sabe: "água mole em pedra dura, tanto bate até que fura!"

6. Continue tentando soltar o tecido, permitindo movimentos de desvio. Com a aplicação de pouca força, o tecido será encorajado a ceder e a relaxar. O tecido sabe exatamente como isso funciona. De modo geral, não acontece como imaginamos. O tecido não pode ser deformado ou moldado como bem entendermos. Por isso, é necessário que você mantenha a direção da pressão ou da tração tomada, bem como seu propósito, mas não deixe de "cumprimentar" e permitir todo movimento que se desvie daquele que você percebeu.

7. Comunique a seu parceiro que o exercício pode ser interrompido a qualquer momento. Sempre que ele sentir mal-estar, dúvida, medo, irritação ou algo semelhante, e visualizar imagens internas desagradáveis, o exer-

164 Exercícios em dupla para adultos, jovens e crianças

Material de apoio

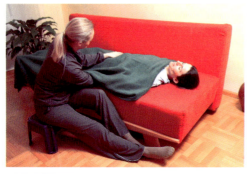

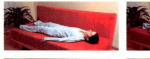 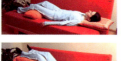

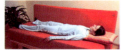 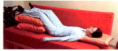

Utilize almofadas e cobertas para sentir-se confortável.

cício pode ou deve ser interrompido. Os exercícios devem ser agradáveis e benéficos para seu parceiro. Isso não significa que o exercício interrompido não possa ser retomado em outro momento. Só será preciso tentar. Tenha confiança e peça a seu parceiro para fazer o mesmo. Com o passar do tempo, vocês irão perceber quantas mudanças podem ocorrer!

Aspectos importantes para o "paciente"

A posição de partida do "paciente" para todos os exercícios deste capítulo é o decúbito dorsal. Como "paciente", deite-se de costas confortavelmente. Talvez você precise de um apoio sob a cabeça ou a nuca, sob a lombar ou os joelhos. Se sentir frio, use uma coberta.

Não tenha pressa em atingir seu "sim" ou "não" interior. Por experiência, sempre percebi que o momento do paciente nem sempre era o correto. Se você sentir o mesmo, não se acanhe em comunicá-lo e em adiar o exercício em conjunto.

Aspectos importantes para o "terapeuta"

As posições corporais em que os exercícios serão feitos são múltiplas. Descrevi e ilustrei todos os exercícios em que você fica sentado, e seu parceiro, deitado no chão. Talvez essa posição não lhe seja possível ou confortável. Caso disponha de uma maca, naturalmente essa é uma excelente situação inicial, pois, em geral, com ela você poderá trabalhar de todos os lados. Caso não a tenha e não possa trabalhar no chão, seu parceiro pode ficar deitado em um sofá ou em uma cama, enquanto você fica agachado ou ajoelhado em uma almofada, ou ainda sentado em um banquinho baixo ou com altura normal. Não custa experimentar, pois, como "terapeuta", você também tem de sentir-se bem!

O próximo ponto essencial é o apoio sob os braços. Em muitas técnicas, você poderá encostar os braços no corpo do parceiro. Não deixe de pedir-lhe permissão para fazê-lo. Entretanto, preste atenção para não comprimir o corpo dele com seus braços, mas apenas tê-lo como apoio. Comunique a seu parceiro que ele pode dizer a qualquer momento se seus braços estão pesando ou se prefere que os apoie em outro lugar.

Conforme já mencionado no caso do "paciente", também é importante para você alcançar um "sim" ou "não" interior. Um "sim" claro ajuda muito a tornar o período do exercício salutar.

Posições corporais

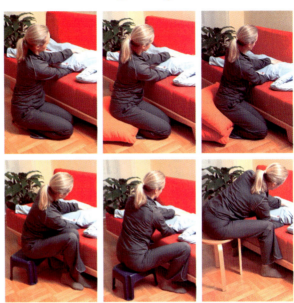

Exemplos de diferentes posições corporais do "terapeuta"

Sentindo e avaliando o ritmo craniossacral e a tensão

A prática mostrou que é adequado avaliar o ritmo craniossacral e a tensão do corpo inteiro no início e no fim dos exercícios que visam a melhorar a função do sistema craniossacral. Graças a essa avaliação, você pode adaptar-se a seu parceiro, colocando-se em seu lugar, e perceber as alterações ocorridas com os exercícios. Isso é importante, pois nem todo mundo é igual e nem todo momento é igual para todos.

joelhos ou um travesseiro para a cabeça, a coluna lombar ou cervical, ele poderá intervir a qualquer momento. Deixe o material ao alcance da mão.

Caso você não consiga sentir o ritmo craniossacral do seu parceiro nesse momento, não há problema. Você pode realizar os exercícios nos pés, nos ombros, no sacro ou na cabeça, de acordo com o bem-estar de seu parceiro ou com o relógio. Em último caso, parta de uma situação ideal, com uma frequência de dez ciclos por minuto, em que um ciclo completo de preenchimento e esvaziamento dura seis segundos, ou disponibilize três segundos para cada movimento de preenchimento e esvaziamento. De preferência, trabalhe com um relógio de quartzo, que permite ouvir os segundos, ou conte internamente "vinte e um, vinte e dois, vinte e três", depois mude a orientação do movimento.

Comece a movimentar os pés ou os ombros; para terminar, você também pode auxiliar os movimentos do sacro ou da cabeça. O objetivo é que seu parceiro sinta-se bem e que seu sistema craniossacral seja auxiliado em seu trabalho.

Não importa como você realizará o exercício: seguindo o ritmo, no ritmo do seu parceiro ou pelo relógio. Assim que terminar, deixe seu parceiro descansar por mais um breve instante e, pelo tato, tente perceber como seu corpo se sente. Ele pode usufruir da energia, do calor, da expansão e da leveza que provavelmente surgirão. Desejo sucesso a ambos!

Estímulo através dos pés

- "Terapeuta": sente-se aos pés do seu parceiro, que está em decúbito dorsal.
- Pegue seus calcanhares e acomode-os na palma das mãos. Isso é importante, uma vez que, desse modo, você poderá entrar mais facilmente em contato com o ritmo craniossacral.
- Relaxe, solte as mãos e proceda à fusão com o tecido. As pernas do seu parceiro devem ficar confortavelmente viradas para fora. Desse modo, seu parceiro encontra-se na posição de preenchimento do sistema craniossacral. Lembre-se: para o corpo, preenchimento significa rotação para fora, e esvaziamento, rotação para dentro. Se você e seu parceiro já estiverem prontos, o exercício pode começar.
- Sinta-se no ritmo craniossacral, conforme já aprendeu nos exercícios preparatórios: na rotação interna do esvaziamento – em que os pés se viram para dentro, aproximando os polegares – e no preenchimento subsequente, com a rotação para fora – em que os pés se voltam para fora, e os pole-

tratamento, trabalhe exercendo uma leve pressão com as mãos, a fim de moldar, de maneira uniforme e harmônica, o tecido conjuntivo do seu parceiro, sem que paralelamente ocorram movimentos de desvio.

Nas páginas 83 ss. do capítulo "Informações e exercícios preparatórios", as principais informações para os exercícios foram descritas sob o título "Melhorando a mobilidade e a flexibilidade do tecido conjuntivo, dos músculos e das articulações". Vale a pena reler o texto antes de iniciar os exercícios.

Primeira estrutura transversal: o diafragma pélvico
Técnica para tratar o diafragma pélvico: aplicação de pressões leves de frente para trás, com o objetivo de moldar o diafragma pélvico de maneira uniforme, desfazendo as tensões do tecido ou os enrijecimentos.

- "Terapeuta": sente-se do lado direito do seu parceiro, que está em decúbito dorsal, na altura de sua pelve.
- Peça-lhe para virar um pouco o corpo para a esquerda ou levantar as nádegas, para que você possa colocar sua mão esquerda sob a pelve. Posicione-a na região do sacro e do cóccix. Ambos se encontram no final da coluna vertebral e no lado posterior do corpo, entre as duas asas ilíacas. Você terá encontrado o ponto certo quando a pelve de seu parceiro pesar em sua mão. Sua mão esquerda servirá como indicador de direção. Ela perceberá os fenômenos da liberação e do relaxamento, bem como o ritmo craniossacral, e ajudará a permitir eventuais movimentos de desvio.
- Coloque a mão direita sobre o baixo-ventre do seu parceiro, com o polegar virado para a cabeça dele. A lateral do dedo mínimo da mão direita deve ficar levemente apoiada na parte superior do púbis. O diafragma pélvico encontra-se entre suas mãos. Caso você tenha uma imagem interna dele, este é o momento de ativá-la. Concentrar-se no tecido poderá ajudá-lo.

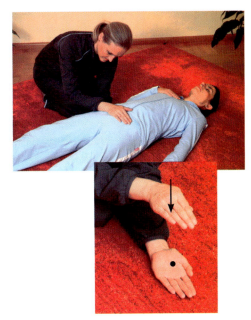

Tratamento do diafragma pélvico

Exercícios em dupla para adultos, jovens e crianças

- Relaxe as mãos. Proceda à fusão com o tecido. Aos poucos, suas mãos fundirão e você terá a sensação de se unir ao tecido do seu parceiro.
- Respire tranquilamente e concentre-se em suas mãos e no tecido. Como é você que fará o exercício, determine o momento de iniciá-lo.
- Em primeiro lugar, formule seu propósito. Diga em voz baixa ou alta: "Que o diafragma pélvico do meu parceiro (ou diga o nome dele) consiga relaxar e minhas mãos consigam fundir profundamente".
- Com a mão direita, exerça agora uma leve pressão no tecido pélvico, na direção da mão esquerda. Lembre-se de que a força deve ser mínima. Você sentirá que sua mão direita irá se fundir profundamente no tecido pélvico e se moverá na direção da mão esquerda.
- Provavelmente você irá constatar que esse movimento de união não é retilíneo. Se você sentir pequenos desvios, como rotações, uma inclinação ou deslizamentos, permita com as duas mãos que eles ocorram. Continue concentrado no movimento da sua mão direita em direção à esquerda e em seu propósito.
- Após algum tempo, você perceberá que o tecido do diafragma pélvico se soltou. Ele ficou sensivelmente mais maleável e expandido. Talvez antes você tenha sentido um nítido calor ou uma pulsação de energia sob suas mãos ou, depois que o tecido ficou mais maleável e expandido, tenha percebido que os fluidos e a energia fluem mais livremente. Nesse momento, a técnica terá chegado ao fim.
- Interrompa a pressão e deixe as mãos no local. Tanto você quanto seu parceiro podem desfrutar do relaxamento e da liberdade adquiridos pelo ritmo craniossacral. Permaneçam por mais um momento na mesma posição antes de mudarem para a próxima estrutura transversal.
- Em primeiro lugar, retire a mão direita do baixo-ventre e, em seguida, peça a seu parceiro que se vire novamente para a esquerda ou levante as nádegas, para que você possa retirar a mão esquerda.

Lidando com a resistência:
- Se você deparar com alguma "resistência", pare. Não tente afastá-la comprimindo-a. Em geral, isso não funciona.
- Interrompa a pressão e comece do princípio. Não é necessário retirar as mãos.
- Proceda novamente à fusão e formule seu propósito. Lentamente e com cuidado, comece a exercer uma leve pressão com a mão direita na direção da mão esquerda.

Melhorando a mobilidade e a flexibilidade do tecido conjuntivo

- Se mesmo assim você deparar com algum enrijecimento, direcione sua energia para dentro do diafragma pélvico ou deixe que ela corra da mão direita para a mão esquerda.
- Peça a seu parceiro para respirar dentro do diafragma pélvico. Esse exercício torna-se mais fácil se ele imaginar que o movimento respiratório também chega ao diafragma pélvico e pode liberá-lo.
- Se esse recurso também não for suficiente, persista e aumente mentalmente a pressão em cinco gramas. Espere e continue concentrado na formulação do seu propósito. O tecido irá se soltar, expandir-se e tornar-se mais maleável. Agora você só precisa ter um pouco mais de paciência.

Segunda estrutura transversal: o diafragma respiratório
Técnica para tratar o diafragma respiratório: aplicação de pressões leves de frente para trás, com o objetivo de moldar o diafragma respiratório de maneira uniforme, desfazendo as tensões do tecido ou os enrijecimentos.
- "Terapeuta": permaneça do lado direito do seu parceiro e deslize um pouco na direção de sua cabeça.
- Peça-lhe para virar um pouco o corpo para a esquerda ou levantar as nádegas, para que você possa colocar sua mão esquerda na região entre a coluna torácica e a lombar, mais ou menos no centro, sob a coluna vertebral. Você pode se orientar pelo umbigo ou pela lateral da caixa torácica inferior. Você terá encontrado o ponto certo quando a palma da sua mão esquerda estiver confortavelmente encaixada na coluna vertebral do seu parceiro. Sua mão esquerda irá orientá-lo; ela perceberá os fenômenos de liberação e relaxamento, bem como o ritmo craniossacral, e o ajudará a permitir eventuais movimentos de desvio.
- Coloque a mão direita sobre o alto-ventre do seu parceiro, com o polegar virado para a cabeça. A lateral do dedo mínimo da mão esquerda deve ficar levemente apoiada sobre a

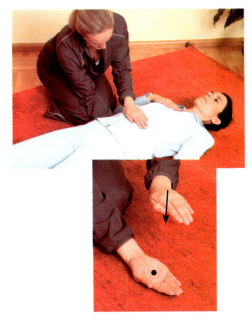

Tratamento do diafragma respiratório

parte anterior da caixa torácica e inferior do esterno, na altura do plexo solar. O diafragma respiratório encontra-se entre suas mãos. Caso você tenha uma imagem interna dele, este é o momento de ativá-la. Concentrar-se no tecido do respiratório poderá ajudá-lo.

- Relaxe as mãos. Proceda à fusão com o tecido. Aos poucos, suas mãos se fundirão e você terá a sensação de se unir ao tecido do seu parceiro.
- Respire tranquilamente e concentre-se em suas mãos e no tecido. Como é você que fará o exercício, determine o momento de iniciá-lo.
- Em primeiro lugar, formule seu propósito. Diga em voz baixa ou alta: "Que o diafragma respiratório do meu parceiro (ou diga o nome dele) consiga relaxar e minhas mãos consigam fundir profundamente".
- Com a mão direita, exerça agora uma leve pressão no diafragma, na direção da mão esquerda. Lembre-se de que a força deve ser mínima. Você sentirá que sua mão direita irá fundir profundamente no diafragma e se moverá na direção da mão esquerda.
- Provavelmente você irá constatar que esse movimento de imersão não é retilíneo. Se você sentir pequenos desvios, como rotações, uma inclinação ou deslizamentos, permita com as duas mãos que eles ocorram. Continue concentrado no movimento orientado para a sua mão esquerda e em seu propósito.
- Após algum tempo, você perceberá que o tecido do diafragma respiratório se soltou. Ele ficou sensivelmente mais maleável e expandido. Talvez antes você tenha sentido um nítido calor ou uma pulsação de energia sob suas mãos ou, depois que o tecido ficou mais maleável e extenso, tenha percebido que os fluidos e a energia fluem mais livremente. Nesse momento, a técnica terá chegado ao fim.
- Interrompa a pressão e deixe as mãos no local. Tanto você quanto seu parceiro podem desfrutar do relaxamento e da liberdade adquiridos pelo ritmo craniossacral. Permaneçam por mais um momento na mesma posição antes de mudarem para a próxima estrutura transversal.
- Em primeiro lugar, retire a mão direita do alto-ventre e, em seguida, peça a seu parceiro que se vire novamente para a esquerda ou levante as nádegas, para que você possa retirar a mão esquerda.

Lidando com a resistência:
- Se você deparar com alguma "resistência", pare. Não tente afastá-la comprimindo-a. Em geral, isso não funciona.
- Interrompa a pressão e comece do princípio. Não é necessário retirar as mãos.

Melhorando a mobilidade e a flexibilidade do tecido conjuntivo 189

- Proceda novamente à fusão e formule seu propósito. Lentamente e com cuidado, comece a exercer uma leve pressão com a mão esquerda na direção da mão direita.
- Se mesmo assim você deparar com algum enrijecimento, direcione sua energia para dentro do diafragma respiratório ou deixe que ela corra da mão esquerda para a mão direita.
- Peça a seu parceiro para respirar dentro do diafragma respiratório ou do ventre. Esse exercício torna-se mais fácil se ele imaginar que o movimento respiratório também pode ter o efeito de liberação.
- Se esse recurso também não for suficiente, persista e aumente mentalmente a pressão em cinco gramas. Espere e continue concentrado na formulação do seu propósito. O tecido irá se soltar, expandir-se e tornar-se mais maleável. Agora você só precisa ter um pouco mais de paciência.

Terceira estrutura transversal: as estruturas da entrada torácica
Técnica para tratar as estruturas da entrada torácica: aplicação de pressões leves de frente para trás, com o objetivo de moldar essas estruturas de maneira uniforme, desfazendo as tensões do tecido ou os enrijecimentos.

- "Terapeuta": permaneça do lado direito do seu parceiro e deslize um pouco na direção de sua cabeça.
- Peça-lhe para levantar um pouco a cabeça, para que você possa colocar sua mão esquerda sob a área de transição entre a coluna cervical e a torácica. Você terá encontrado o ponto certo quando seu polegar esquerdo estiver na curva da nuca e o dedo mínimo estiver um pouco acima das escápulas. Sua mão esquerda irá orientá-lo; ela perceberá os fenômenos de liberação e relaxamento, bem como o ritmo craniossacral, e o ajudará a permitir eventuais movimentos de desvio.

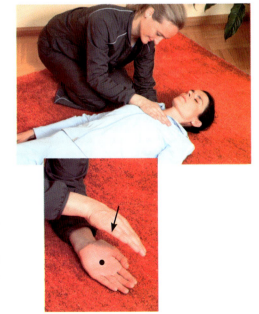

Tratamento das estruturas da entrada torácica

Exercícios em dupla para adultos, jovens e crianças

- Coloque a mão direita na parte superior do tórax do seu parceiro, com o polegar voltado para a cabeça. O polegar e o indicador da mão direita devem ficar sobre as clavículas, e a palma da mão, sobre a parte superior do esterno. As estruturas da entrada torácica encontram-se entre suas mãos. Caso você tenha uma imagem interna dos tecidos, este é o momento de ativá-la. Permanecer concentrado nessas estruturas poderá ajudá-lo.
- Relaxe as mãos. Proceda à fusão com o tecido. Aos poucos, suas mãos imergirão e você terá a sensação de se unir ao tecido do seu parceiro.
- Respire tranquilamente e concentre-se em suas mãos e no tecido. Como é você que fará o exercício, determine o momento de iniciá-lo.
- Em primeiro lugar, formule seu propósito. Diga em voz baixa ou alta: "Que as estruturas da entrada torácica do meu parceiro (ou diga o nome dele) consigam relaxar e minhas mãos consigam fundir profundamente". Com a mão direita, exerça agora uma leve pressão nas estruturas, na direção da mão esquerda. Lembre-se de que a força deve ser mínima. Você sentirá que sua mão direita irá imergir profundamente no tecido e se moverá na direção da mão esquerda.
- Provavelmente você irá constatar que esse movimento de imersão não é retilíneo. Se você sentir pequenos desvios, como rotações, uma inclinação ou deslizamentos, permita com as duas mãos que eles ocorram. Continue concentrado no movimento orientado para a sua mão esquerda e em seu propósito.
- Após algum tempo, você perceberá que as estruturas da entrada torácica se soltaram. Elas se tornaram sensivelmente mais maleáveis e expandidas. Talvez antes você tenha sentido um nítido calor ou uma pulsação de energia sob suas mãos ou, depois que o tecido ficou mais maleável e expandido, tenha percebido que os fluidos e a energia fluem mais livremente. Nesse momento, a técnica terá chegado ao fim.
- Interrompa a pressão e mantenha as mãos no local. Tanto você quanto seu parceiro podem desfrutar do relaxamento e da liberdade adquiridos pelo ritmo craniossacral. Permaneçam por mais um momento na mesma posição antes de mudarem para a próxima estrutura transversal.
- Em primeiro lugar, retire a mão direita do lado do tórax, depois peça a seu parceiro que levante a cabeça, para que você possa retirar a mão esquerda.

Lidando com a resistência:
- Se você deparar com alguma "resistência", pare. Não tente afastá-la comprimindo-a. Em geral, isso não funciona.
- Interrompa a pressão e comece desde o princípio. Não é necessário retirar as mãos.
- Proceda novamente à fusão e formule seu propósito. Lentamente e com cuidado, comece a exercer uma leve pressão com a mão direita na direção da mão esquerda.
- Se mesmo assim você deparar com algum enrijecimento, direcione sua energia para dentro das estruturas da entrada torácica ou deixe que ela corra da mão direita para a mão esquerda.
- Peça a seu parceiro para respirar dentro do pescoço. Esse exercício torna-se mais fácil se ele imaginar que o movimento respiratório também pode ter o efeito de liberação.
- Se esse recurso também não for suficiente, persista e aumente mentalmente a pressão em cinco gramas. Espere e continue concentrado na formulação do seu propósito. O tecido irá se soltar, expandir-se e tornar-se mais maleável. Agora você só precisa ter um pouco mais de paciência.

Quarta estrutura transversal: o hioide e os músculos a ele ligados

Técnica para tratar o hioide e os músculos a ele ligados: aplicação de pressões leves de frente para trás, com o objetivo de moldar o hioide e os músculos a ele ligados de maneira uniforme, desfazendo as tensões do tecido ou os enrijecimentos.
- "Terapeuta": permaneça do lado direito do seu parceiro, que se encontra em decúbito dorsal.
- Peça-lhe para levantar um pouco a cabeça, para que você possa colocar sua mão esquerda sob a coluna cervical. Você terá encontrado o ponto certo quando seu indicador estiver em contato com o occipital, mas a cabeça não

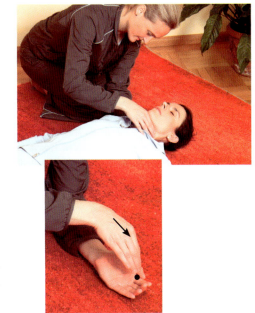

Tratamento do hioide e dos músculos a ele ligados

deve apoiar-se nesse dedo. Sua mão esquerda irá orientá-lo; ela perceberá os fenômenos de liberação e relaxamento, bem como o ritmo craniossacral, e o ajudará a permitir eventuais movimentos de desvio.

- Coloque o polegar e o indicador da mão direita na parte lateral e anterior do hioide, que você pode encontrar logo acima do pomo de adão (saliência pontiaguda sobre a cartilagem do pescoço). O hioide e os músculos a ele ligados encontram-se entre suas mãos. Caso você tenha uma imagem interna dos tecidos, este é o momento de ativá-la. Permanecer concentrado no hioide e nos músculos a ele ligados poderá ajudá-lo.
- Relaxe as mãos. Proceda à fusão com o tecido. Aos poucos, suas mãos irão se fundir e você terá a sensação de se unir ao tecido do seu parceiro. Respire tranquilamente e concentre-se em suas mãos e no tecido. Como é você que fará o exercício, determine o momento de iniciá-lo.
- Em primeiro lugar, formule seu propósito. Diga em voz baixa ou alta: "Que as estruturas ligadas ao hioide do meu parceiro (ou diga o nome dele) consigam relaxar e minhas mãos consigam se fundir profundamente". Com a mão direita, exerça agora uma leve pressão no hioide e nos músculos a ele ligados, na direção da mão esquerda. Lembre-se de que a força deve ser mínima. Você sentirá que sua mão direita irá se fundir profundamente no tecido e se moverá na direção da mão esquerda.
- Provavelmente você irá constatar que esse movimento de imersão não é retilíneo. Se você sentir pequenos desvios, como rotações, uma inclinação ou deslizamentos, permita com as duas mãos que eles ocorram. Continue concentrado no movimento orientado para a sua mão esquerda e em seu propósito.
- Após algum tempo, você perceberá que os músculos ligados ao hioide se soltaram. Eles se tornaram sensivelmente mais maleáveis e expandidos. Talvez antes você tenha sentido um nítido calor ou uma pulsação de energia sob suas mãos ou, depois que o tecido ficou mais maleável e expandido, tenha percebido que os fluidos e a energia fluem mais livremente. Nesse momento, a técnica terá chegado ao fim.
- Interrompa a pressão e mantenha as mãos no local. Tanto você quanto seu parceiro podem desfrutar do relaxamento do tecido e da liberdade adquiridos pelo ritmo craniossacral. Permaneçam por mais um momento na mesma posição antes de mudarem para a próxima estrutura transversal.
- Em primeiro lugar, retire a mão direita do hioide, depois peça a seu parceiro que levante a cabeça, para que você possa retirar a mão esquerda.

tratamento, trabalhe exercendo uma leve pressão com as mãos, a fim de moldar, de maneira uniforme e harmônica, o tecido conjuntivo do seu parceiro, sem que paralelamente ocorram movimentos de desvio.

Nas páginas 83 ss. do capítulo "Informações e exercícios preparatórios", as principais informações para os exercícios foram descritas sob o título "Melhorando a mobilidade e a flexibilidade do tecido conjuntivo, dos músculos e das articulações". Vale a pena reler o texto antes de iniciar os exercícios.

Primeira estrutura transversal: o diafragma pélvico
Técnica para tratar o diafragma pélvico: aplicação de pressões leves de frente para trás, com o objetivo de moldar o diafragma pélvico de maneira uniforme, desfazendo as tensões do tecido ou os enrijecimentos.

- "Terapeuta": sente-se do lado direito do seu parceiro, que está em decúbito dorsal, na altura de sua pelve.
- Peça-lhe para virar um pouco o corpo para a esquerda ou levantar as nádegas, para que você possa colocar sua mão esquerda sob a pelve. Posicione-a na região do sacro e do cóccix. Ambos se encontram no final da coluna vertebral e no lado posterior do corpo, entre as duas asas ilíacas. Você terá encontrado o ponto certo quando a pelve de seu parceiro pesar em sua mão. Sua mão esquerda servirá como indicador de direção. Ela perceberá os fenômenos da liberação e do relaxamento, bem como o ritmo craniossacral, e ajudará a permitir eventuais movimentos de desvio.
- Coloque a mão direita sobre o baixo-ventre do seu parceiro, com o polegar virado para a cabeça dele. A lateral do dedo mínimo da mão direita deve ficar levemente apoiada na parte superior do púbis. O diafragma pélvico encontra-se entre suas mãos. Caso você tenha uma imagem interna dele, este é o momento de ativá-la. Concentrar-se no tecido poderá ajudá-lo.

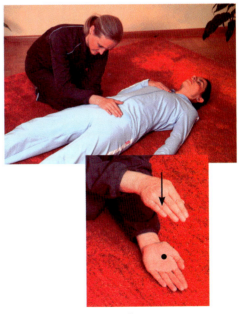

Tratamento do diafragma pélvico

186 Exercícios em dupla para adultos, jovens e crianças

- Relaxe as mãos. Proceda à fusão com o tecido. Aos poucos, suas mãos fundirão e você terá a sensação de se unir ao tecido do seu parceiro.
- Respire tranquilamente e concentre-se em suas mãos e no tecido. Como é você que fará o exercício, determine o momento de iniciá-lo.
- Em primeiro lugar, formule seu propósito. Diga em voz baixa ou alta: "Que o diafragma pélvico do meu parceiro (ou diga o nome dele) consiga relaxar e minhas mãos consigam fundir profundamente".
- Com a mão direita, exerça agora uma leve pressão no tecido pélvico, na direção da mão esquerda. Lembre-se de que a força deve ser mínima. Você sentirá que sua mão direita irá se fundir profundamente no tecido pélvico e se moverá na direção da mão esquerda.
- Provavelmente você irá constatar que esse movimento de união não é retilíneo. Se você sentir pequenos desvios, como rotações, uma inclinação ou deslizamentos, permita com as duas mãos que eles ocorram. Continue concentrado no movimento da sua mão direita em direção à esquerda e em seu propósito.
- Após algum tempo, você perceberá que o tecido do diafragma pélvico se soltou. Ele ficou sensivelmente mais maleável e expandido. Talvez antes você tenha sentido um nítido calor ou uma pulsação de energia sob suas mãos ou, depois que o tecido ficou mais maleável e expandido, tenha percebido que os fluidos e a energia fluem mais livremente. Nesse momento, a técnica terá chegado ao fim.
- Interrompa a pressão e deixe as mãos no local. Tanto você quanto seu parceiro podem desfrutar do relaxamento e da liberdade adquiridos pelo ritmo craniossacral. Permaneçam por mais um momento na mesma posição antes de mudarem para a próxima estrutura transversal.
- Em primeiro lugar, retire a mão direita do baixo-ventre e, em seguida, peça a seu parceiro que se vire novamente para a esquerda ou levante as nádegas, para que você possa retirar a mão esquerda.

Lidando com a resistência:
- Se você deparar com alguma "resistência", pare. Não tente afastá-la comprimindo-a. Em geral, isso não funciona.
- Interrompa a pressão e comece do princípio. Não é necessário retirar as mãos.
- Proceda novamente à fusão e formule seu propósito. Lentamente e com cuidado, comece a exercer uma leve pressão com a mão direita na direção da mão esquerda.

- Se mesmo assim você deparar com algum enrijecimento, direcione sua energia para dentro do diafragma pélvico ou deixe que ela corra da mão direita para a mão esquerda.
- Peça a seu parceiro para respirar dentro do diafragma pélvico. Esse exercício torna-se mais fácil se ele imaginar que o movimento respiratório também chega ao diafragma pélvico e pode liberá-lo.
- Se esse recurso também não for suficiente, persista e aumente mentalmente a pressão em cinco gramas. Espere e continue concentrado na formulação do seu propósito. O tecido irá se soltar, expandir-se e tornar-se mais maleável. Agora você só precisa ter um pouco mais de paciência.

Segunda estrutura transversal: o diafragma respiratório
Técnica para tratar o diafragma respiratório: aplicação de pressões leves de frente para trás, com o objetivo de moldar o diafragma respiratório de maneira uniforme, desfazendo as tensões do tecido ou os enrijecimentos.
- "Terapeuta": permaneça do lado direito do seu parceiro e deslize um pouco na direção de sua cabeça.
- Peça-lhe para virar um pouco o corpo para a esquerda ou levantar as nádegas, para que você possa colocar sua mão esquerda na região entre a coluna torácica e a lombar, mais ou menos no centro, sob a coluna vertebral. Você pode se orientar pelo umbigo ou pela lateral da caixa torácica inferior. Você terá encontrado o ponto certo quando a palma da sua mão esquerda estiver confortavelmente encaixada na coluna vertebral do seu parceiro. Sua mão esquerda irá orientá-lo; ela perceberá os fenômenos de liberação e relaxamento, bem como o ritmo craniossacral, e o ajudará a permitir eventuais movimentos de desvio.
- Coloque a mão direita sobre o alto-ventre do seu parceiro, com o polegar virado para a cabeça. A lateral do dedo mínimo da mão esquerda deve ficar levemente apoiada sobre a

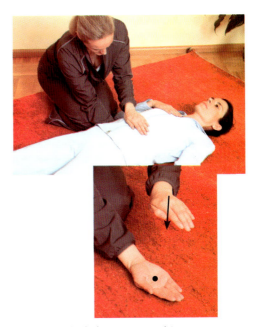

Tratamento do diafragma respiratório

Exercícios em dupla para adultos, jovens e crianças

parte anterior da caixa torácica e inferior do esterno, na altura do plexo solar. O diafragma respiratório encontra-se entre suas mãos. Caso você tenha uma imagem interna dele, este é o momento de ativá-la. Concentrar-se no tecido do respiratório poderá ajudá-lo.

- Relaxe as mãos. Proceda à fusão com o tecido. Aos poucos, suas mãos se fundirão e você terá a sensação de se unir ao tecido do seu parceiro.
- Respire tranquilamente e concentre-se em suas mãos e no tecido. Como é você que fará o exercício, determine o momento de iniciá-lo.
- Em primeiro lugar, formule seu propósito. Diga em voz baixa ou alta: "Que o diafragma respiratório do meu parceiro (ou diga o nome dele) consiga relaxar e minhas mãos consigam fundir profundamente".
- Com a mão direita, exerça agora uma leve pressão no diafragma, na direção da mão esquerda. Lembre-se de que a força deve ser mínima. Você sentirá que sua mão direita irá fundir profundamente no diafragma e se moverá na direção da mão esquerda.
- Provavelmente você irá constatar que esse movimento de imersão não é retilíneo. Se você sentir pequenos desvios, como rotações, uma inclinação ou deslizamentos, permita com as duas mãos que eles ocorram. Continue concentrado no movimento orientado para a sua mão esquerda e em seu propósito.
- Após algum tempo, você perceberá que o tecido do diafragma respiratório se soltou. Ele ficou sensivelmente mais maleável e expandido. Talvez antes você tenha sentido um nítido calor ou uma pulsação de energia sob suas mãos ou, depois que o tecido ficou mais maleável e extenso, tenha percebido que os fluidos e a energia fluem mais livremente. Nesse momento, a técnica terá chegado ao fim.
- Interrompa a pressão e deixe as mãos no local. Tanto você quanto seu parceiro podem desfrutar do relaxamento e da liberdade adquiridos pelo ritmo craniossacral. Permaneçam por mais um momento na mesma posição antes de mudarem para a próxima estrutura transversal.
- Em primeiro lugar, retire a mão direita do alto-ventre e, em seguida, peça a seu parceiro que se vire novamente para a esquerda ou levante as nádegas, para que você possa retirar a mão esquerda.

Lidando com a resistência:
- Se você deparar com alguma "resistência", pare. Não tente afastá-la comprimindo-a. Em geral, isso não funciona.
- Interrompa a pressão e comece do princípio. Não é necessário retirar as mãos.

Melhorando a mobilidade e a flexibilidade do tecido conjuntivo

- Proceda novamente à fusão e formule seu propósito. Lentamente e com cuidado, comece a exercer uma leve pressão com a mão esquerda na direção da mão direita.
- Se mesmo assim você deparar com algum enrijecimento, direcione sua energia para dentro do diafragma respiratório ou deixe que ela corra da mão esquerda para a mão direita.
- Peça a seu parceiro para respirar dentro do diafragma respiratório ou do ventre. Esse exercício torna-se mais fácil se ele imaginar que o movimento respiratório também pode ter o efeito de liberação.
- Se esse recurso também não for suficiente, persista e aumente mentalmente a pressão em cinco gramas. Espere e continue concentrado na formulação do seu propósito. O tecido irá se soltar, expandir-se e tornar-se mais maleável. Agora você só precisa ter um pouco mais de paciência.

Terceira estrutura transversal: as estruturas da entrada torácica
Técnica para tratar as estruturas da entrada torácica: aplicação de pressões leves de frente para trás, com o objetivo de moldar essas estruturas de maneira uniforme, desfazendo as tensões do tecido ou os enrijecimentos.

- "Terapeuta": permaneça do lado direito do seu parceiro e deslize um pouco na direção de sua cabeça.
- Peça-lhe para levantar um pouco a cabeça, para que você possa colocar sua mão esquerda sob a área de transição entre a coluna cervical e a torácica. Você terá encontrado o ponto certo quando seu polegar esquerdo estiver na curva da nuca e o dedo mínimo estiver um pouco acima das escápulas. Sua mão esquerda irá orientá-lo; ela perceberá os fenômenos de liberação e relaxamento, bem como o ritmo craniossacral, e o ajudará a permitir eventuais movimentos de desvio.

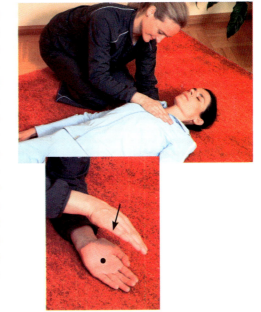

Tratamento das estruturas da entrada torácica

Exercícios em dupla para adultos, jovens e crianças

- Coloque a mão direita na parte superior do tórax do seu parceiro, com o polegar voltado para a cabeça. O polegar e o indicador da mão direita devem ficar sobre as clavículas, e a palma da mão, sobre a parte superior do esterno. As estruturas da entrada torácica encontram-se entre suas mãos. Caso você tenha uma imagem interna dos tecidos, este é o momento de ativá-la. Permanecer concentrado nessas estruturas poderá ajudá-lo.
- Relaxe as mãos. Proceda à fusão com o tecido. Aos poucos, suas mãos imergirão e você terá a sensação de se unir ao tecido do seu parceiro.
- Respire tranquilamente e concentre-se em suas mãos e no tecido. Como é você que fará o exercício, determine o momento de iniciá-lo.
- Em primeiro lugar, formule seu propósito. Diga em voz baixa ou alta: "Que as estruturas da entrada torácica do meu parceiro (ou diga o nome dele) consigam relaxar e minhas mãos consigam fundir profundamente". Com a mão direita, exerça agora uma leve pressão nas estruturas, na direção da mão esquerda. Lembre-se de que a força deve ser mínima. Você sentirá que sua mão direita irá imergir profundamente no tecido e se moverá na direção da mão esquerda.
- Provavelmente você irá constatar que esse movimento de imersão não é retilíneo. Se você sentir pequenos desvios, como rotações, uma inclinação ou deslizamentos, permita com as duas mãos que eles ocorram. Continue concentrado no movimento orientado para a sua mão esquerda e em seu propósito.
- Após algum tempo, você perceberá que as estruturas da entrada torácica se soltaram. Elas se tornaram sensivelmente mais maleáveis e expandidas. Talvez antes você tenha sentido um nítido calor ou uma pulsação de energia sob suas mãos ou, depois que o tecido ficou mais maleável e expandido, tenha percebido que os fluidos e a energia fluem mais livremente. Nesse momento, a técnica terá chegado ao fim.
- Interrompa a pressão e mantenha as mãos no local. Tanto você quanto seu parceiro podem desfrutar do relaxamento e da liberdade adquiridos pelo ritmo craniossacral. Permaneçam por mais um momento na mesma posição antes de mudarem para a próxima estrutura transversal.
- Em primeiro lugar, retire a mão direita do lado do tórax, depois peça a seu parceiro que levante a cabeça, para que você possa retirar a mão esquerda.

Lidando com a resistência:
- Se você deparar com alguma "resistência", pare. Não tente afastá-la comprimindo-a. Em geral, isso não funciona.
- Interrompa a pressão e comece desde o princípio. Não é necessário retirar as mãos.
- Proceda novamente à fusão e formule seu propósito. Lentamente e com cuidado, comece a exercer uma leve pressão com a mão direita na direção da mão esquerda.
- Se mesmo assim você deparar com algum enrijecimento, direcione sua energia para dentro das estruturas da entrada torácica ou deixe que ela corra da mão direita para a mão esquerda.
- Peça a seu parceiro para respirar dentro do pescoço. Esse exercício torna-se mais fácil se ele imaginar que o movimento respiratório também pode ter o efeito de liberação.
- Se esse recurso também não for suficiente, persista e aumente mentalmente a pressão em cinco gramas. Espere e continue concentrado na formulação do seu propósito. O tecido irá se soltar, expandir-se e tornar-se mais maleável. Agora você só precisa ter um pouco mais de paciência.

Quarta estrutura transversal: o hioide e os músculos a ele ligados

Técnica para tratar o hioide e os músculos a ele ligados: aplicação de pressões leves de frente para trás, com o objetivo de moldar o hioide e os músculos a ele ligados de maneira uniforme, desfazendo as tensões do tecido ou os enrijecimentos.
- "Terapeuta": permaneça do lado direito do seu parceiro, que se encontra em decúbito dorsal.
- Peça-lhe para levantar um pouco a cabeça, para que você possa colocar sua mão esquerda sob a coluna cervical. Você terá encontrado o ponto certo quando seu indicador estiver em contato com o occipital, mas a cabeça não

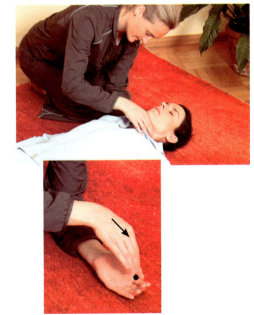

Tratamento do hioide e dos músculos a ele ligados

deve apoiar-se nesse dedo. Sua mão esquerda irá orientá-lo; ela perceberá os fenômenos de liberação e relaxamento, bem como o ritmo craniossacral, e o ajudará a permitir eventuais movimentos de desvio.

- Coloque o polegar e o indicador da mão direita na parte lateral e anterior do hioide, que você pode encontrar logo acima do pomo de adão (saliência pontiaguda sobre a cartilagem do pescoço). O hioide e os músculos a ele ligados encontram-se entre suas mãos. Caso você tenha uma imagem interna dos tecidos, este é o momento de ativá-la. Permanecer concentrado no hioide e nos músculos a ele ligados poderá ajudá-lo.

- Relaxe as mãos. Proceda à fusão com o tecido. Aos poucos, suas mãos irão se fundir e você terá a sensação de se unir ao tecido do seu parceiro. Respire tranquilamente e concentre-se em suas mãos e no tecido. Como é você que fará o exercício, determine o momento de iniciá-lo.

- Em primeiro lugar, formule seu propósito. Diga em voz baixa ou alta: "Que as estruturas ligadas ao hioide do meu parceiro (ou diga o nome dele) consigam relaxar e minhas mãos consigam se fundir profundamente". Com a mão direita, exerça agora uma leve pressão no hioide e nos músculos a ele ligados, na direção da mão esquerda. Lembre-se de que a força deve ser mínima. Você sentirá que sua mão direita irá se fundir profundamente no tecido e se moverá na direção da mão esquerda.

- Provavelmente você irá constatar que esse movimento de imersão não é retilíneo. Se você sentir pequenos desvios, como rotações, uma inclinação ou deslizamentos, permita com as duas mãos que eles ocorram. Continue concentrado no movimento orientado para a sua mão esquerda e em seu propósito.

- Após algum tempo, você perceberá que os músculos ligados ao hioide se soltaram. Eles se tornaram sensivelmente mais maleáveis e expandidos. Talvez antes você tenha sentido um nítido calor ou uma pulsação de energia sob suas mãos ou, depois que o tecido ficou mais maleável e expandido, tenha percebido que os fluidos e a energia fluem mais livremente. Nesse momento, a técnica terá chegado ao fim.

- Interrompa a pressão e mantenha as mãos no local. Tanto você quanto seu parceiro podem desfrutar do relaxamento do tecido e da liberdade adquiridos pelo ritmo craniossacral. Permaneçam por mais um momento na mesma posição antes de mudarem para a próxima estrutura transversal.

- Em primeiro lugar, retire a mão direita do hioide, depois peça a seu parceiro que levante a cabeça, para que você possa retirar a mão esquerda.

Lidando com a resistência:
- Se você deparar com alguma "resistência", pare. Não tente afastá-la comprimindo-a. Em geral, isso não funciona.
- Interrompa a pressão e comece desde o princípio. Não é necessário retirar as mãos.
- Proceda novamente à fusão e formule seu propósito. Lentamente e com cuidado, comece a exercer uma leve pressão com a mão direita na direção da mão esquerda.
- Se mesmo assim você deparar com algum enrijecimento, direcione sua energia para dentro do hioide e dos músculos a ele ligados ou deixe que ela corra da mão direita para a mão esquerda.
- Peça a seu parceiro para respirar dentro do pescoço. Esse exercício torna-se mais fácil se ele imaginar que o movimento respiratório também pode ter o efeito de liberação.
- Se esse recurso também não for suficiente, persista e aumente mentalmente a pressão em cinco gramas. Espere e continue concentrado na formulação do seu propósito. O tecido irá se soltar, expandir-se e tornar-se mais maleável. Agora você só precisa ter um pouco mais de paciência.

Quinta estrutura transversal: a base crânio-occipital

A base crânio-occipital é uma estrutura transversal de tecido conjuntivo, à qual se prendem as extremidades superiores das meninges espinhais no forame magno do osso occipital.

Técnica para tratar a base crânio-occipital: aplicação de pressões leves de trás para a frente, com o objetivo de moldar, de maneira uniforme, a base crânio-occipital e as estruturas a ela ligadas, desfazendo as tensões do tecido ou os enrijecimentos.
- "Terapeuta": sente-se atrás da cabeça do seu parceiro, que se encontra em decúbito dorsal.
- Peça-lhe para levantar um pouco a cabeça. Coloque as mãos abertas sob o occipital.

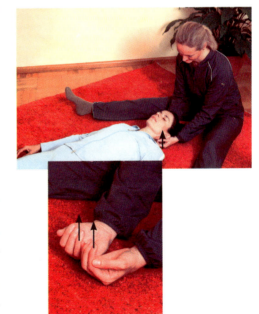

Tratamento da base crânio-occipital

As mãos e os dedos devem estar relaxados e flexionados, como se carregassem uma esfera. Peça a seu parceiro para deitar a cabeça em suas mãos. Segure-a de forma que todo o occipital fique na palma de suas mãos. Flexione levemente os dedos. Desse modo, a ponta dos dedos das duas mãos alcançará a região de transição da cabeça para a nuca. Você terá encontrado o ponto certo quando a ponta dos dedos tocar o tecido muscular, apontar na direção das órbitas oculares e quando a polpa dos dedos entrar em contato com o occipital. Os polegares devem repousar junto ao crânio, sem exercer pressão. As estruturas da base crânio-occipital encontram-se em suas mãos e na ponta dos seus dedos. Caso você tenha uma imagem interna dos tecidos, este é o momento de ativá-la. Permanecer concentrado nas estruturas da base crânio-occipital poderá ajudá-lo.

- Relaxe as mãos. Proceda à fusão com o tecido. Aos poucos, suas mãos e seus dedos irão se fundir, e você terá a sensação de que eles se unem ao tecido do seu parceiro.
- Respire tranquilamente e concentre-se em suas mãos e no tecido. Como é você que fará o exercício, determine o momento de iniciá-lo.
- Em primeiro lugar, formule seu propósito. Diga em voz baixa ou alta: "Que as estruturas da base crânio-occipital do meu parceiro (ou diga o nome dele) consigam relaxar e que minhas mãos e as pontas dos meus dedos consigam se fundir profundamente". Com a ponta dos dedos, exerça agora uma leve pressão na direção das órbitas oculares. Lembre-se de que a força deve ser mínima. Você sentirá que a ponta dos seus dedos penetra profundamente nos tecidos e pode movê-los na direção das órbitas oculares.
- Provavelmente você irá constatar que esse movimento de imersão não é retilíneo. Se você sentir pequenos desvios, como rotações, uma inclinação ou deslizamentos, permita com as mãos e com os dedos que eles ocorram. Continue concentrado no movimento orientado para as órbitas oculares e em seu propósito.
- Após algum tempo, você perceberá que as estruturas da base crânio-occipital se soltaram. Elas ficaram sensivelmente mais maleáveis e expandidas. Talvez antes você tenha sentido um nítido calor ou uma pulsação de energia sob suas mãos ou, depois que o tecido ficou mais maleável e expandido, tenha percebido que os fluidos e a energia fluem mais livremente. Nesse momento, a técnica terá chegado ao fim.
- Interrompa a pressão e mantenha as mãos no local. Tanto você quanto seu parceiro podem desfrutar do relaxamento e da liberdade adquiridos pelo ritmo craniossacral. Permaneçam por mais um momento na mesma posição antes de terminarem o tratamento das estruturas transversais.

Melhorando a mobilidade e a flexibilidade do tecido conjuntivo   195

- Peça a seu parceiro que levante a cabeça, para que você possa retirar as mãos.

Lidando com a resistência:
- Se você deparar com alguma "resistência", pare. Não tente afastá-la comprimindo-a. Em geral, isso não funciona.
- Interrompa a pressão e comece desde o princípio. Não é necessário retirar as mãos nem a ponta dos dedos.
- Proceda novamente à fusão e formule seu propósito. Lentamente e com cuidado, comece a exercer uma leve pressão com a ponta dos dedos na direção das órbitas oculares.
- Se mesmo assim você deparar com algum enrijecimento, direcione sua energia para dentro das estruturas da base crânio-occipital ou deixe que a energia corra entre as duas mãos ou da ponta dos dedos para a palma das mãos.
- Peça a seu parceiro para respirar dentro do occipital. Esse exercício torna-se mais fácil se ele imaginar que o movimento respiratório também chega ao occipital e pode ter o efeito de liberação.
- Se esse recurso também não for suficiente, persista e aumente mentalmente a pressão em cinco gramas. Espere e continue concentrado na formulação do seu propósito. O tecido irá se soltar, expandir-se e tornar-se mais maleável. Agora você só precisa ter um pouco mais de paciência.

Essa técnica é excelente para liberar, de maneira bastante cuidadosa, as articulações superiores da cabeça de tensões e bloqueios. O Dr. Upledger afirma ter tido grande êxito em casos de estresse, hiperatividade ou dores de cabeça.

Resumo da técnica para o tratamento das estruturas transversais

- Se possível, o "paciente" deve ficar deitado de costas em todos os exercícios para tratar as estruturas transversais de tecido conjuntivo.
- Utilize ambas as mãos.
- Proceda à fusão com o tecido que está tocando. Nesse momento, é de grande auxílio ter uma imagem do tecido (você pode utilizar ilustrações de um atlas de anatomia).
- Formule seu propósito: "Que a estrutura transversal consiga relaxar e que minhas mãos consigam se fundir profundamente".
- Exerça uma leve pressão no tecido.

- Com a(s) mão(s), acompanhe o movimento desejado e permita que os movimentos de desvio percebidos ocorram.
- Espere pelo relaxamento do tecido.
- Eventualmente, repita a técnica. Direcione a energia através do tecido, permita a respiração dentro dele ou persista com paciência diante de uma resistência, acrescentando, se for o caso, cinco gramas de pressão.
- Com seu parceiro, desfrute do relaxamento e da liberdade adquiridos pelo ritmo craniossacral.

Desse modo, você possibilitou que todas as estruturas transversais de tecido conjuntivo e os pontos superiores de adesão das meninges espinhais se soltassem da melhor forma possível. Agora você pode se dedicar às conexões articulatórias do sacro, para que a extremidade inferior das meninges espinhais – e, com elas, a extremidade inferior do sistema craniossacral – também possa ser totalmente liberada e coloque à sua disposição duas "bordas" livres (os ossos occipital e sacro) para o tratamento das meninges espinhais.

Tratamento das conexões articulatórias do sacro

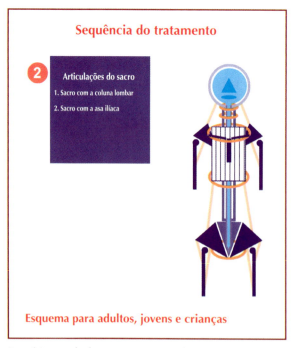

Exercícios em dupla para o tratamento do sacro

A unidade formada pelo sacro e pelo cóccix é a extremidade óssea inferior do sistema craniossacral. As ligações das meninges espinhais encontram-se na segunda vértebra do sacro e na parte superior do cóccix. Com o tratamento do diafragma pélvico, você já realizou um relaxamento nessa região; porém, o sacro ainda não foi considerado especificamente. Por isso, agora você tratará das conexões articulatórias desse osso. Sua parte superior tem contato com a última vértebra lombar e, nas laterais,

Melhorando a mobilidade e a flexibilidade do tecido conjuntivo 197

com ambas as asas ilíacas. Você irá trabalhar com leves forças de tração no sacro, na direção dos pés.

A conexão entre o sacro e a coluna lombar
Técnica para o tratamento das conexões entre o sacro e a coluna lombar: aplicação de forças leves de tração na direção dos pés, com o objetivo de fazer o sacro deslizar para baixo, de maneira livre, uniforme e harmônica, desfazendo as tensões do tecido ou os enrijecimentos.

- "Terapeuta": sente-se do lado direito do seu parceiro, que se encontra em decúbito dorsal, na altura de sua coxa.
- Peça-lhe para virar um pouco o corpo para a direita ou para levantar as nádegas, para que você possa colocar sua mão direita na região do sacro e do cóccix, sob a pelve. Você terá encontrado o ponto certo quando a pelve do seu parceiro pesar em sua mão. Apoie o cotovelo direito no chão, entre os joelhos do seu parceiro. Muitas vezes esse apoio ajuda, mas não é necessário.
- Feche a mão esquerda e coloque-a logo acima da mão direita, sob a região da coluna lombar (você também pode inserir a mão aberta sob as costas e depois fechá-la). A ponta dos dedos da mão direita e a lateral do dedo mínimo da mão esquerda devem tocar-se. A mão esquerda serve para estabilizar a coluna lombar inferior, para que as forças de tração que você exercerá no sacro atuem da melhor maneira possível nas articulações entre o sacro e a última vértebra lombar e não se espalhem pela coluna lombar. Além disso, a mão esquerda perceberá os fenômenos de liberação e relaxamento, bem como o ritmo craniossacral, e o ajudará a permitir eventuais movimentos de desvio. Caso você tenha uma imagem interna das articulações entre o sacro e a coluna lombar, este é o momento de ativá-la. Permanecer concentrado nas estruturas poderá ajudá-lo.

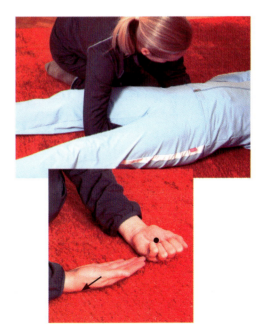

Tratamento das conexões entre o sacro e a coluna lombar

- Relaxe as mãos. Proceda à fusão com o tecido. Aos poucos, suas mãos irão se fundir, e você terá a sensação de que elas se unem ao tecido do seu parceiro.
- Respire tranquilamente e concentre-se em suas mãos e no tecido. Como é você que fará o exercício, determine o momento de iniciá-lo.
- Em primeiro lugar, formule seu propósito. Diga em voz baixa ou alta: "Que as articulações da lombar e do sacro do meu parceiro (ou diga o nome dele) consigam se soltar e que o sacro consiga deslizar livremente para os pés".
- Com a mão direita, exerça agora uma leve tração no sacro, na direção dos pés. Lembre-se de que a tração deve ser mínima. Você sentirá que o sacro se solta e consegue mover-se livremente na direção dos pés.
- Provavelmente você irá constatar que esse movimento não é retilíneo. Se você sentir pequenos desvios, como rotações, uma inclinação ou deslizamentos, permita com ambas as mãos que eles ocorram. Continue concentrado no movimento orientado para os pés e em seu propósito.
- Após algum tempo, você perceberá que o sacro ficou mais maleável e expandido e que o movimento em direção aos pés ficou mais fácil e flexível. Até então, possivelmente o sacro parecia preso a faixas rígidas ou a elásticos. Pouco antes da liberação, talvez você tenha sentido um nítido calor ou uma pulsação de energia em suas mãos ou, depois que o tecido ficou mais maleável e expandido, tenha percebido que os líquidos e a energia conseguem fluir mais livremente. Nesse momento, a técnica terá chegado ao fim.
- Interrompa a tração e mantenha as mãos no local. Tanto você quanto seu parceiro podem desfrutar do relaxamento e da liberdade adquiridos pelo ritmo craniossacral. Permaneçam por mais um momento na mesma posição antes de passarem para a próxima técnica relativa ao sacro.
- Lentamente, retire a mão esquerda; seu parceiro pode continuar deitado de costas. Deixe a mão direita no local para a execução da próxima técnica.

Lidando com a resistência:
- Se você deparar com alguma "resistência", pare. Não tente afastá-la comprimindo-a. Em geral, isso não funciona. Inicialmente, interrompa a tração e comece do princípio. Não é necessário retirar as mãos.
- Proceda novamente à fusão e formule seu propósito. Lentamente e com cuidado, comece a exercer com a mão direita uma leve tração na direção dos pés.

Melhorando a mobilidade e a flexibilidade do tecido conjuntivo   199

- Se mesmo assim você deparar com algum enrijecimento, direcione sua energia para dentro do sacro ou deixe que a energia corra da mão direita para a mão esquerda.
- Peça a seu parceiro para respirar dentro do sacro. Esse exercício torna-se mais fácil se ele imaginar que o movimento respiratório também chega ao sacro e pode ter o efeito de liberação.
- Se esse recurso também não for suficiente, persista e aumente mentalmente a tração em cinco gramas. Espere e continue concentrado na formulação do seu propósito. O tecido irá se soltar, expandir-se e tornar-se mais maleável. Agora você só precisa ter um pouco mais de paciência.

A conexão entre o sacro e as asas ilíacas

Técnica para o tratamento das conexões entre o sacro e as asas ilíacas: aplicação de forças leves de tração no sacro, na direção dos pés, e de pressão leve nas asas ilíacas, para dentro, com o objetivo de fazer o sacro deslizar para baixo, de maneira livre, uniforme e harmônica, desfazendo as tensões do tecido ou os enrijecimentos.

- "Terapeuta": como na técnica anterior, sua mão direita deve ficar sob o sacro, e a esquerda pode apoiar-se no chão.
- Seu parceiro deve colocar a palma das mãos nas laterais, sobre as espinhas dos ílios. Estes podem ser percebidos como duas saliências ósseas na parte externa da pelve, na altura do cós das calças ou um pouco abaixo dele. As mãos entram em contato com os ílios e exercem uma leve pressão para dentro, na direção do centro do corpo. Caso você tenha uma imagem interna das articulações entre o sacro e as asas ilíacas, este é o momento de ativá-la. Permanecer concentrado nas estruturas poderá ajudá-lo.
- Relaxe a mão direita. Proceda à fusão com o sacro. Aos poucos, sua mão irá se fundir, e você terá a sensação de que ela se une ao sacro do seu parceiro.
- Respire tranquilamente e concentre-se em sua mão e no tecido. Como é você que fará o exercício, determine o momento de iniciá-lo.
- Em primeiro lugar, formule seu propósito. Diga em voz baixa ou alta: "Que as articulações da pelve e do sacro do meu parceiro (ou diga o nome dele) consigam se soltar e que o sacro consiga fluir livremente para os pés". Com a mão direita, exerça agora uma leve tração no sacro, na direção dos pés. Lembre-se de que a tração deve ser mínima. Você sentirá que o sacro se solta e consegue se mover livremente na direção dos pés.

- Provavelmente você irá constatar que esse movimento não é retilíneo. Se você sentir pequenos desvios, como rotações, uma inclinação ou deslizamentos, permita que eles ocorram. Continue concentrado no movimento orientado para os pés e em seu propósito.
- Após algum tempo, você perceberá que o sacro ficou mais maleável e expandido e que o movimento em direção aos pés ficou mais fácil e flexível. Até então, possivelmente o sacro parecia preso a faixas rígidas ou a elásticos. Pouco antes da liberação, talvez você tenha sentido um nítido calor ou uma pulsação de energia na mão ou, depois que o tecido ficou mais maleável e expandido, tenha percebido que os líquidos e a energia conseguem fluir mais livremente. Nesse momento, a técnica terá chegado ao fim.
- Interrompa a tração e mantenha a mão no local. Tanto você quanto seu parceiro podem desfrutar do relaxamento e da liberdade adquiridos pelo ritmo craniossacral. Permaneçam por mais um momento na mesma posição.
- Peça a seu parceiro para virar o corpo para a direita ou levantar as nádegas, para que você possa retirar a mão.

Lidando com a resistência:
- Se você deparar com alguma "resistência", pare. Não tente afastá-la comprimindo-a. Em geral, isso não funciona.

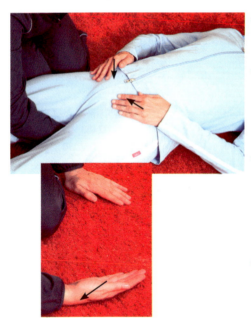

Tratamento das conexões entre o sacro e as asas ilíacas

- Inicialmente, interrompa a tração e comece desde o princípio. Não é necessário retirar a mão.
- Proceda novamente à fusão e formule seu propósito. Lentamente e com cuidado, comece a exercer uma leve tração com a mão direita na direção dos pés.
- Se mesmo assim você deparar com algum enrijecimento, direcione sua energia para dentro do sacro ou deixe que a energia corra da mão direita para as mãos do seu parceiro.
- Peça-lhe para respirar dentro do sacro. Esse exercício torna-se mais fácil se ele imaginar que esse movimento respiratório também chega ao sacro e pode ter o efeito de liberação.

- Se esse recurso também não for suficiente, persista e aumente mentalmente a tração em cinco gramas. Espere e continue concentrado na formulação do seu propósito. O tecido irá se soltar, expandir-se e tornar-se mais maleável. Agora você só precisa ter um pouco mais de paciência.

Resumo da técnica para tratar as conexões de tecido conjuntivo do sacro:
- Coloque uma mão sob o sacro.
- Proceda à fusão com o osso.
- Formule seu propósito: "Que as articulações do meu parceiro consigam se soltar e que seu sacro consiga deslizar livremente para os pés".
- Exerça uma leve tração na direção dos pés.
- Com a mão, acompanhe o movimento desejado e permita que os movimentos de desvio percebidos ocorram.
- Espere pelo relaxamento do tecido.
- Eventualmente, repita a técnica. Direcione a energia através do tecido, permita a respiração dentro dele ou persista com paciência diante de uma resistência, acrescentando, se for o caso, cinco gramas de tração.
- Com seu parceiro, desfrute do relaxamento e da liberdade adquiridos pelo ritmo craniossacral.

Você chegou ao ponto em que todas as estruturas mais distantes foram tratadas, pois, após a liberação das estruturas transversais, da base crânio-occipital e do sacro, as meninges espinhais podem ser tratadas e, com isso, você entrará diretamente no sistema craniossacral.

Alongando as meninges espinhais

A maneira mais fácil de alongar as meninges espinhais é executar movimentos com os ossos occipital e sacro já liberados e, assim, deslocar as meninges espinhais pelo canal vertebral. Para tanto, você deverá empregar o chamado "balanço dural", uma técnica em que, como o próprio nome já diz, faz com que as meninges espinhais sejam balançadas de um lado para outro.

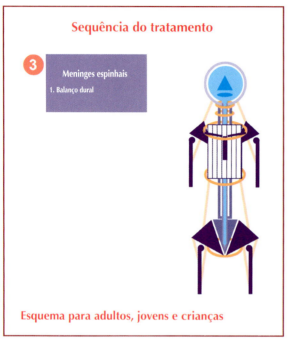
Exercício em dupla para as meninges cerebrais

O balanço dural

Técnica: aplicação de forças leves de tração para cima e para baixo, na direção da cabeça e dos pés, com o objetivo de fazer as meninges espinhais deslizarem no canal vertebral, de maneira livre, uniforme e harmônica, desfazendo as tensões do tecido ou os enrijecimentos.

- "Terapeuta": sente-se do lado direito do seu parceiro, que se encontra em decúbito dorsal, na altura da caixa torácica.
- Peça a seu parceiro para virar um pouco o corpo para a esquerda ou levantar as nádegas, para que você possa colocar sua mão direita sob a pelve dele, na região do sacro e do cóccix. Você terá encontrado o local certo quando a pelve do seu parceiro pesar em sua mão.
- Peça a seu parceiro para levantar a cabeça. Coloque a mão esquerda sob o occipital. A cabeça deve repousar confortavelmente na palma da sua mão. Caso você tenha uma imagem interna das meninges espinhais, este é o momento de ativá-la. Permanecer concentrado nas estruturas poderá ajudá-lo.
- Relaxe as mãos. Proceda à fusão com o tecido. Aos poucos, suas mãos irão se fundir, e você terá a sensação de que elas se unem ao tecido do seu parceiro.
- Respire tranquilamente e concentre-se em suas mãos e no tecido. Como é você que fará o exercício, determine o momento de iniciá-lo.
- Em primeiro lugar, formule seu propósito. Diga em voz baixa ou alta: "Que as meninges espinhais do meu parceiro (ou diga o nome dele) consigam se soltar e mover-se livremente para cima e para baixo".
- Com a mão direita, exerça agora uma leve tração no sacro, na direção dos pés. Ao mesmo tempo, faça um pequeno movimento de inclinação com toda a mão, movendo o polegar na direção do teto. Mova a mão esquerda na direção dos pés. A lateral do dedo mínimo desta mão deve ficar virada

Melhorando a mobilidade e a flexibilidade do tecido conjuntivo

para o teto. Lembre-se de que os movimentos devem ser bem pequenos. Se ficarem resistentes ou rígidos, mude a direção.
- Com a mão esquerda, exerça uma leve tração para cima no occipital. Ao mesmo tempo, faça um pequeno movimento de inclinação com toda a mão, movendo o polegar na direção do teto. A mão direita deve mover-se na direção da cabeça. A lateral do dedo mínimo desta mão deve ficar virada para o teto. Lembre-se de que os movimentos devem ser bem pequenos. Se ficarem resistentes ou rígidos, mude novamente a direção.
- Depois de algumas repetições, você sentirá que as meninges espinhais se soltam e que o occipital e o sacro conseguem se mover livremente na direção dos pés e da cabeça.
- Provavelmente você irá constatar que os movimentos para cima e para baixo não são totalmente retilíneos. Se você sentir pequenos desvios, como rotações, inclinações ou deslizamentos, permita com ambas as mãos que eles ocorram. Continue concentrado nos movimentos para cima ou para baixo e em seu propósito.
- Após algum tempo, você perceberá que os movimentos ficaram mais fáceis e flexíveis. Até então, possivelmente o sacro, o occipital e as meninges espinhais pareciam presos a faixas rígidas ou a elásticos. Pouco antes da liberação, talvez você tenha sentido um nítido calor ou uma pulsação de energia nas mãos ou, depois que eles ficaram mais maleáveis e expandidos, tenha percebido que os líquidos e a energia conseguem fluir mais livremente. Nesse momento, a técnica terá chegado ao fim.
- Interrompa a tração e mantenha as mãos no local. Tanto você quanto seu parceiro podem desfrutar do relaxamento e da liberdade adquiridos pelo ritmo craniossacral. Permaneça por mais um momento na mesma posição antes de retirar as mãos.
- Peça a seu parceiro para levantar as nádegas e depois a cabeça, para que você possa retirar as mãos.

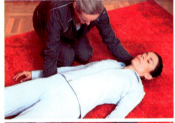
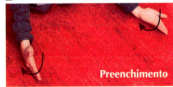
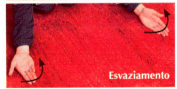

O balanço dural

Você pode executar essa técnica de diversas maneiras:

1. Tome o ritmo craniossacral como critério para a expansão das meninges espinhais através do movimento rítmico dos ossos occipital e sacro: no preenchimento, vá para baixo e, no esvaziamento, vá para cima. Ao final de cada movimento, exerça uma pressão um pouco maior com as duas mãos. Continue a proceder desse modo até perceber que os movimentos se tornam mais fáceis e que sua extensão aumenta.

2. Tome a tensão do tecido como critério para a expansão das meninges espinhais através do movimento rítmico dos ossos occipital e sacro. Comece indo para baixo ou para cima, acessando as meninges espinhais através dos ossos, até alcançar uma tensão resistente ou sólida. Mude então a direção do movimento e repita o procedimento, até a resistência e a solidez cederem em ambas as direções.

3. Tome a tensão do tecido como exemplo para a expansão única das meninges espinhais. Por algumas vezes, faça os movimentos na direção do preenchimento e do esvaziamento e avalie a tensão ao final de ambos. Movimente as meninges espinhais através dos ossos occipital e sacro na direção que se mostra menos resistente ou firme. Vá até o limite de tensão e aumente a tração em cinco gramas. Espere até o tecido se soltar e execute o mesmo procedimento na direção contrária. Em seguida, examine o conjunto mais uma vez e, eventualmente, repita o procedimento.

Lidando com a resistência:

- Se você deparar com alguma "resistência", pare. Não tente afastá-la comprimindo-a. Em geral, isso não funciona.

- Inicialmente, interrompa a tração e comece desde o princípio. Não é necessário retirar as mãos. Proceda novamente à fusão e formule seu propósito. Lentamente e com cuidado, comece a mover as mãos para cima e para baixo.

- Se mesmo assim você deparar com algum enrijecimento, direcione sua energia para dentro das meninges espinhais ou deixe que a energia corra de uma mão para a outra.

- Peça a seu parceiro para respirar dentro das costas como um todo, no canal espinhal ou nas meninges espinhais. Esse exercício torna-se mais fácil se ele imaginar que o movimento respiratório também pode chegar a essa região e ter o efeito de liberação.

- Se esse recurso também não for suficiente, persista e aumente mentalmente a tração em cinco gramas na direção delimitada. Espere e continue concentrado na formulação do seu propósito. Após várias repetições, o tecido irá se soltar, expandir-se e tornar-se mais maleável. Você também pode parar o movimento oscilatório e, ao final do movimento limitado, persistir até as meninges espinhais cederem. Sempre que você lidar com enrijecimentos, é necessário ter um pouco mais de paciência.

Após essas técnicas de liberação, você terá promovido o relaxamento de todas as estruturas transversais, do occipital e do sacro, bem como das meninges espinhais. Com isso, você estará muito bem preparado para tratar as meninges cerebrais com as estruturas cranianas.

Alongando as meninges cerebrais

Chegamos às meninges cerebrais, onde as coisas mais importantes acontecem. Já discorremos detalhadamente a respeito nas páginas 27 ss. e 43 ss. Com o tratamento das meninges cerebrais, você aliviará todas as estruturas cranianas. A elas pertencem:
- os ossos cranianos em si;
- as suturas cranianas, que representam as conexões entre cada osso;
- as membranas ósseas, que no interior do crânio fazem parte da dura-máter;
- todos os músculos que se prendem ao crânio;
- todas as meninges cerebrais.

Com o alívio dessas estruturas, o crânio ganha mais "espaço" para que o cérebro e os nervos possam "movimentar-se". Além disso, a diminuição das tensões ou dos enrijecimentos nas suturas cranianas e nas meninges cerebrais promove um alívio dos vários orifícios no crânio, que servem de passagem para os nervos e os vasos sanguíneos. Portanto, esses orifícios também ganham mais "espaço". Como você já sabe, o aumento de es-

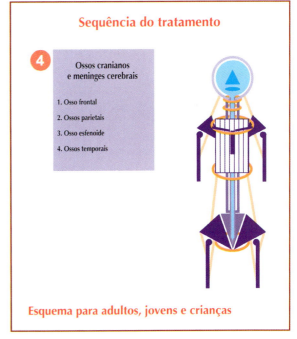

Sequência do tratamento

4 Ossos cranianos e meninges cerebrais

1. Osso frontal
2. Ossos parietais
3. Osso esfenoide
4. Ossos temporais

Esquema para adultos, jovens e crianças

Exercícios em dupla para o tratamento dos ossos cranianos e das meninges cerebrais

paço significa uma possibilidade para que o ritmo craniossacral se expanda melhor, o que indiretamente contribui para uma melhora da "ordenha" rítmica de todas as células. Estas passam a se sentir bem melhor, pois sua alimentação e sua limpeza são otimizadas. As técnicas que você utilizará para tratar os ossos cranianos e as meninges cerebrais são as chamadas técnicas de elevação. Você trabalhará com forças de tração diretamente nos seguintes ossos:

- frontal;
- parietais;
- esfenoide;
- temporais.

Elevação do osso frontal

Técnica para levantar o osso frontal: aplicação de forças leves de tração, com o objetivo de atingir um deslizamento livre, uniforme e harmônico do osso frontal, liberando o tecido das tensões ou dos enrijecimentos. Para tratar as suturas cranianas ao redor do osso frontal, bem como as partes da foice cerebral pertencentes à dura-máter, cujas fibras correm de trás para a frente, você terá de "puxar" o osso frontal para a frente. Isso significa que você puxará cuidadosamente, na direção do teto, o osso frontal do "paciente".

- "Terapeuta": sente-se atrás da cabeça do seu parceiro, que se encontra em decúbito dorsal.
- Coloque a polpa dos dedos das duas mãos na testa do seu parceiro, logo acima das sobrancelhas. Com a polpa dos dedos anulares, você poderá sentir claramente uma crista óssea na altura das bordas externas das sobrancelhas. Coloque a polpa dos dedos anulares atrás dessas cristas, ou seja, na direção da parte posterior da cabeça. Todos os outros dedos devem repousar sobre a testa. Imagine que na polpa dos dedos você dispõe de pequenas ventosas, capazes de se prender à testa e sugá-la. Os polegares podem cruzar-se confortavelmente, encontrando apoio um no outro. Caso você tenha uma imagem interna das suturas cranianas do osso frontal e da foice cerebral, este é o momento de ativá-la. Permanecer concentrado nas estruturas poderá ajudá-lo.
- Relaxe os dedos e observe se é possível deixar o toque ainda mais leve. Interrompa a pressão, mas deixe as mãos no local. Proceda à fusão com o osso frontal.
- Respire tranquilamente e concentre-se em suas mãos e no tecido. Como é você que fará o exercício, determine o momento de iniciá-lo.
- Assim que sentir que seus dedos estão perfeitamente integrados ao osso, formule seu propósito: "Que as suturas cranianas do osso frontal e as me-

ninges cerebrais cedam e que o osso frontal do meu parceiro (ou diga o nome dele) possa ser tracionado para a frente".
- Comece então a exercer uma leve tração na direção do teto. Essa tração deve ser mínima. Não mais do que o pensado ou imaginado. Você sentirá que o osso frontal acompanha mais ou menos o movimento de suas mãos para a frente.

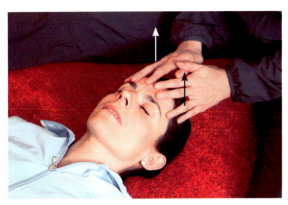

Técnica de elevação para o osso frontal

- Em geral, nas primeiras tentativas, o osso certamente não acompanhará sua tração para a frente. O osso frontal poderá apresentar uma leve inclinação para o lado, girar ou deslizar. Com as duas mãos, permita que esses movimentos de desvio ocorram e continue concentrado no movimento na direção do teto e em seu propósito.
- Após algum tempo, você perceberá que o osso frontal se torna mais maleável e expandido ao tato e que o movimento para a frente fica mais fácil e flexível. Até então, o osso frontal parecia estar preso a faixas rígidas ou a elásticos. Pouco antes da liberação, talvez você tenha sentido um nítido calor ou uma pulsação de energia na ponta dos dedos ou, depois que o tecido ficou mais maleável e expandido, tenha percebido que os líquidos ou a energia conseguem fluir melhor. Nesse momento, a técnica terá chegado ao fim.
- Deixe os dedos por mais um momento no local. Tanto você quanto seu parceiro podem desfrutar do efeito de relaxamento. Ambos sentirão como o ritmo craniossacral pode expandir-se na região relaxada.
- Retire os dedos do osso frontal e coloque-os sobre os ossos parietais.

Lidando com a resistência:
- Se o tecido permanecer muito rígido e você sentir que o osso frontal está preso apenas a "fios de aço", primeiramente interrompa a tração e recomece desde o princípio. Suas mãos podem permanecer no local.
- Proceda à fusão e formule seu propósito. Lentamente e com cuidado, comece a puxar o osso frontal na direção do teto.

Exercícios em dupla para adultos, jovens e crianças

- Se mesmo assim você deparar com algum enrijecimento, direcione sua energia para dentro do osso frontal ou deixe que a energia corra entre a polpa dos dedos de uma mão para a dos dedos da outra.
- Peça a seu parceiro para respirar dentro do osso frontal e imaginar que o movimento respiratório também pode chegar ao crânio e à testa e ter o efeito de liberação.
- Se esse recurso também não for suficiente, persista e, mentalmente, aumente a tração em cinco gramas. Espere e continue concentrado na formulação do seu propósito. O tecido irá soltar-se, expandir-se e tornar-se mais flexível. Você só precisa ter um pouco mais de paciência.

A liberação das suturas cranianas ao redor do osso frontal e o relaxamento da foice cerebral abrem "espaço" para que os ossos parietais possam ser levantados.

Elevação dos ossos parietais

Técnica para levantar os ossos parietais: aplicação de forças leves de tração, com o objetivo de atingir um deslizamento livre, uniforme e harmônico dos ossos parietais, liberando o tecido das tensões ou dos enrijecimentos. Para tratar as suturas cranianas ao redor dos ossos parietais, bem como as partes da foice cerebral pertencentes à dura-máter, cujas fibras correm de baixo para cima, você terá de "levantar" os ossos parietais. Isso significa que você puxará cuidadosamente em sua direção, ou melhor, "para a abóbada craniana" (o topo da cabeça), os ossos parietais do "paciente".

- "Terapeuta": permaneça sentado atrás da cabeça do seu parceiro.
- Coloque a polpa dos dedos das duas mãos nas laterais da cabeça do seu parceiro, logo acima das orelhas. Os dedos devem repousar na altura da borda anterior das orelhas. Deslize os dedos em cinco a seis centímetros ou a largura de três dedos até a abóbada craniana. Caso você tenha uma imagem interna das suturas cranianas ao redor dos ossos parietais e da foice cerebral, este é o momento de ativá-la. Permanecer concentrado nas estruturas poderá ajudá-lo.
- Relaxe os dedos e tente deixar o toque ainda mais leve. Interrompa a pressão, mas deixe as mãos no local. Proceda à fusão com os ossos parietais.
- Respire tranquilamente e concentre-se em suas mãos e no tecido. Como é você que fará o exercício, determine o momento de iniciá-lo.
- Assim que sentir que seus dedos estão perfeitamente integrados ao osso, formule seu propósito: "Que as suturas cranianas ao redor dos ossos parietais e

as meninges cerebrais cedam e que os ossos parietais do meu parceiro (ou diga o nome dele) possam ser levantados".

- Comece então a exercer uma leve tração para cima, em sua direção. Essa tração deve ser mínima. Não mais do que o pensado ou imaginado. Você sentirá que os ossos parietais acompanham mais ou menos bem o movimento para cima.

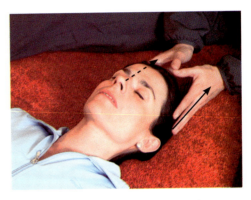

Técnica de elevação para os ossos parietais

- Em geral, nas primeiras tentativas, os ossos certamente não acompanharão sua tração para cima. Os ossos parietais podem apresentar uma leve inclinação para o lado, girar ou deslizar. Com as duas mãos, permita que esses movimentos de desvio ocorram e continue concentrado no movimento em sua direção e em seu propósito.
- Após algum tempo, você perceberá que os ossos parietais se tornam mais maleáveis e expandidos ao tato e que o movimento para cima fica mais fácil e flexível. Até então, os ossos parietais pareciam estar presos a faixas rígidas ou a elásticos. Pouco antes da liberação, talvez você tenha sentido um nítido calor ou uma pulsação de energia na ponta dos dedos ou, depois que o tecido ficou mais maleável e expandido, tenha percebido que os líquidos e a energia conseguem fluir melhor. Nesse momento, a técnica terá chegado ao fim.
- Deixe os dedos por mais um momento no local. Tanto você quanto seu parceiro podem desfrutar do efeito de relaxamento. Ambos sentirão como o ritmo craniossacral pode expandir-se na região relaxada.
- Retire os dedos dos ossos parietais e coloque-os sobre o osso esfenoide.

Lidando com a resistência:
- Se o tecido permanecer muito rígido e você sentir que os ossos parietais estão presos apenas a "fios de aço", primeiramente interrompa a tração e recomece desde o princípio. Suas mãos podem permanecer no local.
- Proceda à fusão e formule seu propósito. Lentamente e com cuidado, comece a puxar os ossos parietais para cima, em sua direção.
- Se mesmo assim você deparar com algum enrijecimento, direcione sua energia para dentro dos ossos parietais ou deixe que a energia corra entre a polpa dos dedos de uma mão para a dos dedos da outra.

- Peça a seu parceiro para respirar dentro dos ossos parietais e imaginar que o movimento respiratório também pode chegar ao crânio e a esses ossos e ter o efeito de liberação.
- Se esse recurso também não for suficiente, persista e, mentalmente, aumente a tração em cinco gramas. Espere e continue concentrado na formulação do seu propósito. O tecido irá soltar-se, expandir-se e tornar-se mais flexível. Você só precisa ter um pouco mais de paciência.

A liberação das suturas cranianas ao redor do osso frontal e dos parietais, bem como o relaxamento da foice cerebral, abre "espaço" para que o osso esfenoide possa ser levantado.

Elevação do osso esfenoide

Técnica para levantar o osso esfenoide: aplicação de forças leves de tração, com o objetivo de atingir um deslizamento livre, uniforme e harmônico do osso esfenoide, liberando o tecido das tensões ou dos enrijecimentos. Para tratar as suturas cranianas ao redor do osso esfenoide, bem como as partes da tenda do cerebelo pertencentes à dura-máter, cujas fibras correm de frente para trás, você terá de "puxar" o esfenoide para a frente. Isso significa que você puxará cuidadosamente o esfenoide do "paciente" para cima, em direção ao teto, já que este está deitado de costas.

- "Terapeuta": permaneça sentado atrás da cabeça do seu parceiro.
- Peça-lhe para levantar a cabeça, para que você possa colocar as mãos embaixo dela. Em seguida, seu parceiro deve deitar a cabeça em suas mãos, sobretudo em seus dedos. Coloque a polpa dos polegares nas laterais esquerda e direita da cabeça do parceiro, sobre o esfenoide, que se encontra atrás da borda óssea, logo atrás do canto externo dos olhos. Se você deslizar a polpa dos polegares do canto externo dos olhos para trás, ou seja, na direção do occipital, você logo sentirá essa borda. Muitas pessoas, sobretudo aquelas que sofrem de dor de cabeça causada por tensão, sentem-se bem quando massageadas nessa região onde a polpa de seus polegares se encontra agora. Caso você tenha uma imagem interna das suturas cranianas ao redor do osso esfenoide e da tenda do cerebelo, este é o momento de ativá-la. Permanecer concentrado nas estruturas poderá ajudá-lo.
- Relaxe os polegares e tente deixar o toque ainda mais leve. Interrompa a pressão, mas deixe as mãos no local. Proceda à fusão com o esfenoide.
- Respire tranquilamente e concentre-se em suas mãos e no tecido. Como é você que fará o exercício, determine o momento de iniciá-lo.
- Assim que sentir que seus dedos estão perfeitamente integrados ao osso, formule seu propósito: "Que as suturas cranianas ao redor do osso esfenoide e

Melhorando a mobilidade e a flexibilidade do tecido conjuntivo

as meninges cerebrais cedam e que o osso esfenoide do meu parceiro (ou diga o nome dele) possa ser puxado para a frente".

- Comece então a exercer uma leve tração na direção do teto. Essa tração deve ser mínima. Não mais do que o pensado ou imaginado. Você sentirá que o osso esfenoide acompanha mais ou menos bem o movimento para a frente.

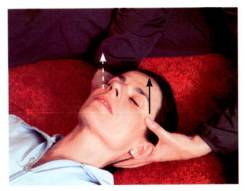

Técnica de elevação para o osso esfenoide

- Em geral, nas primeiras tentativas, o osso certamente não acompanhará sua tração para a frente. O esfenoide pode apresentar uma leve inclinação para o lado, girar ou deslizar. Com as duas mãos, permita que esses movimentos de desvio ocorram e continue concentrado no movimento na direção do teto e em seu propósito.
- Após algum tempo, você perceberá que o osso esfenoide se torna mais maleável e expandido ao tato e que o movimento para a frente fica mais fácil e flexível. Até então, o esfenoide parecia estar preso a faixas rígidas ou a elásticos. Pouco antes da liberação, talvez você tenha sentido um nítido calor ou uma pulsação de energia nas mãos e nos polegares ou, depois que o tecido ficou mais maleável e expandido, tenha percebido que os líquidos ou a energia conseguem fluir melhor. Nesse momento, a técnica terá chegado ao fim.
- Deixe os dedos por mais um momento no local. Tanto você quanto seu parceiro podem desfrutar do efeito de relaxamento. Ambos sentirão como o ritmo craniossacral pode expandir-se na região relaxada.
- Retire os polegares do osso esfenoide e peça a seu parceiro para levantar a cabeça, para que você possa retirar suas mãos.

Lidando com a resistência:
- Se o tecido permanecer muito rígido e você sentir que o osso esfenoide está preso apenas a "fios de aço", primeiramente interrompa a tração e recomece desde o princípio. Suas mãos podem permanecer no local.
- Proceda à fusão e formule seu propósito. Lentamente e com cuidado, comece a puxar o osso esfenoide na direção do teto.

Exercícios em dupla para adultos, jovens e crianças

- Se mesmo assim você deparar com algum enrijecimento, direcione sua energia para dentro do osso esfenoide ou deixe que ela corra entre os polegares de uma mão para a outra.
- Peça a seu parceiro para respirar dentro do esfenoide e imaginar que o movimento respiratório também pode chegar ao crânio e a esse osso e ter o efeito de liberação.
- Se esse recurso também não for suficiente, persista e, mentalmente, aumente a tração em cinco gramas. Espere e continue concentrado na formulação do seu propósito. O tecido irá soltar-se, expandir-se e tornar-se mais flexível. Você só precisa ter um pouco mais de paciência.

A liberação das suturas cranianas ao redor do osso frontal, dos parietais e do esfenoide, bem como o relaxamento da foice cerebral e da tenda do cerebelo, abre "espaço" para que os ossos temporais possam ser liberados.

Liberação dos ossos temporais

Técnica para liberar os ossos temporais: aplicação de forças leves de tração, com o objetivo de atingir um deslizamento livre, uniforme e harmônico dos ossos temporais, liberando o tecido das tensões ou dos enrijecimentos. Para tratar as suturas cranianas ao redor do osso temporal, bem como as partes da tenda do cerebelo pertencentes à dura-máter, cujas fibras correm da esquerda para a direita, você terá de "puxar" os ossos temporais lateralmente. Isso significa que você os puxará cuidadosamente para fora.

- "Terapeuta": permaneça sentado atrás da cabeça do seu parceiro.
- Coloque a ponta dos seus polegares nos meatos auditivos externos (ou seja, dentro da orelha). A ponta do indicador e a do dedo médio devem repousar, respectivamente, atrás das orelhas. Caso você tenha uma imagem interna das suturas cranianas ao redor dos ossos temporais e da tenda do cerebelo, este é o momento de ativá-la. Permanecer concentrado nas estruturas poderá ajudá-lo.
- Relaxe os dedos e tente deixar o toque ainda mais leve. Interrompa a pressão, mas deixe as mãos no local. Proceda à fusão com as orelhas e os ossos temporais.
- Respire tranquilamente e concentre-se em suas mãos e no tecido. Como é você que fará o exercício, determine o momento de iniciá-lo.

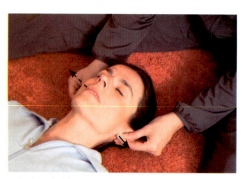

Técnica de liberação dos ossos temporais

Melhorando a mobilidade e a flexibilidade do tecido conjuntivo 213

- Assim que sentir que seus polegares e seus dedos estão perfeitamente integrados ao osso, formule seu propósito: "Que as suturas cranianas ao redor dos ossos temporais e as meninges cerebrais cedam e que os ossos temporais do meu parceiro (ou diga o nome dele) possam ser liberadas lateralmente".
- Comece então a exercer uma leve tração para as laterais. Essa tração deve ser mínima. Não mais do que o pensado ou imaginado. Você sentirá que os ossos temporais acompanham mais ou menos bem os movimentos laterais.
- Em geral, nas primeiras tentativas, os ossos certamente não acompanharão sua tração para a lateral. Os temporais podem apresentar uma leve inclinação para o lado, girar ou deslizar. Com as duas mãos, permita que esses movimentos de desvio ocorram e continue concentrado no movimento lateral e em seu propósito.
- Após algum tempo, você perceberá que os ossos temporais se tornam mais maleáveis e expandidos ao tato e que o movimento lateral fica mais fácil e flexível. Até então, os ossos temporais pareciam estar presos a faixas rígidas ou a elásticos. Pouco antes da liberação, talvez você tenha sentido um nítido calor ou uma pulsação de energia nos polegares e na ponta dos dedos ou, depois que o tecido ficou mais maleável e extenso, tenha percebido que os líquidos e a energia conseguem fluir melhor. Nesse momento, a técnica terá chegado ao fim.
- Deixe os polegares e os outros dedos por mais um momento no local. Tanto você quanto seu parceiro podem desfrutar do efeito de relaxamento. Ambos sentirão como o ritmo craniossacral pode expandir-se na região relaxada.
- Retire os polegares e os dedos. Você concluiu todas as técnicas para o tratamento das meninges cerebrais.

Lidando com a resistência:
- Se o tecido permanecer muito rígido e você sentir que os ossos temporais estão presos apenas a "fios de aço", primeiramente interrompa a tração e recomece desde o princípio. Seus polegares e dedos podem permanecer no local.
- Proceda à fusão e formule seu propósito. Lentamente e com cuidado, comece a puxar os ossos temporais nas laterais.
- Se mesmo assim você deparar com algum enrijecimento, direcione sua energia para dentro dos temporais ou deixe que ela corra de uma mão para a outra.

- Peça a seu parceiro para respirar dentro dos temporais e imaginar que o movimento respiratório também pode chegar ao crânio e a esses ossos e ter o efeito de liberação.
- Se esse recurso também não for suficiente, persista e, mentalmente, aumente a tração em cinco gramas. Espere e continue concentrado na formulação do seu propósito. O tecido irá soltar-se, expandir-se e tornar-se mais flexível. Você só precisa ter um pouco mais de paciência.

Resumo das técnicas de elevação no crânio:
- Sente-se atrás da cabeça do seu parceiro.
- Utilize ambas as mãos para aplicar as forças de tração.
- Proceda à fusão com o tecido que está tocando. Nesse momento, é de grande auxílio ter em mente uma imagem do tecido (como apoio, você pode utilizar ilustrações de um atlas de anatomia).
- Formule seu propósito.
- Exerça uma leve tração no(s) osso(s).
- Com a(s) mão(s), acompanhe o movimento desejado e permita que os movimentos de desvio percebidos ocorram.
- Espere pelo relaxamento do tecido.
- Eventualmente, repita a técnica, direcionando a energia pelo tecido. Faça com que seu parceiro respire no tecido. Tenha paciência e persista diante de uma resistência, elevando a pressão em cinco gramas.
- Com seu parceiro, desfrute do relaxamento e da liberdade adquiridos pelo ritmo craniossacral.

Parabéns! Você executou todas as técnicas para o tratamento das meninges cerebrais e, portanto, permitiu que as meninges cerebrais do seu parceiro relaxassem da melhor forma. Se ele sentir que lhe faria bem repetir a aplicação e se você tiver tempo disponível, este é o momento adequado. Ao repetir a técnica pela segunda vez, repare em como a tensão já se transformou graças à primeira aplicação. Além disso, você liberou o crânio de tal forma que agora é possível tratar as conexões dos ossos faciais com o crânio.

O tratamento das conexões entre o crânio e os ossos faciais

Para tratar as suturas cranianas entre os ossos cranianos e aqueles faciais ou apenas entre os faciais, é preciso "levantar" ou "puxar" cada osso, como no tratamento das meninges cerebrais no crânio. Execute as técnicas nos seguintes ossos:
- nasais;
- zigomáticos;
- maxilares e palatinos;
- vômer;
- mandíbula.

É importante que você proceda aqui exatamente do mesmo modo que nas técnicas de elevação para os ossos cranianos.

A sequência tem essa ordem porque ela garante que todas as suturas cranianas ao redor do palato duro – os ossos maxilares e palatinos – sejam liberados um a um. Desse modo, ao final essas estruturas ósseas centrais e tão importantes do palato duro são soltas, o que pode formar uma boa base para uma liberação permanente da mandíbula.

Sobre as técnicas na boca

Para as técnicas que serão executadas na boca do seu parceiro, você irá precisar de luvas impermeáveis, de preferência que não sejam de látex e não contenham talco. Esse tipo de luva pode ser encontrado em qualquer farmácia. Coloque as luvas antes de iniciar os exercícios, para que você não tenha de interrompê-los para ir buscá-las.

Como a boca do seu parceiro representa uma cavidade do corpo na qual você irá intervir, mais uma vez é necessário que ambos

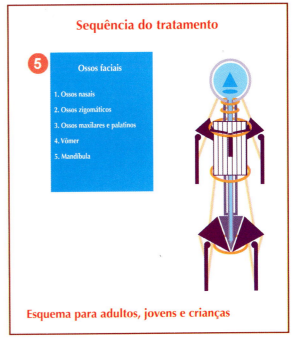

Exercício em dupla para o tratamento dos ossos faciais

estejam de acordo com a técnica. É imprescindível que essa concordância interna seja sempre expressa em voz alta.

Lentamente e com cuidado, deslize o polegar ou um dedo dentro da boca, pois tanto o contato com a mucosa, os dentes e o palato duro quanto aquele com o palato mole, localizado na parte posterior da boca, podem desencadear ânsia de vômito. Caso isso ocorra, interrompa a técnica e tente novamente em outro dia. Nesse meio-tempo, seu parceiro pode "dessensibilizar" a região com seu próprio dedo, ou seja, ele mesmo pode tocar ou massagear a região, a fim de habituar-se ao contato.

Liberação dos ossos nasais

Técnica para liberar os ossos nasais: aplicação de forças leves de tração, com o objetivo de atingir um deslizamento livre, uniforme e harmônico dos ossos nasais, liberando o tecido das tensões ou dos enrijecimentos. Para tratar as conexões dos ossos nasais com o osso frontal e com ambos os maxilares, você precisa puxar os dois ossos nasais para baixo e para a frente, ou seja, na direção da ponta do nariz.

- "Terapeuta": sente-se do lado direito do seu parceiro, que está em decúbito dorsal, na altura de sua cabeça.
- Coloque a mão esquerda sobre a testa do seu parceiro. Você tem de estabilizar a testa, para que a tração a ser exercida nos ossos nasais possa atuar da maneira mais precisa possível nas suturas cranianas desses ossos. Além disso, a mão é capaz de perceber os fenômenos de liberação e relaxamento, bem como o ritmo craniossacral, e ajuda a permitir eventuais movimentos de desvio.
- O polegar e os dedos da mão direita devem ser colocados nas laterais direita e esquerda da raiz do nariz, bem perto da testa. Caso você tenha uma imagem interna das suturas cranianas ao redor dos ossos nasais, este é o momento de ativá-la. Permanecer concentrado nas estruturas poderá ajudá--lo.
- Relaxe os dedos de maneira totalmente consciente e tente deixar o toque ainda mais leve. Interrompa a pressão, mas deixe a mão no local. Proceda à fusão com os ossos nasais.
- Respire tranquilamente e concentre-se em suas mãos, especialmente no polegar e no indicador da mão direita, e no tecido. Como é você que fará o exercício, determine o momento de iniciá-lo.
- Assim que sentir que seus dedos estão perfeitamente integrados aos ossos, formule seu propósito: "Que as suturas cranianas dos ossos nasais cedam e que eles possam ser puxados para a frente e para baixo".

Melhorando a mobilidade e a flexibilidade do tecido conjuntivo 217

- Comece então a exercer uma leve tração na raiz do nariz, na direção da sua ponta. Essa tração deve ser mínima. Não mais do que o pensado ou imaginado. Você sentirá que os ossos nasais acompanham mais ou menos bem o movimento para baixo.

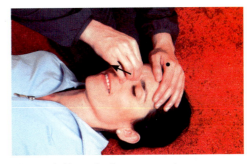

Técnica de liberação dos ossos nasais

- Em geral, nas primeiras tentativas, os ossos certamente não acompanharão sua tração para baixo. Como todos os outros ossos, os nasais podem apresentar uma leve inclinação para o lado, girar ou deslizar. Com a mão que está nos nasais, permita que esses movimentos de desvio ocorram e continue concentrado no movimento para baixo e em seu propósito.
- Após algum tempo, você perceberá que os ossos nasais se tornam mais maleáveis e expandidos ao tato e que o movimento para baixo fica mais fácil e flexível. Até então, os ossos nasais pareciam estar presos a faixas rígidas ou a elásticos. Pouco antes da liberação, talvez você tenha sentido um nítido calor ou uma pulsação de energia na ponta dos dedos ou, depois que o tecido ficou mais maleável e expandido, tenha percebido que os líquidos ou a energia conseguem fluir melhor. Nesse momento, a técnica terá chegado ao fim.
- Deixe a mão e os dedos por mais um momento no local. Tanto você quanto seu parceiro podem desfrutar do efeito de relaxamento. Ambos sentirão como o ritmo craniossacral pode expandir-se na região relaxada.
- Retire as mãos e passe para os ossos zigomáticos.

Lidando com a resistência:
- Se o tecido permanecer muito rígido e você sentir que os ossos nasais estão presos apenas a "fios de aço", primeiramente interrompa a tração e recomece desde o princípio. Suas mãos podem permanecer no local.
- Proceda à fusão e formule seu propósito. Lentamente e com cuidado, comece a puxar os ossos nasais para baixo.
- Se mesmo assim você deparar com algum enrijecimento, direcione sua energia para dentro dos ossos nasais ou deixe que ela corra da ponta dos dedos da mão direita para a palma da mão esquerda.

- Peça a seu parceiro para respirar dentro dos ossos nasais e imaginar que o movimento respiratório também pode chegar a eles e ter o efeito de liberação.
- Se esse recurso também não for suficiente, persista e, mentalmente, aumente a tração em cinco gramas. Espere e continue concentrado na formulação do seu propósito. O tecido irá soltar-se, expandir-se e tornar-se mais flexível. Você só precisa ter um pouco mais de paciência.

Com isso, você soltou as primeiras suturas cranianas, que talvez pudessem estar restringindo o palato duro, e agora você tem a possibilidade de passar para a segunda região, ou seja, para as suturas cranianas a redor dos ossos zigomáticos.

Liberação dos ossos zigomáticos

No exercício em dupla, você só poderá tratar os ossos zigomáticos um após o outro, e não, como nos exercícios individuais, ambos ao mesmo tempo. Você encontrará aqui apenas a descrição do tratamento do osso zigomático direito. Para tratar o esquerdo, basta aplicar a mesma técnica de modo invertido.

Técnica para liberar o osso zigomático: aplicação de forças leves de tração, com o objetivo de atingir um deslizamento livre, uniforme e harmônico do osso zigomático, liberando o tecido das tensões ou dos enrijecimentos. Para tratar as conexões do osso zigomático direito com o osso temporal direito, o frontal e o esfenoide, bem como com o maxilar direito, você terá de puxar o zigomático para o lado, ou seja, para fora.

- "Terapeuta": permaneça sentado na altura da cabeça do seu parceiro. Para as próximas técnicas a serem executadas em sua boca, você irá precisar de uma luva fina e impermeável na mão direita.
- Coloque a mão esquerda sobre a testa do seu parceiro. Você tem de estabilizar os ossos frontal, esfenoide e temporal para que a tração a ser exercida nos ossos zigomáticos possa atuar da maneira mais precisa possível em suas suturas cranianas. Além disso, a mão é capaz de perceber os fenômenos de liberação e relaxamento, bem como o ritmo craniossacral, e ajuda a permitir eventuais movimentos de desvio.
- Coloque a polpa do dedo mínimo da mão direita na boca do seu parceiro, na parte interna do osso zigomático direito. Para tanto, seu parceiro deve abrir a boca e você deve deslizar o dedo mínimo na parte interna da bochecha, ao longo da mucosa. A unha do seu dedo mínimo deve ficar voltada para a parte externa dos dentes. Deslize lentamente o dedo mínimo para cima e para trás, até alcançar uma pequena "cavidade" com a ponta do dedo. A ponta e a parte superior da polpa do dedo devem encontrar-se

Melhorando a mobilidade e a flexibilidade do tecido conjuntivo

agora na parte interna do osso zigomático. Não se preocupe se não conseguir colocá-las no lugar exato. Se a polpa do seu dedo ficar um pouco atrás do canto ósseo, em uma posição confortável para o seu parceiro, já está bom.

- Agora seu parceiro pode manter a boca bem aberta ou fechada, como for mais confortável para ele. Ele só precisa evitar morder com firmeza. Caso você tenha uma imagem interna das suturas cranianas ao redor do osso zigomático, este é o momento de ativá-la. Permanecer concentrado nas estruturas poderá ajudá-lo.
- Relaxe o dedo mínimo de maneira totalmente consciente e tente deixar o toque ainda mais leve. Interrompa a pressão, mas deixe a mão no local. Proceda à fusão com o osso zigomático.
- Respire tranquilamente e concentre-se em suas mãos, especialmente no dedo mínimo da sua mão direita, e no tecido. Como é você que fará o exercício, determine o momento de iniciá-lo.
- Em primeiro lugar, formule seu propósito, dizendo em voz alta ou baixa: "Que as suturas cranianas do osso zigomático do meu parceiro (ou diga o nome dele) se soltem e que o zigomático possa ser movido para fora".
- Comece então a exercer uma leve tração para a lateral, direcionando-a um pouco para a frente, ou seja, para o nariz. Essa tração deve ser mínima. Não mais do que o pensado ou imaginado. Você sentirá que o osso zigomático acompanha mais ou menos bem o movimento lateral.
- Em geral, nas primeiras tentativas, o osso certamente não acompanhará sua tração para o lado. Como todos os outros ossos, o zigomático pode apresentar uma leve inclinação para o lado, girar ou deslizar. Com a mão que está no zigomático, permita que esses movimentos de desvio ocorram e continue concentrado no movimento lateral e em seu propósito.
- Após algum tempo, você perceberá que o zigomático se torna mais maleável e expandido ao tato e que o movimento lateral fica mais fácil e flexível. Até então, o osso zigomático parecia estar preso a faixas rígidas ou a elásticos. Pouco antes da liberação, talvez você tenha sentido um nítido calor ou uma pulsação de energia em seu dedo mínimo ou, depois que o tecido ficou mais maleável

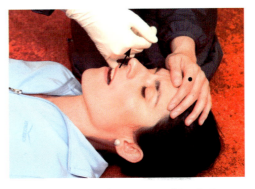

Técnica de liberação do osso zigomático direito

e expandido, tenha percebido que os líquidos ou a energia conseguem fluir melhor. Nesse momento, a técnica terá chegado ao fim.

- Deixe as mãos por mais um momento no local. Tanto você quanto seu parceiro podem desfrutar do efeito de relaxamento. Ambos sentirão como o ritmo craniossacral pode expandir-se na região relaxada.
- Retire o dedo mínimo direito e a mão esquerda e passe para o osso zigomático esquerdo. Para tanto, sente-se do outro lado do seu parceiro e execute a técnica com o osso zigomático esquerdo do modo já descrito. Em seguida, passe para os ossos maxilares e para os palatinos.

Lidando com a resistência:

- Se o tecido permanecer muito rígido e você sentir que o osso zigomático está preso apenas a "fios de aço", primeiramente interrompa a tração e recomece desde o princípio. Suas mãos podem permanecer no local.
- Proceda à fusão e formule seu propósito. Lentamente e com cuidado, comece a puxar o osso zigomático para o lado.
- Se mesmo assim você deparar com algum enrijecimento, direcione sua energia para dentro do osso zigomático ou deixe que ela corra da polpa do dedo mínimo para a mão esquerda.
- Peça a seu parceiro para respirar dentro do osso zigomático e imaginar que o movimento respiratório também pode chegar a esse osso e soltá-lo.
- Se esse recurso também não for suficiente, persista e, mentalmente, aumente a tração em cinco gramas. Espere e continue concentrado na formulação do seu propósito. O tecido irá soltar-se, expandir-se e tornar-se mais flexível. Você só precisa ter um pouco mais de paciência.

Com isso, você tratou as suturas cranianas ao redor dos ossos nasais e zigomáticos. Ambas as áreas podem limitar a mobilidade dos ossos maxilares. Este é o momento adequado para tratar diretamente os ossos centrais da face, os maxilares e os palatinos – justamente o palato duro. Embora ainda haja outras suturas ao redor do vômer, os maxilares e os palatinos precisam ser liberados primeiro, para que posteriormente o vômer possa ser solto. No final, os maxilares e os palatinos serão examinados e eventualmente tratados mais uma vez.

Liberação dos ossos maxilares e dos ossos palatinos

Técnica para liberar os ossos maxilares e os ossos palatinos: aplicação de forças leves de tração, com o objetivo de atingir um deslizamento livre, uniforme e harmônico dos ossos maxilares e palatinos, liberando o tecido das tensões ou dos enrijecimentos. Para tratar as conexões desses ossos com os zigomáticos e nasais, bem como com o osso frontal, o vômer e o etmoide, você terá de puxar os ossos maxilares para a frente, ou seja, na direção do teto.

- "Terapeuta": permaneça sentado na altura da cabeça do seu parceiro e ponha a luva.
- Coloque novamente a palma da mão esquerda sobre a testa do seu parceiro. Ela servirá para estabilizar os ossos cranianos adjacentes, para que a tração que você irá exercer nos maxilares e nos ossos palatinos possa agir com a máxima precisão possível nas suturas cranianas. Além disso, a mão esquerda é capaz de perceber os fenômenos de liberação e relaxamento, bem como o ritmo craniossacral, e ajuda a permitir eventuais movimentos de desvio.
- Coloque o lado interno do indicador e do dedo médio ou deste e do anular na superfície de mastigação dos dentes superiores, que estão inseridos nos maxilares.
- Seu "paciente" pode manter a boca bem aberta ou fechada, como for mais confortável para ele. Ele só precisa evitar morder com firmeza – até para poupar seus dedos! Contudo, ele pode apoiar levemente os dentes da maxila nos da mandíbula – o que é confortável para muitos "pacientes". Caso você tenha uma imagem interna das suturas cranianas ao redor dos ossos maxilares e dos palatinos, este é o momento de ativá-la. Permanecer concentrado nas estruturas poderá ajudá-lo.
- Relaxe seus dedos de maneira totalmente consciente e tente deixar o toque ainda mais leve. Interrompa a pressão, mas deixe os dedos no local. Proceda à fusão com os dentes na maxila e com os ossos maxilares.
- Respire tranquilamente e concentre-se em suas mãos, especialmente nos dedos que se encontram dentro da boca, e no tecido. Como é você que fará o exercício, determine o momento de iniciá-lo.
- Em primeiro lugar, formule seu propósito, dizendo em voz alta ou baixa: "Que as suturas

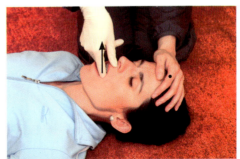

Técnica de liberação para os maxilares e para os ossos palatinos

cranianas dos maxilares e dos palatinos do meu parceiro (ou diga o nome dele) se soltem e que esses ossos possam ser movidos para a frente".

- Comece então a exercer uma leve tração para a frente. Essa tração deve ser bem leve. Não mais do que o pensado ou imaginado. Você sentirá que a maxila e os ossos palatinos acompanham mais ou menos bem o movimento para a frente.
- Em geral, nas primeiras tentativas, esses ossos certamente não acompanharão sua tração para a frente. Como todos os outros ossos, os maxilares e os palatinos podem apresentar uma leve inclinação para o lado, girar ou deslizar. Com a mão que está dentro da boca, permita que esses movimentos de desvio ocorram e continue concentrado no movimento para a frente e em seu propósito.
- Após algum tempo, você perceberá que os dentes, a maxila e os ossos palatinos se tornam mais maleáveis e expandidos ao tato e que o movimento para a frente fica mais fácil e flexível. Até então, os ossos pareciam estar presos a faixas rígidas ou a elásticos. Pouco antes da liberação, talvez você tenha sentido um nítido calor ou uma pulsação de energia em suas mãos ou, depois que o tecido ficou mais maleável e expandido, tenha percebido que os líquidos ou a energia conseguem fluir melhor. Nesse momento, a técnica terá chegado ao fim.
- Deixe as mãos por mais um momento no local. Tanto você quanto seu parceiro podem desfrutar do efeito de relaxamento. Ambos sentirão como o ritmo craniossacral pode expandir-se na região relaxada.
- Retire os dedos da mão direita dos dentes da maxila e a mão esquerda da testa. Agora você já pode passar para o vômer.

Lidando com a resistência:
- Se o tecido permanecer muito rígido e você sentir que a maxila e os ossos palatinos estão presos apenas a "fios de aço", primeiramente interrompa a tração e recomece desde o princípio. Suas mãos podem permanecer no local.
- Proceda à fusão e formule seu propósito. Lentamente e com cuidado, comece a puxar os ossos maxilares e os palatinos para a frente.
- Se mesmo assim você deparar com algum enrijecimento, direcione sua energia para dentro da maxila e dos ossos palatinos ou deixe que ela corra dos dedos da mão direita para toda a mão esquerda.
- Peça a seu parceiro para respirar dentro da maxila e dos ossos palatinos e imaginar que o movimento respiratório também pode chegar a esses ossos e liberá-los.

Melhorando a mobilidade e a flexibilidade do tecido conjuntivo

- Se esse recurso também não for suficiente, persista e, mentalmente, aumente a tração em cinco gramas. Espere e continue concentrado na formulação do seu propósito. O tecido irá soltar-se, expandir-se e tornar-se mais flexível. Você só precisa ter um pouco mais de paciência.

Você quase concluiu a técnica. Faltam apenas as suturas cranianas ao redor do vômer para que todas as conexões sejam liberadas de suas tensões momentâneas.

Liberação do vômer

Técnica para liberar o vômer: aplicação de forças leves de tração, com o objetivo de atingir um deslizamento livre, uniforme e harmônico do vômer, liberando o tecido das tensões ou dos enrijecimentos. Para tratar as conexões desse osso com os maxilares, os palatinos, bem como com o etmoide e o esfenoide, você terá de puxar o vômer para a frente e para baixo, ou seja, ao longo do dorso do nariz e para baixo.

- "Terapeuta": permaneça sentado na altura da cabeça do seu parceiro e ponha a luva.
- Coloque a palma da mão esquerda sobre a testa do seu parceiro. Ela servirá para estabilizar os ossos cranianos adjacentes, para que a tração que você exercerá no vômer possa agir com a máxima precisão possível em suas suturas cranianas. Além disso, a mão é capaz de perceber os fenômenos de liberação e relaxamento, bem como o ritmo craniossacral, e ajuda a permitir eventuais movimentos de desvio.
- Peça a seu parceiro para abrir a boca e coloque a polpa do indicador ou do dedo médio no meio do seu palato. A parte interna desse dedo deve entrar em contato com o lado posterior de ambos os dentes incisivos centrais na arcada superior. Mantenha a ponta do dedo no palato duro. Caso você tenha uma imagem interna das suturas cranianas ao redor do vômer, este é o momento de ativá-la. Permanecer concentrado nas estruturas poderá ajudá-lo.
- Relaxe o dedo dentro da boca de maneira totalmente consciente e tente deixar o toque ainda mais leve. Interrompa a pressão, mas deixe a mão no local. Proceda à fusão com o vômer.

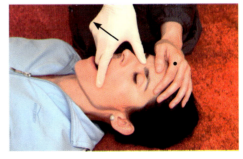

Técnica de liberação para o vômer

224 Exercícios em dupla para adultos, jovens e crianças

- Respire tranquilamente e concentre-se em sua mão e no tecido. Como é você que fará o exercício, determine o momento de iniciá-lo.
- Em primeiro lugar, formule seu propósito, dizendo em voz alta ou baixa: "Que as suturas cranianas do vômer do meu parceiro (ou diga o nome dele) se soltem e que o vômer possa ser movido para a frente e para baixo".
- Comece então a exercer uma leve tração para baixo e para a frente, seguindo o dorso do nariz. Essa tração deve ser mínima. Não mais do que o pensado ou imaginado. Você sentirá que o vômer acompanha mais ou menos bem o movimento para baixo.
- Em geral, nas primeiras tentativas, o osso certamente não acompanhará sua tração para baixo. Como todos os outros ossos, o vômer pode apresentar uma leve inclinação para o lado, girar ou deslizar. Com a mão que está no vômer, permita que esses movimentos de desvio ocorram e continue concentrado no movimento para baixo e em seu propósito.
- Após algum tempo, você perceberá que o vômer se torna mais maleável e expandido ao tato e que o movimento para baixo fica mais fácil e flexível. Até então, o vômer parecia estar preso a faixas rígidas ou a elásticos. Pouco antes da liberação, talvez você tenha sentido um nítido calor ou uma pulsação de energia em seu dedo dentro da boca ou, depois que o tecido ficou mais maleável e expandido, tenha percebido que os líquidos ou a energia conseguem fluir melhor. Nesse momento, a técnica terá chegado ao fim.
- Deixe as mãos por mais um momento no local. Tanto você quanto seu parceiro podem desfrutar do efeito de relaxamento. Ambos sentirão como o ritmo craniossacral pode expandir-se na região relaxada.
- Retire o dedo da mão direita do palato e a mão esquerda da testa. Agora você pode passar novamente para os ossos maxilares e palatinos antes de continuar com o tratamento das articulações temporomandibulares.

Lidando com a resistência:
- Se o tecido permanecer muito rígido e você sentir que o vômer está preso apenas a "fios de aço", primeiramente interrompa a tração e recomece desde o princípio. Suas mãos podem permanecer no local.
- Proceda à fusão e formule seu propósito. Lentamente e com cuidado, comece a puxar o vômer para baixo.
- Se mesmo assim você deparar com algum enrijecimento, direcione sua energia para dentro do vômer ou deixe que ela corra do dedo da mão direita para a mão esquerda.

- Peça a seu parceiro para respirar dentro do vômer e do palato e imaginar que o movimento respiratório também pode chegar a esse osso e liberá-lo.
- Se esse recurso também não for suficiente, persista e, mentalmente, aumente a tração em cinco gramas. Espere e continue concentrado na formulação do seu propósito. O tecido irá soltar-se, expandir-se e tornar-se mais flexível. Você só precisa ter um pouco mais de paciência.

Você finalmente tratou e liberou todas as suturas cranianas ao redor do palato duro. Para terminar, é importante repetir a técnica com os ossos maxilares e os palatinos antes de passar para a mandíbula.

O tratamento da mandíbula encerra a sequência do tratamento dos ossos faciais. Como a mandíbula se conecta ao crânio como único osso através das articulações temporomandibulares e pode ser movimentada pelos músculos de modo consciente e ativo, é importante tratá-la em seguida. Imagine que, com o tratamento dos ossos cranianos e faciais, surgiu um "espaço livre" e que os ossos maxilares encontraram outra "posição", que agora deve ser adotada pela mandíbula, pois ela deve adaptar-se a eles.

Soltando as articulações temporomandibulares – a liberação da mandíbula
Técnica para liberar a mandíbula: aplicação de forças leves de tração, com o objetivo de atingir um deslizamento livre, uniforme e harmônico da mandíbula, liberando o tecido das tensões ou dos enrijecimentos. Para tratar ambas as articulações temporomandibulares – as conexões da mandíbula com os ossos temporais –, você terá de puxar a mandíbula para baixo, ou seja, na direção dos pés.
- "Terapeuta": sente-se atrás da cabeça do seu parceiro e tire a luva.
- Junte os dedos das mãos, sem aplicar força. Coloque a parte interna dos dedos nas laterais do rosto do seu parceiro. Os dedos mínimos devem ficar logo abaixo e e um pouco antes dos lóbulos. Coloque a palma das mãos nas laterais da cabeça sem exercer pressão; contudo, você pode mantê-las afastadas da cabeça se achar mais confortável. Caso você tenha uma imagem interna das articulações tem-

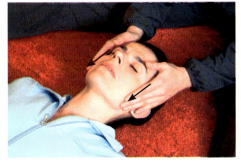

Técnica de liberação para a mandíbula

poromandibulares, este é o momento de ativá-la. Permanecer concentrado nas estruturas poderá ajudá-lo.

- Relaxe os dedos de maneira totalmente consciente e tente deixar o toque ainda mais leve. Interrompa a pressão, mas deixe as mãos no local. Proceda à fusão com a mandíbula.
- Respire tranquilamente e concentre-se em suas mãos e no tecido. Como é você que fará o exercício, determine o momento de iniciá-lo.
- Em primeiro lugar, formule seu propósito, dizendo em voz alta ou baixa: "Que as articulações temporomandibulares do meu parceiro (ou diga o nome dele) se soltem e que a mandíbula possa ser movida para baixo".
- Comece então a exercer uma leve tração na direção dos pés. Essa tração deve ser mínima. Não mais do que o pensado ou imaginado. Você sentirá que a mandíbula acompanha mais ou menos bem o movimento para baixo.
- Em geral, nas primeiras tentativas, o osso certamente não acompanhará sua tração para baixo. Como todos os outros ossos, a mandíbula pode apresentar uma leve inclinação para o lado, girar ou deslizar. Com as duas mãos, permita que esses movimentos de desvio ocorram e continue concentrado no movimento para baixo e em seu propósito.
- Após algum tempo, você perceberá que a mandíbula se torna mais maleável e expandida ao tato e que o movimento para baixo fica mais fácil e flexível. Até então, a mandíbula parecia estar presa a faixas rígidas ou a elásticos. Pouco antes da liberação, talvez você tenha sentido um nítido calor ou uma pulsação de energia em seus dedos ou, depois que o tecido ficou mais maleável e expandido, tenha percebido que os líquidos ou a energia conseguem fluir melhor. Nesse momento, a técnica terá chegado ao fim.
- Deixe os dedos por mais um momento no local. Tanto você quanto seu parceiro podem desfrutar do efeito de relaxamento. Ambos sentirão como o ritmo craniossacral pode expandir-se na região relaxada.

Lidando com a resistência:
- Se o tecido permanecer muito rígido e você sentir que a mandíbula está presa apenas a "fios de aço", primeiramente interrompa a tração e recomece desde o princípio. Suas mãos podem permanecer no local.
- Proceda à fusão e formule seu propósito. Lentamente e com cuidado, comece a puxar a mandíbula para baixo.
- Se mesmo assim você deparar com algum enrijecimento, direcione sua energia para dentro da mandíbula ou deixe que ela corra entre os dedos da mão direita e aqueles da mão esquerda.
- Peça a seu parceiro para respirar dentro da mandíbula e imaginar que o movimento respiratório também pode chegar a esse osso e liberá-lo.

Melhorando a mobilidade e a flexibilidade do tecido conjuntivo 227

- Se esse recurso também não for suficiente, persista e, mentalmente, aumente a tração em cinco gramas. Espere e continue concentrado na formulação do seu propósito. O tecido irá soltar-se, expandir-se e tornar-se mais flexível. Você só precisa ter um pouco mais de paciência.

Resumo das técnicas de liberação nos ossos faciais:
- Utilize uma ou as duas mãos para exercer as forças de tração.
- Na maioria das vezes, procure utilizar uma mão para estabilizar os ossos cranianos.
- Proceda à fusão com o tecido que está tocando. Para tanto, é de grande auxílio ter uma imagem do tecido (como apoio, você pode utilizar ilustrações de um atlas de anatomia).
- Formule seu propósito.
- Exerça uma leve tração no(s) osso(s).
- Com a(s) mão(s), acompanhe o movimento desejado e permita que os movimentos de desvio percebidos ocorram.
- Espere o relaxamento do tecido.
- Eventualmente, repita a técnica, direcionando energia através do tecido. Peça a seu parceiro para respirar dentro do tecido. Em caso de resistência, tenha paciência e persista, acrescentando uma pressão de cinco gramas.
- Tanto você quanto seu parceiro podem desfrutar do relaxamento e da liberdade adquiridos pelo ritmo craniossacral.

Todos esses exercícios serviram para você liberar ou relaxar o sistema craniossacral do seu parceiro. Espero que eles tenham feito bem a ambos, que os tenham motivado e que vocês possam aproveitar os próximos exercícios que farão juntos.

Sugestões de tratamento

No início, é conveniente executar os exercícios isoladamente, sem pensar em combinações ou na duração de cada um. Nessa fase, procure familiarizar-se com os exercícios, conhecer as "dificuldades" com as quais você terá de lidar no começo e concentrar-se em sua execução. Lendo o livro de vez em quando ou conversando com seu parceiro sobre os exercícios, certamente você se habituará a eles em pouco tempo.

Em geral, um horário preestabelecido para a execução dos exercícios é útil tanto para você quanto para seu parceiro. Obviamente, ele não precisa ser muito rígido. Não obstante, a regularidade é a chave para o sucesso.

Para concluir este capítulo, apresento em seguida outras possibilidades de combinações para os exercícios. Sugiro uma divisão em grupos, na qual você pode dedicar uma hora a cada um. À primeira vista, essa divisão pode parecer muito longa; porém, com o tempo, você verá que o tempo é importante para a recuperação, inclusive para você como "terapeuta", pois ele significa não apenas o período em que se praticam os exercícios, mas também aquele de proximidade com o parceiro e de repouso. Se você quiser executar em uma hora as técnicas que listei a seguir, perceberá que o tempo é quase insuficiente e que, portanto, você terá de renunciar à "liberação completa" de determinada região do corpo. Contudo, o importante é que o programa como um todo também inclui a força necessária para a liberação dos tecidos, e não apenas os exercícios isolados. Assim que você sentir que consegue executar adequadamente os exercícios de um grupo em uma hora, passe para o próximo grupo.

Primeiro grupo

Pontos de ausculta, técnicas relacionadas ao ritmo e liberação das estruturas transversais.

- Entre em contato com todos os pontos de ausculta e tente sentir como se comportam o ritmo craniossacral e a tensão do tecido nos pontos a serem tratados.
- Em diferentes pontos do corpo, execute as técnicas para estimular o ritmo craniossacral e conclua com uma técnica de still point.
- Libere todas as estruturas transversais de suas tensões momentâneas.
- Execute uma técnica de still point.
- Entre em contato com todos os pontos de ausculta e procure sentir como se encontram o ritmo craniossacral e a tensão do tecido nos pontos tratados. O que mudou?

Segundo grupo

Pontos de ausculta, técnicas relacionadas ao ritmo, liberação das estruturas transversais e do sacro.

- Entre em contato com todos os pontos de ausculta e tente sentir como se comportam o ritmo craniossacral e a tensão do tecido nos pontos a serem tratados. Qual a situação no momento?
- Execute uma técnica para estimular o ritmo craniossacral ou uma técnica de still point.
- Libere todas as estruturas transversais de suas tensões momentâneas.
- Solte o sacro.
- Execute uma técnica de still point.
- Entre em contato com todos os pontos de ausculta e procure sentir como se encontram o ritmo craniossacral e a tensão do tecido nos pontos tratados. O que mudou?

Terceiro grupo

Pontos de ausculta, técnicas relacionadas ao ritmo, liberação das estruturas transversais, do sacro e das meninges espinhais.

- Entre em contato com todos os pontos de ausculta e tente sentir como se comportam o ritmo craniossacral e a tensão do tecido nos pontos a serem tratados. Qual a situação no momento?
- Execute uma técnica para estimular o ritmo craniossacral ou uma técnica de still point.
- Libere todas as estruturas transversais de suas tensões momentâneas.
- Solte o sacro.
- Solte as meninges espinhais.
- Execute uma técnica de still point.
- Entre em contato com todos os pontos de ausculta e procure sentir como se encontram o ritmo craniossacral e a tensão do tecido nos pontos tratados. O que mudou?

Quarto grupo

Pontos de ausculta, técnicas relacionadas ao ritmo, liberação das estruturas transversais, do sacro e das meninges cerebroespinhais.

- Entre em contato com todos os pontos de ausculta e tente sentir como se comportam o ritmo craniossacral e a tensão do tecido nos pontos a serem tratados. Qual a situação no momento?

- Execute uma técnica para estimular o ritmo craniossacral ou uma técnica de still point.
- Libere todas as estruturas transversais de suas tensões momentâneas.
- Solte o sacro.
- Solte as meninges espinhais.
- Solte as meninges cerebrais.
- Execute uma técnica de still point.
- Entre em contato com todos os pontos de ausculta e procure sentir como se encontram o ritmo craniossacral e a tensão do tecido nos pontos tratados. O que mudou?

Quinto grupo

Pontos de ausculta, técnicas relacionadas ao ritmo, liberação das estruturas transversais, do sacro, das meninges cerebroespinhais e dos ossos faciais.

- Entre em contato com todos os pontos de ausculta e tente sentir como se comportam o ritmo craniossacral e a tensão do tecido nos pontos a serem tratados. Qual a situação no momento?
- Execute uma técnica para estimular o ritmo craniossacral ou uma técnica de still point.
- Libere todas as estruturas transversais de suas tensões momentâneas.
- Solte o sacro.
- Solte as meninges espinhais.
- Solte as meninges cerebrais.
- Solte os ossos faciais.
- Execute uma técnica de still point.
- Entre em contato com todos os pontos de ausculta e procure sentir como se encontram o ritmo craniossacral e a tensão do tecido nos pontos tratados. O que mudou?

Agora você tem um claro panorama das regiões do corpo do seu parceiro que ainda não estão totalmente soltas. Você pode prosseguir com o programa do quinto grupo ou, no próximo encontro, concentrar-se em uma região não muito bem liberada, por exemplo, executando várias vezes a mesma técnica. Se você ou seu parceiro sentir que determinada região precisa de mais tempo, dedique--se mais a ela. O tempo extra dedicado a determinada área é totalmente reco-mendável, bem como a execução frequente do programa. Entretanto, estas são apenas sugestões; não deixe de seguir sua intuição e sua voz interior. Seu mé-dico, seu terapeuta ou algum profissional da área de saúde que você conheça tem mais alguma ideia?

Exercícios para recém-nascidos, lactentes e crianças pequenas

Para conseguir realizar de maneira adequada os exercícios deste capítulo, é imprescindível ter-se familiarizado anteriormente com os fundamentos, as informações e os exercícios preparatórios. Conforme já descrito no capítulo anterior, é recomendável, mas não necessário, conhecer os exercícios que serão executados no parceiro. Os textos deste capítulo são semelhantes ao do anterior. Caso você já tenha feito os exercícios individuais e em dupla, terá facilidade para acompanhar os exercícios descritos neste capítulo. Se ainda não os tiver feito, não há problema, pois justamente por isso apresento os textos de maneira semelhante.

Os exercícios descritos neste capítulo podem ser executados por adultos em recém-nascidos, lactentes e crianças pequenas. Para simplificar o texto, refiro-me sempre a "seu filho", embora ele não tenha necessariamente de ser seu. Também pode ser uma criança sob seus cuidados, caso os pais lhe tenham dado a permissão para nela executar os exercícios. Independentemente de seu grau de parentesco com a criança, me referirei a você como um dos pais.

As fotos deste capítulo provêm, em parte, de situações em que os exercícios são realizados e, em parte, são apresentadas com um boneco. Preferi que fossem com bonecos porque com eles podíamos configurar as imagens com muito mais facilidade, podendo oferecer-lhe o maior número possível de informações.

Aspectos importantes

Nas próximas páginas, falarei de alguns aspectos que valem especialmente para o trabalho com recém-nascidos, lactentes e crianças pequenas. Nas páginas 65 ss. do capítulo "Informações e exercícios preparatórios", você encontrará as informações sobre a tensão e como desfazê-la, que também podem ser importantes para os próximos exercícios. Vale a pena relê-las com calma. Nas páginas 161 ss., no início do capítulo "Exercícios em dupla", você encontrará informações interessantes sobre o "relacionamento durante os exercícios". Muito do que se disse a esse respeito também se aplica aos exercícios com seu filho, sobretudo porque os exercícios não se destinam a curar doenças ou substituir terapias médicas necessárias. Seu objetivo é, antes, contribuir para o bem-estar, a saúde em geral ou processos terapêuticos já iniciados.

Reações emocionais

Todos nós conhecemos os momentos felizes em que as crianças estão radiantes ou mostram sua alegria. Mas como nos sentimos quando elas, sobretudo as menores, choram? Um dos problemas que enfrentamos quando lidamos com crianças que choram é que nós, adultos, esquecemos que as crianças não conhecem outro modo de exprimir seu mal-estar além do choro. Outro problema é que não sabemos direito como suportar com amor o mal-estar, especialmente de nossos filhos, ficar ao lado deles e acompanhá-los em seu sofrimento. Isso vale não apenas para o relacionamento com recém-nascidos, lactentes e crianças pequenas, mas também para aquele com jovens e adultos, sobretudo quando estão incomunicáveis, como no caso de um coma. Em todos esses casos, as manifestações do outro não podem ser indagadas verbalmente e, portanto, esclarecidas de maneira direta. De certo modo, quando não há possibilidade de estabelecer um contato verbal com o outro, é necessário saber lidar com os próprios sentimentos de desamparo, medo ou culpa. Surgem perguntas como: "O que está acontecendo?" ou "O que devo fazer?", ou ainda "Fiz alguma coisa errada?" Não raro, na prática, vemos que os sentimentos dos pais bloqueiam ou anulam o contato com o filho e que, em sua agitação, os pais acabam perdendo o controle em vez de manter a calma. Não conseguem sentir internamente as necessidades da criança, o que leva a uma "interrupção emocional do contato". Portanto, essa interrupção é consequência de uma imensa tensão interna e de uma inquietação dos pais, porque o choro do filho repentinamente ativa neles seus próprios sentimentos, que os dominam. Aparentemente, as principais características desse processo são sempre os próprios sentimentos de desamparo, sobrecarga mental, medo e solidão. Esses sentimentos os paralisam, conduzindo-os à incapacidade de agir e causando-lhes uma sensação de abandono. Desse modo, passam a resignar-se, a agir de maneira inadequada à situação, a sentir-se mais agitados e, às vezes, até a ter sentimentos agressivos em relação às pessoas ao seu redor, eventualmente até em relação ao próprio filho.

Frequentemente, quando se perde a paz interior, deixa de ser possível observar a situação de modo objetivo e adequado e agir com coerência. Voltemos ao trecho que fala da tensão e das maneiras de desfazê-la. Nele você leu que segurança, proteção, amparo e confiança estão entre os sentimentos essenciais. Se você os imaginar brevemente, é provável que sinta com clareza que eles dependem de uma grande paz interior. Como você se sente quando internamente está com raiva e seu semelhante está tranquilo, trata-o com cautela, gentileza, atenção e empatia? Ou, ao contrário, quando ele se mostra inseguro, temeroso, irritado ou ausente? O que lhe faz bem em uma situação semelhante também faz bem ao seu filho. Não raro, as crianças logo se acalmam quando seus pais alcançam a paz interior. Se você não conseguir alcançá-la, não deixe de tentar, pois a paz interior é a base para todas as outras ações e para a assimilação dos importantes processos internos do seu filho, aparentemente momentâneos.

Acalmando-se na ausência da criança

Sua ligação emocional com a criança lhe oferece muitas possibilidades para tranquilizá-la. Portanto, você deve saber como alcançar esse estado de paz interior sempre que necessário. Dependendo da sua disponibilidade e em períodos em que não estiver cuidando da criança, procure fazer exercícios que o ajudem a encontrar essa paz interior. Imagino que talvez você se sinta sem tempo para praticar esse tipo de exercício, mas vale a pena tentar, e não apenas para lidar com seu filho.

Os exercícios preparatórios apresentados neste livro são bons para alcançar a paz interior, sobretudo aqueles referentes à respiração, nas páginas 70 ss. Não deixe de praticá-los. Ainda que eu esteja me repetindo, você verá que é inestimável sentir a certeza de que sempre poderá encontrar essa paz.

Dessensibilização – acalmando-se na presença da criança

A prática mostrou ser muito útil cumprir os passos seguintes para alcançar mais facilmente a tranquilidade quando seu filho estiver muito inquieto, transferir ou já tiver transferido essa inquietação para você e você não tiver a possibilidade de recuperar-se na ausência dele.

1. Com bom senso, tente identificar se a inquietação de seu filho tem fundamento físico – fome ou sede, doença, ferimento ou dor, calor ou frio, umidade – e se você pode fazer algo para combatê-la.
2. Se não puder fazer nada para combatê-la, você terá ao menos duas possibilidades: sente-se ou segure seu filho, se possível, no canguru. Reduza sua própria agitação também em relação à criança. Pare de movimentá-la.
   a. Sente-se apoiando-se ou recostando-se. Encontre uma posição confortável, de maneira que os eventos externos ajudem-no a relaxar. Segure a criança nos braços, sustentando seu occipital com a mão. Com carinho, permita que ela possa movimentar-se dentro de um limite. Não a aperte; apenas a segure. Assim, seu filho estará seguro e poderá perceber que você está presente. Desvie sua atenção da agitação intensa da criança ou do ambiente e concentre-se em sua própria respiração. É muito útil estar familiarizado com os exercícios de respiração descritos como exercícios preparatórios e, desse modo, conseguir relaxar. Se tiver êxito, sinta o relaxamento e a paz interior a ele vinculada.

234 Exercícios para recém-nascidos, lactentes e crianças pequenas

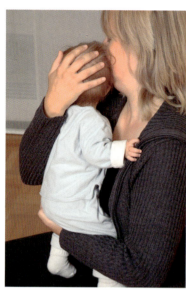
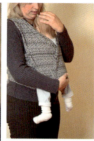
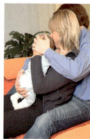

Acalmando-se com seu filho

b. Se estiver segurando seu filho no canguru, coloque a mão em seu occipital para que ele sinta sua presença e seu carinho no limite disponível para movimentação. Com a outra mão, você poderá ocupar-se tranquilamente das outras atividades cotidianas. Com calma, faça com que a criança perceba o que você está fazendo e por que isso é importante. Em seguida, concentre-se em si mesmo e em seu trabalho.

3. Se isso não for possível, pense em quem poderia ajudá-lo a acalmar-se. Quem tem condições de tranquilizá-lo para que você recupere sua paz interior? Depende menos da pessoa do que de sua capacidade de acalmá-lo. Também pode ser alguém que ajude seu filho a acalmar-se, pois assim você terá a possibilidade de cuidar de si mesmo.
   a. O ideal seria que essa pessoa estivesse por perto para poder segurar seu filho. Apoie-se em algum lugar para que ela possa pegar a criança. Tente encontrar sua paz interior, de preferência concentrando-se na respiração.
   b. Se não tiver ninguém por perto, pense em quem mais poderia ajudá-lo a reencontrar sua paz interior. Admita a si próprio que precisa de ajuda e que a pedirá – talvez esta seja a parte mais difícil em toda a situação... Telefone para essa pessoa ou vá até ela com seu filho. Tenha claro em mente que você precisa dessa ajuda.

Aspectos importantes dos exercícios com seu filho

Em seguida, eu gostaria de discorrer sobre os pontos mais importantes na execução prática dos exercícios:

1. Entre em contato consigo mesmo e tranquilize-se internamente. Não comece o exercício enquanto não sentir essa paz interior. Se esse contato diminuir, interrompa por um instante o exercício que estiver fazendo e volte-se para si mesmo e para sua paz interior.

2. Explique a seu filho o que está fazendo. Informe-o sobre cada passo dado com um tom tranquilo e de empatia, correspondente à sua paz interior.

3. "Tenha confiança e proceda à fusão" – complementações: confie em si mesmo, em suas mãos, em seu filho e no processo que se desenvolve a cada exercício. Seu filho não pode julgar se você está utilizando as mãos de maneira correta e com precisão no ponto exato, mas ele pode sentir muito bem se você está agindo com dedicação, atenção, paciência e confiança. Na prática, esses aspectos se mostraram especialmente importantes.

4. Diga a seu filho o que está percebendo. Mostre para ele o que sente, vê, ouve e cheira em um tom tranquilo e de empatia. O importante nesse passo é extrair toda avaliação ou todo julgamento de sua comunicação. Diga-lhe simplesmente o que percebe, por exemplo: "Logo seu tórax perderá toda a tensão"; "você está chorando, mas estou com você!"; "sua energia me atrai para seu corpinho". Leve em conta o fato de que seu filho se exprime com todo o corpo e, ao se exprimir, não é tão "travado" como muitos adultos. Pense no seguinte: obviamente, uma descarga emocional por parte de seu filho pode ter razões físicas, que exigem uma ação imediata. Se não for esse o caso, a criança precisa muito mais ser entretida e contar com uma presença tranquila e segura do que de múltiplas ações.

5. Estabeleça um bom contato, mas sem exercer pressão; execute o exercício em um período curto, porém, várias vezes ao dia.

Nada mais me resta dizer além de desejar-lhes um bom e agradável exercício em conjunto!

Sentindo e avaliando o ritmo craniossacral e a tensão

A prática comprovou ser eficaz fazer uma avaliação do ritmo craniossacral e da tensão em todo o corpo no início e no final dos exercícios, a fim de promover a melhora da função do sistema craniossacral. Essa avaliação tem a vantagem de permitir que você se adapte ao que seu filho sente e possa perceber as alterações que ocorrerão com os exercícios. Isso é importante, pois nem toda criança é igual e cada uma tem seu tempo.

Critérios do ritmo craniossacral

Sinta o ritmo craniossacral pelo tato e avalie-o em relação aos seguintes critérios:
- Você consegue sentir o ritmo craniossacral? Ele existe?
- Quão rápido é o ritmo – qual a sua frequência?
- Qual a extensão do movimento – qual a sua amplitude?
- Qual a intensidade do ritmo ou da energia interna?
- Existem diferenças entre o lado direito e o esquerdo? Como é sua simetria?

Tente responder a essas perguntas da melhor maneira possível. Não seja rigoroso consigo mesmo caso tenha dificuldades. Posso lhe dizer que, com o tempo, isso se torna uma brincadeira de criança. Se o período em que os exercícios foram executados tiver sido bom, você perceberá que a amplitude, a energia interna e a simetria terão melhorado.

Critérios da tensão

Pelo tato, sinta o tecido com base nos seguintes critérios:
- Você consegue proceder à fusão com o tecido?
- Seu filho consegue proceder à fusão nos pontos tocados por suas mãos?
- Existe alguma força de atração ou repulsão agindo em suas mãos?

Tente responder a essas perguntas da melhor maneira possível e tenha paciência consigo mesmo caso encontre alguma dificuldade. Conceda-se tempo para desenvolver a sensação – Roma não foi feita em um dia. Um período de exercícios se mostra bem-sucedido quando a capacidade de fusão aumenta e a energia que atua sobre você se torna neutra.

Os pontos de ausculta

Existem os chamados pontos de ausculta, junto aos quais você pode avaliar o ritmo craniossacral e a tensão. Para tanto, seu filho deve estar em seu colo, no chão, em um sofá, na cama ou na cadeirinha do carro, com os pezinhos voltados para você.

Pelo tato, sinta e avalie os seguintes pontos:

- Pezinhos: pegue seus calcanhares.
- Pernas: deslize as mãos na direção das pernas.
- Coxas: continue a deslizar as mãos até a metade das coxas.
- Asas ilíacas: coloque as mãos na parte anterior da ponta do ílio, nas asas ilíacas.
- Caixa torácica inferior: coloque as mãos nas laterais anteriores, junto à caixa torácica inferior.
- Antebraços: coloque as mãos nos antebraços da criança.
- Braços: coloque as mãos nos braços da criança.

Mude a criança de posição, e deixe-a com a cabeça voltada para você.

- Ombros: coloque as mãos na parte anterior de seus ombros.
- Laterais da cabeça: coloque as mãos nas laterais de sua cabeça.
- Partes anterior e posterior da cabeça: coloque uma mão no occipital e outra na testa.

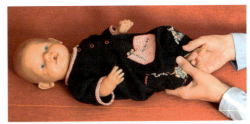
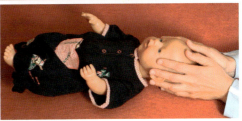

Dois exemplos de "pontos de ausculta"

Procure imaginar o ritmo craniossacral e a tensão em todo o corpo da criança. No decorrer do tempo, você irá constatar que isso se torna mais fácil e logo de forma quase automática, fazendo com que, na próxima vez, você perceba as diferenças e, portanto, as alterações.

A sequência pragmática

Neste capítulo, você encontrará três grandes áreas de exercícios: em primeiro lugar, a estimulação do ritmo craniossacral; em segundo, as técnicas de still point e, em terceiro, a melhoria da flexibilidade e da mobilidade do tecido conjuntivo. As duas primeiras áreas trabalham diretamente com o ritmo craniossacral. É recomendável realizar esses exercícios antes daquele que visa a melhorar a mobilidade. Neles você terá a possibilidade de adaptar-se ao ritmo da criança. O Dr. Upledger costuma não tratar recém-nascidos, lactentes e crianças pequenas quando seu ritmo não é perceptível. Eu também gostaria de encorajá-lo a respeitar essa restrição. Mesmo que antes você tenha sentido o ritmo em seu filho, mas não no momento em que deseja praticar o exercício, é melhor não realizá-lo, a não ser que sua intuição lhe diga o que fazer.

Desse modo, proceda da seguinte forma:

- Se tanto seu filho quanto você estiverem muito agitados, faça o exercício de dessensibilização descrito anteriormente.
- Se seu filho estiver muito agitado, mas você estiver tranquilo, pegue-o nos braços ou, se estiver deitado, coloque uma mão junto à sua cabeça e a outra levemente sobre seu tórax. Envie energia de uma mão para a outra ou deixe que ela flua entre ambas.
- Se seu filho estiver um pouco agitado, mas você conseguir avaliar o ritmo craniossacral e a tensão em alguns pontos de ausculta e sentir o ritmo apenas em poucos locais do corpo, estimule o ritmo craniossacral nesses locais durante um ou dois minutos cada um. Você também pode executar uma técnica de still point em um ou dois locais.
- Se seu filho estiver tranquilo, então você poderá verificar o ritmo craniossacral e a tensão em todos os pontos de ausculta para, em seguida, aplicar técnicas especiais para o tecido da criança através das técnicas de estimulação do ritmo craniossacral ou de uma técnica de still point. Contudo, se a criança ficar agitada durante a execução desses exercícios, você pode voltar para um dos três pontos acima.

Estimulando o ritmo craniossacral

Antes de iniciar os exercícios para estimular o ritmo craniossacral, seguem algumas informações gerais: esses exercícios visam a servir de apoio para a função do sistema craniossacral do seu filho. A maneira mais fácil de executá-los é acompanhar diretamente os movimentos de seu sistema, enfatizando-os com movimentos corporais. Caso você não esteja muito familiarizado com o ritmo craniossacral, releia as páginas 25 ss., no capítulo sobre os fundamentos, ou as páginas 75 ss., no capítulo sobre os exercícios preparatórios.

Comece a movimentar os pezinhos ou as mãozinhas da criança. No final, você também pode contribuir para os movimentos das costas ou da cabeça. O objetivo é que seu filho se sinta bem e que o sistema craniossacral dele seja auxiliado em seu trabalho.

Estímulo através dos pezinhos

- Seu filho está confortavelmente deitado de costas sobre suas pernas, na cama ou no sofá, com os pezinhos voltados para você.
- Pegue seus pés e acomode-os na palma das mãos. Esse movimento é importante, pois é a maneira mais fácil de entrar em contato com o ritmo craniossacral.
- Relaxe, solte as mãos e proceda à fusão com o tecido.
- Sinta-se no ritmo craniossacral, conforme já aprendeu nos exercícios preparatórios: no esvaziamento, rotação para dentro – os pezinhos se viram para dentro e os polegares se aproximam –, e no preenchimento subsequente, nova rotação para fora – os pezinhos voltam a virar-se para fora, e os polegares se afastam. Se para você for mais fácil entrar primeiramente em contato com o ritmo respiratório ou cardíaco e só depois com o craniossacral, opte por essa sequência.
- Agora, reserve-se um tempo para adaptar-se ao ritmo. Internamente, acompanhe-o por alguns ciclos. Como ele se apresenta neste momento? Qual a sua amplitude? Qual a intensidade do seu ritmo? Ele é igual ou comparável do lado esquerdo e do direito?

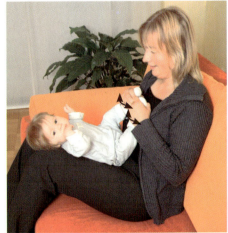

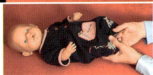

Estimulando o ritmo craniossacral através dos pezinhos

- Imagine acompanhar o pequeno movimento com as mãos, como se estivesse seguindo com os olhos o pêndulo de um relógio de parede. Comece a estimular mentalmente os movimentos do sistema através dos pezinhos.
- Assim que tiver entrado em sintonia com o sistema, faça com que os pezinhos da criança acompanhem o movimento. Este pode ser pequeno ou grande, conforme for mais adequado. Sua extensão não influi no êxito.
- Execute o movimento por alguns minutos. O importante é que você e a criança se sintam bem.
- Pare de mover os pezinhos e, por mais alguns ciclos, observe o movimento rítmico para fora e para dentro, não induzido por você. O ritmo craniossacral dos pezinhos se alterou? A técnica está terminada.

Estímulo através das mãozinhas

- Seu filho está confortavelmente deitado de costas sobre suas pernas, na cama ou no sofá, com os pezinhos voltados para você.
- Pegue suas mãozinhas, deixando seus polegares em contato com a palma delas. Acomode as mãozinhas e os polegares em suas mãos.
- Relaxe, solte as mãos e proceda à fusão com o tecido.

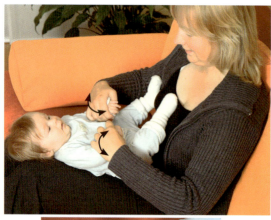

- Sinta-se no ritmo craniossacral: no esvaziamento, rotação para dentro – as mãozinhas viram a palma para o chão –, e no preenchimento subsequente, nova rotação para fora – as mãozinhas viram a palma para o teto. Se para você for mais fácil entrar primeiramente em contato com o ritmo respiratório ou cardíaco e só depois com o craniossacral, opte por essa sequência.

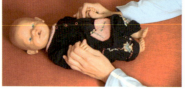

Estimulando o ritmo craniossacral através das mãozinhas

- Agora, reserve-se um tempo para adaptar-se ao ritmo. Internamente, acompanhe-o por alguns ciclos. Como ele se apresenta neste momento? Qual a sua amplitude? Qual a intensidade do seu ritmo? Ele é igual ou comparável do lado esquerdo e do direito?
- Imagine acompanhar o pequeno movimento com as mãos, como se estivesse seguindo com os olhos o pêndulo de um relógio de parede. Comece a estimular mentalmente os movimentos do sistema através das mãozinhas.
- Assim que tiver entrado em sintonia com o sistema, mova as mãozinhas da criança com movimentos pequenos ou maiores, acompanhando a rotação para dentro e para fora.
- Execute o movimento por alguns minutos. O importante é que você e a criança se sintam bem.
- Pare de mover as mãozinhas e, por mais alguns ciclos, observe o movimento rítmico para fora e para dentro, não induzido por você. O ritmo craniossacral das mãozinhas se alterou? A técnica está terminada.

Estímulo através das meninges espinhais

- Seu filho está confortavelmente deitado de costas, atravessado sobre suas pernas, na cama ou no sofá. Você também pode segurá-lo nos braços.
- Entre em contato com seu occipital e sua pelve. Acomode suas mãos no tecido.
- Relaxe, solte as mãos e proceda à fusão com o tecido.
- Sinta-se no ritmo craniossacral: o preenchimento promove um movimento de ambas as áreas para baixo, na direção dos pés, e o esvaziamento promove seu movimento para cima, na direção do vértice da cabeça. Se para você for mais fácil entrar primeiramente em contato com o ritmo respiratório ou cardíaco e só depois com o craniossacral, opte por essa sequência.

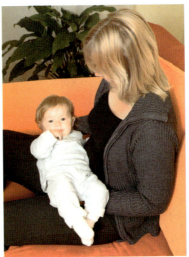
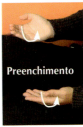
Preenchimento
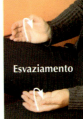
Esvaziamento

Estimulando o ritmo craniossacral através das meninges espinhais

- Agora, reserve-se um tempo para adaptar-se ao ritmo. Internamente, acompanhe-o por alguns ciclos. Como ele se apresenta neste momento? Qual a sua amplitude? Qual a intensidade do seu ritmo? O ritmo do occipital é igual ou comparável ao da pelve?
- Imagine acompanhar o pequeno movimento com as mãos, como se estivesse seguindo com os olhos o pêndulo de um relógio de parede. Comece a estimular mentalmente os movimentos do sistema através das meninges espinhais.
- Assim que tiver entrado em sintonia com o sistema, mova o occipital e a pelve da criança com movimentos pequenos ou maiores para baixo e para cima.
- Execute o movimento por alguns minutos. O importante é que você e a criança se sintam bem.
- Interrompa o movimento de acompanhamento e, por mais alguns ciclos, observe o movimento rítmico para fora e para dentro, não induzido por você. O ritmo craniossacral se alterou? A técnica está terminada.

Estímulo através do crânio – o "bombeamento cranial"

Essa técnica é considerada pelo Dr. Upledger especialmente importante para tratar todas as dores na área da nuca e da cabeça e todos os distúrbios relacionados ao mau funcionamento do cérebro.
- Seu filho está confortavelmente deitado de costas sobre suas pernas, na cama ou no sofá, com a cabeça voltada para você.

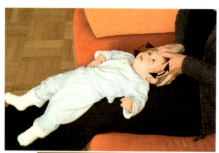

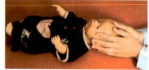

Execução do bombeamento cranial

- Entre em contato com as laterais da cabeça da criança. Acomode a palma de suas mãos e seus dedos na cabeça e proceda à fusão com o tecido.
- Relaxe e solte as mãos.
- Sinta-se no ritmo craniossacral: no esvaziamento, "encolhendo" – a cabeça parece diminuir –, e no preenchimento subsequente, "inchando" – a cabeça parece inflar-se. Se para você for mais fácil entrar primeiramente em contato com o ritmo respiratório ou cardíaco e só depois com o craniossacral, opte por essa sequência.

- Agora, reserve-se um tempo para adaptar-se ao ritmo. Internamente, acompanhe-o por alguns ciclos. Como ele se apresenta neste momento? Qual a sua amplitude? Qual a intensidade de seu ritmo? Ele é igual ou comparável do lado direito e do esquerdo?
- Imagine acompanhar o pequeno movimento com as mãos, como se estivesse seguindo com os olhos o pêndulo de um relógio de parede. Comece a estimular mentalmente os movimentos do sistema.
- Assim que tiver entrado em sintonia com o sistema, mova as laterais da cabeça da criança com movimentos pequenos ou maiores, acompanhando o preenchimento para fora e o esvaziamento para dentro. Você pode auxiliar o movimento de preenchimento para fora imaginando que suas mãos estão em perfeita fusão com os ossos do crânio ou dispõem de ventosas.
- Execute o movimento por alguns minutos. O importante é que você e a criança se sintam bem.
- Interrompa o movimento que acompanha aquele do crânio e, por mais alguns ciclos, observe o movimento rítmico não induzido por você. O ritmo craniossacral da cabeça se alterou? A técnica está terminada.

Resumo da técnica para estimular o ritmo craniossacral:
- Sinta-se no ritmo craniossacral da criança.
- Estimule mentalmente o movimento.
- Comece a acompanhar ativamente o movimento e a ampliá-lo.
- O movimento pode ser grande ou pequeno.
- Execute o exercício durante alguns minutos.
- Encerre o movimento de acompanhamento, observe o ritmo por mais alguns ciclos e avalie sua alteração.

Técnicas de Still Point (ou Ponto de Quietude)

As técnicas de still point servem para conduzir o ritmo craniossacral de maneira lenta, porém constante, a uma parada. Através delas, o sistema craniossacral tem a possibilidade de fazer uma "pausa". Você pode imaginar que uma técnica de still point faz tão bem ao sistema craniossacral quanto um sono reparador para você após o almoço. O sistema se recupera e se regenera, recebe energias renovadas para o período subsequente e, por conseguinte, pode realizar seu trabalho de maneira mais simples e fácil. Se isso o fizer pensar nos exercícios para estimular o ritmo craniossacral, não deixa de ser verdade. Retomemos a seguinte imagem: assim como o still point é como uma *siesta* reparadora para o sistema, a estimulação do ritmo craniossacral pode ser comparada a um passeio ao ar livre, no bosque ou na praia. Como você pode ver, ambos fazem bem e são reparadores.

Para o Dr. Upledger, a técnica do still point é muito importante. Ele gosta de aplicá-la no início e no final de um tratamento porque ela promove o equilíbrio dos sistemas nervoso e hormonal. Graças a ela, pessoas nervosas ficam mais tranquilas e, em fases em que se sentem sem energia, atua como revigorante. Ele também descreve sua aplicação em casos de estresse, autismo e febre, para citar apenas algumas áreas específicas.

No exercício para a criança, existe apenas uma possibilidade de atingir o still point. Você terá de sentir o ritmo craniossacral conscientemente pelo tato e conseguir freá-lo, pois somente assim o still point poderá ser alcançado.

Em princípio, a técnica pode ser aplicada em qualquer ponto do corpo. Contudo, não é recomendável executá-la no crânio de recém-nascidos, lactentes ou crianças pequenas. Para a cabeça, utilize técnicas destinadas a estimular o ritmo craniossacral ou a tratar as meninges cerebrais. Abaixo você encontrará os pontos que os terapeutas costumam utilizar para aplicar técnicas de still point, bem como sua eficácia para todo o sistema. As técnicas de still point também são usadas em pontos locais, para aliviar sintomas como dores ou reduzir limitações motoras.

Still point através dos pezinhos

Geralmente, essa técnica é executada no início do exercício, com o objetivo de tranquilizar e obter um relaxamento de todo o corpo.
- Seu filho está confortavelmente deitado de costas sobre suas pernas, na cama ou no sofá, com os pezinhos voltados para você.
- Pegue seus pezinhos e acomode-os nas mãos. Isso é importante, pois, desse modo, você conseguirá entrar mais facilmente em contato com o ritmo craniossacral.
- Relaxe, solte as mãos e proceda à fusão com o tecido. Sinta-se no ritmo craniossacral. Se para você for mais fácil entrar primeiramente em contato com

- o ritmo respiratório ou cardíaco e só depois com o craniossacral, opte por essa sequência.
- O ritmo faz com que os pezinhos se virem para dentro e para fora. No preenchimento, eles se movem para fora e seus polegares se afastam um do outro. No esvaziamento, movem-se para dentro e seus polegares se aproximam. Assim que você sentir o ritmo, acompanhe-o por alguns ciclos. Como ele se apresenta neste momento? Qual a sua amplitude? Qual a intensidade de seu ritmo? Ele é igual ou comparável do lado direito e do esquerdo? Imagine acompanhar o pequeno movimento com as mãos, como se estivesse seguindo com os olhos o pêndulo de um relógio de parede.

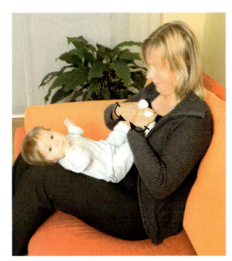

Técnica de still point através dos pezinhos

- Agora você pode iniciar a técnica. Quando o ritmo craniossacral entrar no esvaziamento, os pezinhos irão se mover para dentro, em direção ao centro do corpo. Acompanhe esse movimento com as mãos, até ele mudar e os pezinhos virarem para fora.
- Neste momento, não acompanhe o movimento para fora. Imagine ser uma barreira para ele. O ritmo irá pressionar levemente suas mãos.
- Resista, pois, após alguns segundos, o movimento irá voltar-se novamente para dentro. Se você perceber essa alteração, acompanhe o esvaziamento de novo para dentro.
- Agora, tudo irá recomeçar desde o princípio. Acompanhe o movimento de esvaziamento para dentro até ele mudar de direção. Então, forme a barreira e espere para continuar a acompanhar o movimento para dentro. Desse modo, o ritmo craniossacral continuará a efetuar o esvaziamento.
- Repita o processo até perceber que o movimento para fora deixa de ocorrer. Todos os movimentos irão cessar.

- Parabéns! Você alcançou o still point. Agora você só precisa esperar até o ritmo reiniciar. Mantenha a posição das mãos, pois, durante a fase do still point, o sistema craniossacral irá se regenerar.
- Se você voltar a sentir o movimento de preenchimento do ritmo craniossacral, permita que ele ocorra. Observe o movimento para fora e para dentro por mais alguns ciclos. O ritmo se alterou? Agora a técnica está encerrada.

Still point através do sacro

Essa técnica é executada na extremidade inferior do sistema craniossacral. Você pode imaginar que um still point no sacro é agradável e compensador não apenas para toda a pelve, mas também que seu efeito se distribui por todo o sistema craniossacral da criança.

- Seu filho está confortavelmente deitado de costas sobre suas pernas, na cama ou no sofá, com os pezinhos voltados para você. Você também pode colocá-lo atravessado em seu colo.
- Coloque uma mão sob a pelve, com os dedos apontando para a cabeça da criança. Acomode a mão no sacro. Isso é importante, pois, desse modo, você conseguirá entrar mais facilmente em contato com o ritmo craniossacral.
- Relaxe, solte as mãos e proceda à fusão com o tecido. Sinta-se no ritmo craniossacral. Se para você for mais fácil entrar primeiramente em contato com o ritmo respiratório ou cardíaco e só depois com o craniossacral, opte por essa sequência.
- O ritmo faz com que o sacro se incline para a frente e para trás. No preenchimento, ele se inclina para trás, e seu tênar se moverá para o teto (ou seja, para o umbigo da criança). No esvaziamento, o sacro se inclina para a frente, e a ponta de seus dedos se moverá para o teto (ou seja, para o umbigo da criança). Assim que você sentir o ritmo, acompanhe-o internamente por alguns ciclos. Como ele se apresenta neste momento? Qual a sua amplitude? Qual a intensidade de seu ritmo? Ele é igual ou comparável do lado

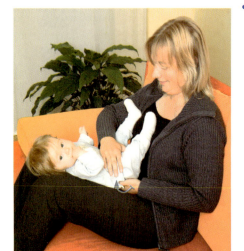

Técnica de still point através do sacro

direito e do esquerdo? Imagine acompanhar o pequeno movimento com as mãos, como se estivesse seguindo com os olhos o pêndulo de um relógio de parede.

- Agora você pode iniciar a técnica. Quando o ritmo craniossacral entrar no esvaziamento, o sacro irá se inclinar para a frente, e a ponta de seus dedos se moverá para o teto. Acompanhe esse movimento com a mão, até ele mudar de direção e o sacro voltar a se inclinar para trás – nesse momento, seu tênar se moverá para o teto.
- Neste momento, pare de acompanhar o movimento do sacro. Imagine ser uma barreira para o movimento de preenchimento. O ritmo irá pressionar levemente seus dedos.
- Resista, pois, após alguns segundos, a inclinação mudará novamente de direção e o sacro se moverá para a frente – seus dedos se moverão para o teto. Se você perceber essa alteração, acompanhe de novo o movimento de esvaziamento.
- Agora, tudo irá recomeçar desde o princípio. Acompanhe o movimento de esvaziamento para a frente até ele mudar de direção. Então, persista, forme a barreira e espere para continuar a acompanhar o movimento para a frente. Desse modo, o ritmo craniossacral continuará a efetuar o esvaziamento.
- Repita o processo até perceber que o movimento para trás (tênar para o teto) deixa de ocorrer. Todos os movimentos irão cessar, e o still point terá sido alcançado.
- Espere até o ritmo reiniciar. Mantenha a mão na posição em que o still point foi alcançado.
- Se você voltar a sentir o movimento de preenchimento do ritmo craniossacral, permita que ele ocorra. Observe a inclinação para trás e para a frente por mais alguns ciclos. O ritmo se alterou? Agora a técnica está encerrada.

Still point através das meninges espinhais

- Seu filho está confortavelmente deitado de costas sobre suas pernas, na cama ou no sofá. Você também pode segurá-lo no colo.
- Entre em contato com seu occipital e sua pelve. Acomode as mãos nos respectivos tecidos.
- Relaxe, solte as mãos e proceda à fusão com o tecido. Sinta-se no ritmo craniossacral. Se para você for mais fácil entrar primeiramente em contato com o ritmo respiratório ou cardíaco e só depois com o craniossacral, opte por essa sequência.

248 Exercícios para recém-nascidos, lactentes e crianças pequenas

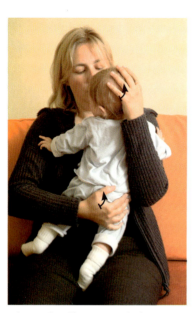

Técnica de still point através das meninges espinhais

- O ritmo faz com que as meninges espinhais deslizem para baixo e para cima. No preenchimento, surge um movimento do occipital e do sacro para baixo, na direção do chão; no esvaziamento, um movimento para cima, na direção do teto. Assim que você sentir o ritmo craniossacral, acompanhe-o internamente por alguns ciclos. Como ele se apresenta neste momento? Qual a sua amplitude? Qual a intensidade de seu ritmo? Ele é igual ou comparável no occipital e na pelve? Imagine acompanhar o pequeno movimento com as mãos, como se estivesse seguindo com os olhos o pêndulo de um relógio de parede.
- Agora você pode iniciar a técnica. Quando o ritmo craniossacral entrar no esvaziamento, ambas as áreas se moverão para cima. Acompanhe esse movimento com as mãos, até ele mudar de direção e ambas as áreas voltarem a se mover para baixo.
- Neste momento, pare de acompanhar o movimento de ambas. Imagine ser uma barreira para o movimento de preenchimento. O ritmo irá pressionar levemente seus dedos.
- Resista, pois, após alguns segundos, o movimento mudará novamente de direção e as duas áreas se moverão para cima. Ao perceber essa alteração, acompanhe de novo o movimento de esvaziamento.
- Agora, tudo irá recomeçar desde o princípio. Acompanhe o movimento de esvaziamento para cima até ele mudar de direção. Então, persista, forme a barreira e espere para continuar a acompanhar o movimento para cima. Desse modo, o ritmo craniossacral continuará a efetuar o esvaziamento.
- Repita o processo até perceber que o movimento para baixo deixa de ocorrer. Todos os movimentos irão cessar, e o still point terá sido alcançado.
- Espere até o ritmo reiniciar. Mantenha as mãos na posição em que o still point foi alcançado.
- Se você voltar a sentir o movimento de preenchimento do ritmo craniossacral, permita que ele ocorra. Observe o movimento de ambas as áreas para baixo e para cima por mais alguns ciclos. O ritmo se alterou? Agora a técnica está encerrada.

Resumo da técnica para desencadear um still point:

- Coloque uma ou ambas as mãos no corpo da criança.
- Relaxe e proceda à fusão com o tecido.
- Sinta-se no ritmo craniossacral.
- Acompanhe o ritmo por alguns ciclos.
- Acompanhe o ritmo no movimento de esvaziamento.
- Impeça o movimento de preenchimento formando uma "barreira".
- Volte a acompanhar o movimento de esvaziamento.
- Impeça novamente o movimento de preenchimento e, em seguida, acompanhe o movimento de esvaziamento.
- Repita o processo até não ocorrer nenhum outro movimento de preenchimento.
- Espere até o movimento de preenchimento ser percebido novamente e permita que ele ocorra.
- Observe o movimento craniossacral por alguns ciclos.

Melhorando a mobilidade e a flexibilidade do tecido conjuntivo

Com os exercícios realizados até agora, você já conseguiu muitas coisas, pois estimulou diretamente o sistema craniossacral do seu filho. Desse modo, por um lado, você conseguiu que o "bombeamento" do sistema fosse intensamente estimulado e, por outro, que fosse conduzido a um ponto de partida mais relaxado. Para que o sistema permaneça nesse estado, é de grande auxílio soltar o tecido conjuntivo que o circunda. Imagine que a atividade de bombeamento do sistema possa ser limitada pelas tensões nas estruturas que circundam o sistema como um "envoltório". No capítulo com os fundamentos, você aprendeu algumas coisas sobre o tecido conjuntivo e a possibilidade de tratá-lo. Neste capítulo, você aprenderá exercícios que servirão para:

- aumentar a flexibilidade das meninges cerebroespinhais;
- melhorar a mobilidade da base crânio-occipital e do sacro;
- aumentar a flexibilidade das três estruturas transversais de tecido conjuntivo.

Exercícios para recém-nascidos, lactentes e crianças pequenas

Em princípio, as técnicas a serem aplicadas no tratamento das estruturas de tecido conjuntivo são sempre as mesmas – alongamentos uniformes através de forças de pressão e tração – e serão descritas a cada novo exercício.

Verificou-se que, no tratamento de todas as estruturas de tecido conjuntivo realizado com as mãos, é útil imaginar os respectivos tecidos ou as respectivas estruturas. No capítulo com os fundamentos, descrevi essas estruturas e esses tecidos para você. Caso minhas descrições não sejam suficientes, você pode providenciar um simples atlas de anatomia ou pedi-lo emprestado a seu médico, a seu terapeuta ou a um profissional da área de saúde.

Possibilidade de controlar o êxito com o auxílio do ritmo craniossacral

Se você conseguiu sentir o ritmo craniossacral, a qualquer momento você poderá observar como os exercícios influíram em sua liberdade. Como você sabe, a tensão das estruturas que se encontram ao redor do sistema craniossacral ou a ele se prendem limita a possibilidade de o ritmo craniossacral se expandir livremente. Quanto mais livres e relaxadas se tornarem essas estruturas limitadoras, mais fácil será para o ritmo atingir e alimentar as células do cérebro, da medula espinhal e de todo o corpo. Portanto, você dispõe de uma excelente possibilidade de "medir" o êxito dos seus exercícios se, após um exercício, avaliar em quanto a liberdade do ritmo aumentou nas áreas do corpo tratadas ou no sistema craniossacral. Você já aprendeu a fazer essa avaliação com os chamados "pontos de ausculta".

A sequência de tratamento para o tecido conjuntivo

A seguinte sequência dos exercícios para melhorar a mobilidade e a flexibilidade do tecido conjuntivo do seu filho comprovou-se eficaz na prática cotidiana:
1. tratamento dos ossos cranianos e das meninges cerebrais;
2. tratamento da base crânio-occipital;
3. tratamento das meninges espinhais;
4. tratamento das articulações do sacro;
5. tratamento das três estruturas transversais inferiores de tecido conjuntivo.

Cada passo deve ser dado um após o outro. Diferentemente dos adultos, dos jovens e das crianças, que já têm as suturas cranianas completamente formadas, nos recém-nascidos e nos lactentes, as placas ósseas encontram-se umas ao lado das outras sem saliências; apenas nas crianças pequenas é que essas saliências começam a aparecer. Em comparação com o adulto, a superfície total das suturas cranianas em recém-nascidos, lactentes e crianças pequenas é ínfima; por isso, é possível trabalhar diretamente com as meninges cerebrais, sem levar as suturas cranianas muito em conta. As meninges cerebrais estão sempre sob alta tensão, o que muitas vezes é condicionado pela posição do bebê no útero, que o sobrecarrega por um tempo mais longo, ou pelo nascimento. Isso também vale para as tensões nas outras partes do sistema craniossacral, na base crânio-occipital, nas meninges espinhais e no sacro. Após

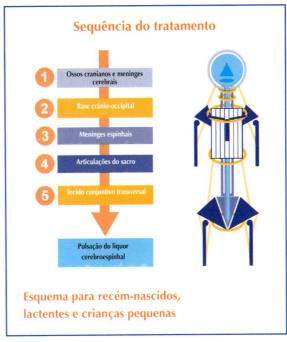

Sequência do tratamento dos "exercícios para crianças"

o tratamento das meninges espinhais, você terá a possibilidade de liberar a base crânio-occipital e, posteriormente, as meninges espinhais. Você concluirá os tratamentos das estruturas do sistema craniossacral com o tratamento do sacro. Por fim, você ainda poderá liberar de suas tensões as três estruturas transversais (de um total de cinco), o diafragma pélvico, o diafragma respiratório e as estruturas da entrada torácica. Você perceberá que, em comparação com os adultos, os jovens e as crianças, a sequência nesse caso é completamente contrária.

A importância do still point
Neste momento, eu gostaria de mencionar mais uma vez que pode ser importante executar uma técnica de still point no início e no final do exercício. É salutar para o tecido conjuntivo ser bem preparado com uma técnica de still point e recebê-la também no final dos exercícios, para que possa ser reequilibrado em sua totalidade. Mostrou-se eficaz iniciar os exercícios executando um still point nos pezinhos ou no sacro e terminá-los com outra técnica de still point nas meninges espinhais ou novamente no sacro.

Fortes resistências – complementações
Eventualmente, você irá constatar que, em muitos pontos, só conseguirá prosseguir com muita dificuldade. Pode acontecer de uma estrutura transversal não se soltar

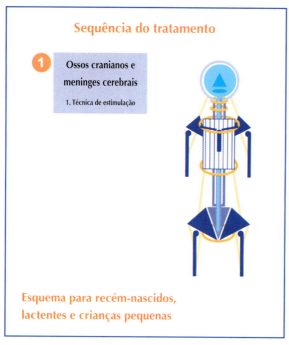

Exercício para tratar os ossos cranianos e as meninges cerebrais da criança

facilmente, de o sacro permanecer rígido ou de as meninges espinhais ou cerebrais parecerem indeformáveis mesmo após um período mais longo. Nesses casos, é realmente importante:

- dar um "passo para a frente": não se detenha na rigidez, mas passe para a próxima estrutura; ou então
- dar um "passo para trás": volte para um ponto anterior do tratamento – por exemplo, se as meninges espinhais permanecerem muito rígidas, trate mais uma vez a base crânio-occipital ou as meninges cerebrais.

Alongando as meninges cerebrais

Com a criança, você pode agir no núcleo onde tudo ocorre – as meninges cerebrais. Nas páginas 27 ss. e 43 ss., discorremos detalhadamente a respeito. Ao tratar as meninges cerebrais, você aliviará todas as estruturas dos ossos cranianos, das quais fazem parte:
- os ossos cranianos em si;
- as suturas cranianas, que representam as ligações entre cada osso;
- as membranas ósseas, que na parte interna do crânio pertencem à dura-máter;
- todos os músculos que se prendem ao crânio;
- e, naturalmente, todas as meninges cerebrais.

Com o alívio dessas estruturas, surge no crânio mais "espaço" para o cérebro e os nervos cranianos "se moverem". Além disso, quando as tensões ou os enrijecimentos nas suturas cranianas e nas meninges cerebrais cedem, descomprimem-se os muitos orifícios no crânio, que servem de passagem para nervos e vasos sanguíneos. Assim, estes também ganham mais "espaço". Como você já sabe, um aumento de espaço significa uma possibilidade para o ritmo craniossacral se expandir melhor, o que imediatamente contribui para melhorar a "ordenha" de todas as células. Estas passam a sentir-se muito melhor, pois sua nutrição e sua limpeza são otimizadas. As técnicas que você utilizará para tratar os ossos cranianos e as meninges cerebrais do seu filho são chamadas de técnicas de estimulação.

São muito semelhantes ao "bombeamento do crânio" e são consideradas especialmente importantes pelo Dr. Upledger para tratar recém-nascidos, lactentes e crianças com problemas na região da cabeça e da nuca e com distúrbios relacionados ao desempenho cerebral.

Técnicas de estimulação para áreas restritas
- Seu filho está confortavelmente deitado de costas sobre suas pernas, na cama ou no sofá, com a cabeça voltada para você.
- Entre em contato com as laterais da sua cabeça ou coloque uma mão no occipital e a outra na testa. Acomode a palma das mãos e os dedos na cabeça e proceda à fusão com o tecido.
- Relaxe e solte as mãos.
- Sinta-se no ritmo craniossacral: no esvaziamento ocorre um "encolhimento" – a cabeça parece diminuir –, e no preenchimento subsequente, um "inchaço" – a cabeça parece inflar-se. Se para você for mais fácil entrar primeiramente em contato com o ritmo respiratório ou cardíaco e só depois com o craniossacral, opte por essa sequência.
- Assim que você sentir o ritmo craniossacral, reserve-se um tempo para adaptar-se a ele. Acompanhe-o internamente por alguns ciclos. Como ele se apresenta neste momento? Qual a sua amplitude? Qual a intensidade do seu ritmo? Ele é igual ou comparável do lado direito e do esquerdo?
- Onde se encontra a maior e a menor amplitude do movimento para fora? Essa pergunta é importante, pois a resposta o conduzirá à área em que o exercício deverá ser executado. Os pontos do crânio que você está tocando neste momento e cujo movimento é menor do que nas outras áreas cranianas serão estimulados por você. Se você tiver uma imagem interna dos ossos do crânio e das meninges cerebrais, este é o momento de ativá-la. Permanecer concentrado nas estruturas poderá ajudá-lo.

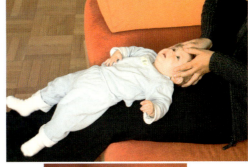

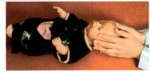

Técnica de estimulação para áreas restritas das meninges cerebrais

- Respire tranquilamente, concentre-se em suas mãos e no tecido. Como é você que fará o exercício, determine o momento de iniciá-lo.
- Em primeiro lugar, formule seu propósito, dizendo em voz baixa ou alta: "Que as estruturas cranianas do meu filho (ou diga o nome dele) relaxem e que os movimentos cranianos aumentem".
- Imagine agora acompanhar o movimento menor com os dedos, como se você pudesse seguir com os olhos o pêndulo de um relógio de parede. Mentalmente, comece a estimular os movimentos da área restrita.
- Assim que entrar em harmonia com os movimentos, mova a parte restrita da cabeça com movimentos pequenos ou maiores, com o preenchimento para fora. Você pode auxiliar esse exercício imaginando que suas mãos estão em perfeita fusão com os ossos cranianos ou dispõem de ventosas.
- Realize o movimento por alguns minutos. O importante é que você e a criança se sintam bem.
- Muito provavelmente você irá constatar que, durante a estimulação, ocorrem pequenos movimentos de desvio, como rotações, inclinações ou deslizamentos. Com as mãos e os dedos, permita que eles ocorram. Continue concentrado na estimulação do movimento restrito e em seu propósito.
- Após certo tempo, o tecido da área restrita ficará mais flexível e expandido, e o movimento aumentará. Talvez antes você tenha sentido um nítido calor ou uma pulsação sob as mãos ou, depois que o tecido ficou mais flexível e expandido, tenha percebido que os líquidos e a energia fluem mais livremente. A técnica está encerrada.
- Interrompa o movimento que acompanha aquele do crânio e, por mais alguns ciclos, observe o movimento rítmico não induzido por você. Qual a alteração sofrida pelo ritmo craniossacral da cabeça? Agora a técnica está concluída.

Lidando com a resistência:
- Se o tecido permanecer muito rígido e se você tiver a sensação de que a área restrita está presa apenas a "fios de aço", primeiramente interrompa o exercício e recomece desde o princípio. Suas mãos podem permanecer no local.
- Proceda à fusão e formule seu propósito. Lentamente e com cuidado, comece a estimular a área restrita.
- Se mesmo assim você deparar com algum enrijecimento, direcione sua energia para a área restrita ou deixe que a energia corra entre os dedos das duas mãos.
- Se esse recurso também não for suficiente, persista e, mentalmente, aumente

a tração em cinco gramas. Espere e continue concentrado na formulação do seu propósito. O tecido irá soltar-se, expandir-se e tornar-se mais flexível, e o movimento ficará maior. Você só precisa ter um pouco mais de paciência.

Por hoje, você relaxou as meninges cerebrais do seu filho da melhor forma. Se sentir que seria bom executar a técnica uma segunda vez, este é o momento adequado. Na segunda execução, observe como a tensão e a mobilidade já foram alteradas pelo primeiro exercício. Além disso, você liberou tanto o crânio que agora poderá tratar a base crânio-occipital.

A base crânio-occipital

É uma estrutura transversal de tecido conjuntivo, com pontos de adesão na extremidade superior das meninges espinhais, que se localizam no forame magno. Quando se começou a desenvolver o método de tratamento, a base crânio-occipital ainda não contava como parte das estruturas transversais, mas tinha uma posição especial, que encontrava aplicação no tratamento de recém-nascidos, lactentes e crianças pequenas, pois já era tratada logo após as meninges cerebrais, e não conjuntamente com as outras estruturas transversais, com as quais se trabalha apenas no final da sequência do tratamento. O Dr. Upledger descreve de que maneira essa área é bloqueada com o efeito de forças intensas durante o nascimento e que, portanto, pode causar muitos sintomas, como distúrbios motores ou hiperatividade. A liberação dessa área promove a de outras quatro:
- dos músculos que passam entre o occipital e a coluna cervical;
- das articulações superiores da cabeça

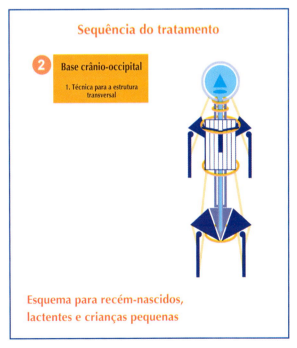

Exercício para tratar a base crânio-occipital em crianças

- do osso occipital e seus orifícios;
- do anel fixo de tecido conjuntivo, que envolve as meninges espinhais no forame magno do osso occipital.

Para liberar a base crânio-occipital, você utilizará a mesma técnica destinada à estrutura transversal, conforme já demonstrado nos exercícios em dupla. Com cuidado, solte a primeira vértebra cervical para a frente, na direção das órbitas oculares; assim, todas as outras estruturas poderão ser liberadas de suas tensões.

Técnica para tratar a estrutura transversal
Técnica para tratar a base crânio-occipital: aplicação de pressões leves de trás para a frente, com o objetivo de moldar, de maneira uniforme, a base crânio-occipital e as estruturas a ela ligadas desfazendo as tensões do tecido ou os enrijecimentos.
- Seu filho encontra-se confortavelmente deitado de costas sobre suas pernas, na cama ou no sofá, com a cabeça voltada para você.
- Coloque as mãos abertas sob o occipital da criança. Suas mãos e seus dedos devem estar flexionados de maneira relaxada, como se estivessem segurando uma esfera. A cabeça da criança encontra-se na palma de suas mãos. Flexione levemente os dedos. Com a ponta dos dedos de ambas as mãos, você atingirá a área da passagem da cabeça para a nuca. Você terá encontrado o local certo quando a ponta de seus dedos tocar o tecido muscular, apontando na direção das órbitas oculares, e a polpa dos dedos entrar em contato com o occipital. Seus polegares podem repousar junto ao crânio, sem exercer pressão. Agora, as estruturas da base crânio-occipital estão em suas mãos e na ponta de seus dedos. Se você tiver uma imagem interna dos tecidos, este é o momento de ativá-la. Permanecer concentrado nas estruturas da base crânio-occipital poderá ajudá-lo.
- Relaxe as mãos. Proceda à fusão com o tecido. Aos poucos, suas mãos e seus dedos irão se fundir, e você terá a sensação de que eles e o tecido da criança se unem.

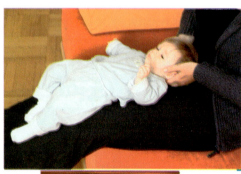
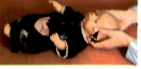

Tratamento da base crânio-occipital

Melhorando a mobilidade e a flexibilidade do tecido conjuntivo

- Respire tranquilamente, concentre-se em suas mãos e no tecido. Como é você que fará o exercício, determine o momento de iniciá-lo.
- Em primeiro lugar, formule seu propósito, dizendo em voz baixa ou alta: "Que as estruturas da base crânio-occipital do meu filho (ou diga o nome dele) relaxem e que minhas mãos e a ponta de meus dedos consigam se fundir profundamente". Com a ponta dos dedos, exerça uma leve pressão na direção das órbitas oculares. Lembre-se de que se trata de uma pressão muito leve. Você terá a sensação de que a ponta de seus dedos entra profundamente no tecido e consegue mover-se na direção das órbitas oculares.
- Muito provavelmente você irá constatar que esse movimento de imersão não é retilíneo. Se sentir pequenos desvios, como rotações, inclinações ou deslizamentos, permita com as mãos e os dedos que eles ocorram. Continue concentrado no movimento direcionado às órbitas oculares e em seu propósito.
- Após certo tempo, você irá constatar que as estruturas da base crânio-occipital se soltaram, tornando-se sensivelmente mais flexíveis e expandidas. Talvez antes você tenha sentido um nítido calor ou uma pulsação sob as mãos ou, depois que o tecido ficou mais flexível e expandido, tenha percebido que os líquidos e a energia fluem mais livremente. A técnica está encerrada.
- Interrompa a pressão e deixe suas mãos no local. Desfrute da liberdade adquirida pelo ritmo craniossacral. Permaneça na mesma posição por mais algum tempo, depois retire as mãos da cabeça da criança.

Lidando com a resistência:
- Se você deparar com uma "resistência", pare. Não tente afastá-la comprimindo-a. Em geral, isso não funciona.
- Inicialmente, interrompa a pressão e recomece desde o princípio. Suas mãos e a ponta de seus dedos podem permanecer no local.
- Proceda novamente à fusão e formule seu propósito. Lentamente e com cuidado, comece a exercer uma leve pressão na direção das órbitas oculares.
- Se mesmo assim você deparar com algum enrijecimento, direcione sua energia para as estruturas da base crânio-occipital ou deixe que a energia corra entre a ponta dos dedos das duas mãos ou da ponta dos dedos para a palma das mãos.
- Se esse recurso também não for suficiente, persista e, mentalmente, aumente a pressão em cinco gramas. Espere e continue concentrado na formulação do seu propósito. O tecido irá soltar-se, expandir-se e tornar-se mais flexível. Você só precisa ter um pouco mais de paciência.

De resto, esta é uma técnica excelente para liberar, com bastante cuidado, as articulações superiores da cabeça de suas tensões e de seus bloqueios, o que pode ser muito importante, sobretudo para os bebês.

Com a liberação do crânio e da base crânio-occipital, você pode então passar para as meninges espinhais e nelas prosseguir com a liberação das estruturas do sistema craniossacral.

Alongando as meninges espinhais

A maneira mais fácil de alongar as meninges espinhais é deslocá-las no canal vertebral executando movimentos com a occipital e o sacro. Para tanto, você deverá utilizar, como nos exercícios em dupla, o chamado balanço dural, técnica em que as meninges espinhais são movidas de um lado para o outro.

O balanço dural
Técnica: aplicação de trações leves para cima e para baixo, na direção da cabeça e dos pés, com o objetivo de obter um deslizamento livre, uniforme e harmônico das meninges espinhais no canal vertebral, desfazendo as tensões do tecido ou os enrijecimentos.

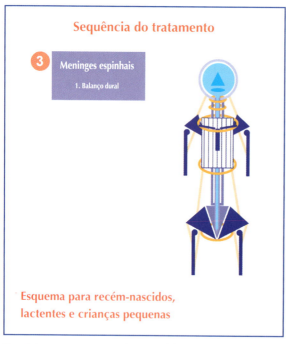

Sequência do tratamento

3 Meninges espinhais
1. Balanço dural

Esquema para recém-nascidos, lactentes e crianças pequenas

Exercício para tratar as meninges espinhais em crianças

- Seu filho está confortavelmente deitado de costas sobre suas pernas, na cama ou no sofá, com os pezinhos voltados para a esquerda ou para a direita e a cabeça para a direção oposta.
- Entre em contato com o occipital e o sacro da criança. Acomode as mãos no tecido. Se você tiver uma imagem interna das meninges espinhais, este é o momento de ativá-la. Permanecer concentrado nas estruturas poderá ajudá-lo.

Melhorando a mobilidade e a flexibilidade do tecido conjuntivo

- Relaxe as mãos. Proceda à fusão com o tecido. Aos poucos, suas mãos irão se fundir, e você terá a sensação de que ela se une ao tecido da criança.
- Respire tranquilamente, concentre-se em suas mãos e no tecido. Como é você que fará o exercício, determine o momento de iniciá-lo.
- Em primeiro lugar, formule seu propósito, dizendo em voz baixa ou alta: "Que as meninges espinhais do meu filho (ou diga o nome dele) relaxem e possam ser movidas sem impedimento para cima e para baixo".
- Com a mão que está embaixo, exerça uma leve tração no sacro, na direção dos pezinhos. Ao mesmo tempo, faça um pequeno movimento de inclinação com toda a mão, movendo o polegar na direção do ventre. A mão que está em cima também deverá se mover na direção dos pés, inclinando a lateral do dedo mínimo na direção do pescoço. Lembre-se de que esses movimentos devem ser mínimos. Caso se tornem resistentes ou duros, mude a direção.
- Com a mão que está em cima, exerça agora uma leve tração para cima no occipital. Ao mesmo tempo, execute uma inclinação com toda a mão, movendo o polegar na direção do rosto. A mão que está embaixo também deve mover-se na direção da cabeça e inclinar a lateral do dedo mínimo para o ventre. Lembre-se de que esses movimentos devem ser mínimos. Caso se tornem resistentes ou duros, mude novamente a direção.
- Com as repetições, provavelmente você terá a sensação de que as meninges espinhais se soltam e de que o occipital e o sacro conseguem mover-se livremente na direção dos pés e da cabeça.
- Muito provavelmente você irá constatar que os movimentos para cima e para baixo não são totalmente retilíneos. Caso perceba pequenos movimentos de desvio, como inclinações, rotações ou deslizamentos, permita com as mãos que eles ocorram. No entanto, permaneça concentrado nos movimentos para cima e para baixo e em seu propósito.

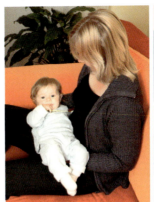
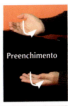

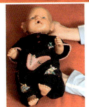

Tratamento das meninges espinhais

Preenchimento

Esvaziamento

- Após certo tempo, você perceberá que os movimentos ficam mais fáceis e flexíveis. Até então, o sacro, o occipital e as meninges espinhais pareciam faixas rígidas ou tiras elásticas. Eventualmente, logo após a liberação, você poderá sentir um nítido calor ou uma pulsação de energia sob as mãos, ou então, depois que o tecido se expandir e ficar mais flexível, perceber que os líquidos e a energia conseguem fluir melhor. Com isso, a técnica está encerrada.
- Interrompa a tração e deixe as mãos no local. Desfrute da liberdade adquirida pelo ritmo craniossacral. Permaneça por mais um momento na mesma posição antes de retirar as mãos.

Você poderá executar essa técnica de diferentes formas:

1. Tome o ritmo craniossacral como critério para alongar as meninges espinhais através do movimento rítmico dos ossos occipital e sacro: no preenchimento, proceda para baixo e, no esvaziamento, para cima. Ao final de cada movimento, exerça uma pressão um pouco maior com as mãos. Continue a proceder assim até perceber que os movimentos se tornam mais leves e sua extensão aumenta.
2. Tome a tensão do tecido como critério para alongar as meninges espinhais através do movimento rítmico do occipital e do sacro. Comece procedendo para baixo ou para cima e atue sobre as meninges espinhais através de ambos os ossos, até alcançar uma tensão resistente ou firme. Mude, então, a direção do movimento e repita o procedimento até a resistência ou firmeza em ambas as direções ceder.
3. Tome a tensão do tecido como critério para alongar uma única vez as meninges espinhais. Movimente-as algumas vezes na direção do preenchimento e do esvaziamento e avalie a tensão ao final de ambos os movimentos. Mova as meninges espinhais através do occipital e do sacro na direção que se mostrar mais resistente ou firme. Vá até o limite da tensão e aumente a tração em cinco gramas. Espere até o tecido se soltar e execute o mesmo movimento na outra direção. Em seguida, faça uma nova avaliação e, eventualmente, repita o exercício inteiro.

Lidando com a resistência:

- Se você deparar com uma "resistência" reiterada, pare. Não tente afastá-la comprimindo-a. Em geral, isso não funciona.
- Primeiro, interrompa a pressão e, em seguida, comece desde o princípio. Suas mãos podem permanecer no local. Proceda novamente à fusão e formule seu propósito. Lentamente e com cuidado, comece a mover as mãos para cima e para baixo.

- Se mesmo assim você deparar com algum enrijecimento, direcione sua energia para dentro das meninges espinhais ou deixe que ela corra entre as mãos.
- Se esse recurso também não for suficiente, persista e, mentalmente, aumente a tração em cinco gramas na direção delimitada. Espere e continue concentrado na formulação do seu propósito. Após várias repetições, o tecido irá soltar-se, expandir-se e tornar-se mais flexível. Você também pode interromper o movimento oscilatório e persistir no final do movimento delimitado, até as meninges espinhais cederem. Como sempre ocorre quando lidamos com enrijecimentos, é preciso ter um pouco mais de paciência.

Após aplicar essas técnicas de liberação, você relaxou as meninges cerebrais, o osso occipital e as meninges espinhais. Agora você já está bem preparado para tratar o sacro.

O tratamento das ligações articulatórias do sacro

A unidade sacro-cóccix é a extremidade óssea inferior do sistema craniossacral. Pontos de adesão das meninges espinhais encontram-se na segunda vértebra do sacro e na parte superior do cóccix. Ao tratar as meninges espinhais, você já produziu certo relaxamento nessa área; porém, o sacro ainda não foi considerado de maneira específica. Por isso, agora você irá tratar as ligações articulatórias desse osso. Em sua parte superior, ele entra em contato com a última vértebra da coluna lombar e, nas laterais, com ambas as asas ilíacas. Para soltar essas áreas, você irá aplicar leves forças de tração no sacro, na direção dos pés. Ao contrário dos exercícios realizados em dupla, nos quais as regiões articulatórias foram tratadas separadamente, nos recém-nascidos, lactentes e nas

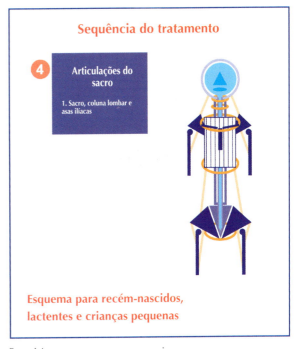

Exercício para tratar o sacro em crianças

crianças pequenas você poderá aplicar uma só técnica. A técnica específica só poderá ser aplicada se, ao usar a anterior, você deparar com uma resistência muito forte nas articulações entre a lombar e o sacro. Portanto, você "apenas" empregará a técnica para as articulações entre a pelve e o sacro, soltando, assim, todas as suas ligações.

As ligações entre o sacro, a coluna lombar e as asas ilíacas

Técnica para tratar as ligações entre o sacro e as asas ilíacas: aplicação de forças leves de tração no sacro, na direção dos pés, e de leve pressão nas pontas do ílio, com o objetivo de obter um deslizamento livre, uniforme e harmônico do sacro para baixo, desfazendo as tensões do tecido ou os enrijecimentos.

- Seu filho está confortavelmente deitado de costas sobre suas pernas, na cama ou no sofá, com os pezinhos voltados para você. Ele também pode ficar em posição atravessada.

- Coloque a mão no ventre da criança, com o polegar e o dedo mínimo ou o polegar e o dedo médio sobre as duas pontas anteriores do ílio. Essas pontas podem ser facilmente percebidas como duas "saliências ósseas" na parte externa e anterior da pelve. Essa mão servirá para abrir um pouco as articulações entre o sacro e os ílios, para que o sacro possa ser mais facilmente movido para baixo por sua outra mão. Além disso, ela perceberá os fenômenos de liberação e relaxamento, bem como o ritmo craniossacral, e o ajudará a permitir eventuais movimentos de desvio. Se você tiver uma imagem interna das articulações entre o sacro, a coluna lombar e as asas ilíacas, este é o momento de ativá-la. Permanecer concentrado nas estruturas poderá ajudá-lo.

- Relaxe as mãos. Proceda à fusão com o sacro e as asas ilíacas. Aos poucos, suas mãos irão se fundir, e você terá a sensação de que elas se unem à pelve da criança.

- Respire tranquilamente, concentre-se em suas mãos e no tecido. Como é você que fará o exercício, determine o momento de iniciá-lo.

- Em primeiro lugar, formule seu propósito, dizendo em voz baixa ou alta: "Que as articulações entre a pelve, a lombar e o sacro do meu filho (ou diga o nome dele) consigam se soltar e que o sacro possa fluir livremente para os pés". Com os dedos da mão que está sobre as asas ilíacas, exerça agora uma leve pressão na ponta dos ílios, na direção do centro do corpo, a fim de abrir as articulações entre a pelve e o sacro, na parte de trás. Em seguida, com a mão que se encontra no sacro, exerça uma leve tração na direção dos pés. Lembre-se de que essa tração deve ser mínima. Você terá a sensação de que o sacro se solta e consegue mover-se livremente na direção dos pezinhos.

- Muito provavelmente você irá constatar que esse movimento não é totalmente retilíneo. Caso perceba pequenos desvios, como inclinações, rotações ou deslizamentos, permita que eles ocorram. Continue concentrado no movimento voltado para os pés e em seu propósito.
- Após certo tempo, você perceberá que o sacro ficou mais flexível e expandido e que o movimento para os pés ficou mais fácil e maleável. Até então, o sacro parecia preso a faixas rígidas ou a elásticos. Eventualmente, logo após a liberação, você poderá sentir um nítido calor ou uma pulsação de energia sob a mão, ou então, depois que o tecido se expandir e ficar mais flexível, perceber que os líquidos ou a energia conseguem fluir melhor. Com isso, a técnica está encerrada.

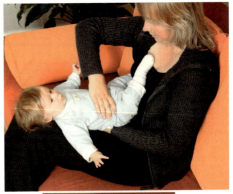
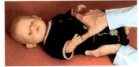

Tratamento do sacro

- Interrompa a tração e deixe as mãos no local. Desfrute da liberdade adquirida pelo ritmo craniossacral. Permaneça por mais um momento na mesma posição antes de passar para as estruturas transversais.

Lidando com a resistência:
- Se você deparar com alguma "resistência", pare. Não tente afastá-la comprimindo-a. Em geral, isso não funciona.
- Primeiro, interrompa a tração e, em seguida, comece desde o princípio. Suas mãos podem permanecer no local.
- Proceda novamente à fusão e formule seu propósito. Lentamente e com cuidado, comece a exercer uma leve pressão na direção do centro do corpo, com a mão que se encontra sobre as asas ilíacas. Com a que se encontra sob o sacro, exerça uma leve tração na direção dos pés.
- Se mesmo assim você deparar com algum enrijecimento, direcione sua energia para dentro do sacro ou deixe que ela corra entre as mãos.
- Se esse recurso também não for suficiente, persista e, mentalmente, aumente a tração em cinco gramas. Espere e continue concentrado na formulação do seu propósito. O tecido irá soltar-se, expandir-se e tornar-se mais flexível. Você só precisa ter um pouco mais de paciência.

- Se notar que existem apenas "fios de aço" entre o sacro e a coluna lombar, coloque a mão que estava nas asas ilíacas sob a lombar e estabilize esta última, para que a tração no sacro possa ser exercida de maneira mais direta sobre as estruturas rígidas.

Você chegou ao ponto em que (quase) todas as estruturas do sistema craniossacral foram tratadas. Agora faltam apenas as três estruturas transversais inferiores de tecido conjuntivo.

O tratamento do tecido conjuntivo transversal

No tecido conjuntivo, existem estruturas transversais que podem exercer uma "força compressora" nos canais de tecido conjuntivo. Na região do sistema craniossacral, esses canais são:
- o diafragma pélvico;
- o diafragma respiratório;
- as estruturas da entrada torácica.

Ao tratar as estruturas transversais de tecido conjuntivo, o Dr. Upledger descobriu que manter a sequência de baixo para cima é uma experiência vantajosa. Todo o tecido conjuntivo ao redor do sistema craniossacral recém-liberado torna-se aos poucos, mas de maneira constante, mais flexível da pelve até a cabeça. Nos próximos exercícios, empregue as mesmas técnicas utilizadas naqueles em dupla, destinadas às estruturas transversais.

Nas páginas 83 ss. do capítulo "Informações e exercícios preparatórios", na seção "Melhorando a mobilidade e a flexibilidade do tecido conjuntivo, dos músculos e das articulações", encontram-se importantes informações para os próximos exercícios. Vale a pena reler esse texto antes de iniciar os exercícios.

Primeira estrutura transversal: o diafragma pélvico

Técnica para tratar o diafragma pélvico: aplicação de pressões leves de frente para trás, com o objetivo de moldar o diafragma pélvico de maneira uniforme, desfazendo as tensões do tecido ou os enrijecimentos.

- Seu filho está confortavelmente deitado de costas sobre suas pernas, na cama ou no sofá, com os pezinhos voltados para você. Ele também pode ficar em posição atravessada.
- Coloque a mão sob a pelve da criança. Essa mão servirá para indicar a direção. Além disso, ela perceberá os fenômenos de liberação e relaxamento, bem como o ritmo craniossacral, e o ajudará a permitir eventuais movimentos de desvio.
- Coloque a outra mão no baixo-ventre da criança, fazendo com que parte dela repouse na região do púbis. O diafragma pélvico encontra-se entre suas mãos. Se você tiver uma imagem interna do diafragma pélvico, este é o momento de ativá-la. Permanecer concentrado no tecido dessa área poderá ajudá-lo.
- Relaxe as mãos e proceda à fusão com o tecido. Aos poucos, suas mãos irão se fundir, e você terá a sensação de que elas se unem ao tecido da criança.
- Respire tranquilamente, concentre-se em suas mãos e no tecido. Como é você que fará o exercício, determine o momento de iniciá-lo.
- Em primeiro lugar, formule seu propósito, dizendo em voz baixa ou alta: "Que o diafragma pélvico do meu filho (ou diga o nome dele) consiga se soltar e que minhas mãos consigam se fundir profundamente".
- Com a mão que está no ventre, exerça uma leve pressão no tecido pélvico, na direção da mão que se encontra sob a pelve. Lembre-se de que essa pressão deve ser mínima. Você terá a sensação de que a mão sobre o ventre consegue se fundir mais profundamente no tecido pélvico e mover-se na direção da mão sob a pelve.

Sequência do tratamento

5 Tecido conjuntivo transversal

1. Diafragma pélvico
2. Diafragma respiratório
3. Estruturas da entrada torácica

Esquema para recém-nascidos, lactentes e crianças pequenas

Exercício para tratar o tecido conjuntivo em crianças

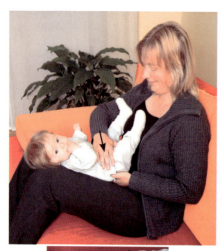

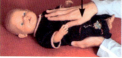

Tratamento do diafragma pélvico

- Muito provavelmente você irá constatar que esse movimento de imersão não é retilíneo. Caso perceba pequenos desvios, como inclinações, rotações ou deslizamentos, permita com as mãos que eles ocorram. Continue concentrado no movimento que a mão sobre o ventre realiza na direção da mão sob a pelve e em seu propósito.
- Após certo tempo, você perceberá que o tecido do diafragma pélvico se soltou, tornando-se mais flexível e expandido. Talvez anteriormente você tenha sentido um nítido calor ou uma pulsação de energia sob as mãos, ou então, depois que o tecido se expandiu e ficou mais flexível, perceba que os líquidos e a energia fluem com mais facilidade. Com isso, a técnica está encerrada.
- Interrompa a pressão e deixe as mãos no local. Desfrute da liberdade adquirida pelo ritmo craniossacral. Permaneça por mais um momento na mesma posição antes de passar para a próxima estrutura transversal.

Lidando com a resistência:
- Se você deparar com alguma "resistência", pare. Não tente afastá-la comprimindo-a. Em geral, isso não funciona.
- Primeiro, interrompa a pressão e, em seguida, comece desde o princípio. Suas mãos podem permanecer no local.
- Proceda novamente à fusão e formule seu propósito. Lentamente e com cuidado, comece a exercer uma leve pressão com a mão que se encontra sobre o ventre na direção da mão que se encontra sob a pelve.
- Se mesmo assim você deparar com algum enrijecimento, direcione sua energia para dentro do diafragma pélvico ou deixe que ela corra da mão sobre o ventre para a mão sob a pelve.
- Se esse recurso também não for suficiente, persista e, mentalmente, aumente a pressão em cinco gramas. Espere e continue concentrado na formulação do seu propósito. O tecido irá soltar-se, expandir-se e tornar-se mais flexível. Você só precisa ter um pouco mais de paciência.

Melhorando a mobilidade e a flexibilidade do tecido conjuntivo

Segunda estrutura transversal: o diafragma respiratório
Técnica para tratar o diafragma respiratório: aplicação de pressões leves de frente para trás, com o objetivo de moldar o diafragma respiratório de maneira uniforme, desfazendo as tensões do tecido ou os enrijecimentos.

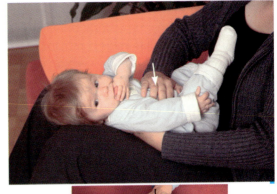

- Seu filho está confortavelmente deitado de costas sobre suas pernas, na cama ou no sofá, com os pezinhos voltados para você. Ele também pode ficar em posição atravessada.

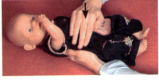

Tratamento do diafragma respiratório

- Coloque a mão entre a coluna torácica e a lombar, sob a coluna vertebral. Você poderá se orientar pelo umbigo ou pelas laterais da caixa torácica inferior. Você terá encontrado o local correto quando a porção maior de sua mão estiver mais acima do umbigo ou das laterais da caixa torácica inferior da criança. A mão sob as costas servirá para orientá-lo e permitir que você perceba os fenômenos de liberação e relaxamento, bem como o ritmo craniossacral. Além disso, ela o ajudará a permitir eventuais movimentos de desvio.
- Coloque a outra mão no alto-ventre da criança, fazendo com que parte dela repouse levemente na parte anterior da caixa torácica e na altura do plexo solar, na parte inferior do esterno. O diafragma respiratório encontra-se entre suas mãos. Se você tiver uma imagem interna do diafragma, este é o momento de ativá-la. Permanecer concentrado no tecido do diafragma respiratório poderá ajudá-lo.
- Relaxe as mãos e proceda à fusão com o tecido. Aos poucos, suas mãos irão se fundir, e você terá a sensação de que elas se unem ao tecido da criança.
- Respire tranquilamente, concentre-se em suas mãos e no tecido. Como é você que fará o exercício, determine o momento de iniciá-lo.

- Em primeiro lugar, formule seu propósito, dizendo em voz baixa ou alta: "Que o diafragma respiratório do meu filho (ou diga o nome dele) consiga relaxar e que minhas mãos consigam se fundir profundamente".
- Com a mão que está sobre o ventre, exerça uma leve pressão no diafragma respiratório, na direção da mão que se encontra sob as costas. Lembre-se de que essa pressão deve ser mínima. Você terá a sensação de que a mão sobre o ventre consegue se fundir mais profundamente no diafragma e mover-se na direção da mão sob as costas.
- Muito provavelmente você irá constatar que esse movimento de imersão não é retilíneo. Caso perceba pequenos desvios, como inclinações, rotações ou deslizamentos, permita com as mãos que eles ocorram. Continue concentrado no movimento que a mão sobre o ventre realiza na direção da mão sob as costas e em seu propósito.
- Após certo tempo, você perceberá que o tecido do diafragma respiratório se soltou, tornando-se mais flexível e expandido. Talvez anteriormente você tenha sentido um nítido calor ou uma pulsação de energia sob as mãos, ou então, depois que o tecido se expandiu e ficou mais flexível, perceba que os líquidos e a energia fluem com mais facilidade. Com isso, a técnica está encerrada.
- Interrompa a pressão e deixe as mãos no local. Desfrute da liberdade adquirida pelo ritmo craniossacral. Permaneça por mais um momento na mesma posição antes de passar para a última estrutura transversal.

Lidando com a resistência:
- Se você deparar com alguma "resistência", pare. Não tente afastá-la comprimindo-a. Em geral, isso não funciona.
- Primeiro, interrompa a pressão e, em seguida, comece desde o princípio. Suas mãos podem permanecer no local.
- Proceda novamente à fusão e formule seu propósito. Lentamente e com cuidado, comece a exercer uma leve pressão com a mão que se encontra sobre o ventre na direção da mão que se encontra sob as costas.
- Se mesmo assim você deparar com algum enrijecimento, direcione sua energia para dentro do diafragma respiratório ou deixe que ela corra da mão sobre o ventre para a mão sob as costas.
- Se esse recurso também não for suficiente, persista e, mentalmente, aumente a pressão em cinco gramas. Espere e continue concentrado na formulação do seu propósito. O tecido irá soltar-se, expandir-se e tornar-se mais flexível. Você só precisa ter um pouco mais de paciência.

Terceira estrutura transversal: as estruturas da entrada torácica

Técnica para tratar as estruturas da entrada torácica: aplicação de pressões leves de frente para trás, com o objetivo de moldar as estruturas da entrada torácica de maneira uniforme, desfazendo as tensões do tecido ou os enrijecimentos.

- Seu filho está confortavelmente deitado de costas sobre suas pernas, na cama ou no sofá, com os pezinhos voltados para você. Ele também pode ficar em posição atravessada.
- Coloque uma mão entre a coluna cervical e a torácica, sob a coluna vertebral. Você terá encontrado o local correto quando seu polegar estiver na curva da nuca. Essa mão sob a nuca servirá para orientá-lo e permitir que você perceba os fenômenos de liberação e relaxamento, bem como o ritmo craniossacral. Além disso, ela o ajudará a permitir eventuais movimentos de desvio.
- Coloque a outra mão na parte superior do tórax da criança, fazendo com que parte dela repouse sobre as clavículas, e sua palma, sobre o esterno. As estruturas da entrada torácica encontram-se agora entre suas mãos. Se você tiver uma imagem interna desses tecidos, este é o momento de ativá-la. Permanecer concentrado nessas estruturas poderá ajudá-lo.
- Relaxe as mãos e proceda à fusão com o tecido. Aos poucos, suas mãos irão se fundir, e você terá a sensação de que elas se unem ao tecido da criança.
- Respire tranquilamente, concentre-se em suas mãos e no tecido. Como é você que fará o exercício, determine o momento de iniciá-lo.
- Em primeiro lugar, formule seu propósito, dizendo em voz baixa ou alta: "Que as estruturas da entrada torácica do meu filho (ou diga o nome dele) consigam relaxar e que minhas mãos consigam se fundir profundamente". Com a mão que está sobre o tórax, exerça uma leve pressão nas estruturas da entrada torácica, na direção da mão que se encontra sob a nuca. Lembre-se de que essa pressão deve ser mínima. Você terá a sensação de que a mão sobre o tórax

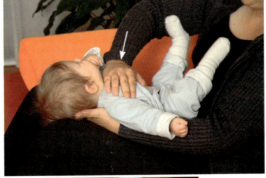

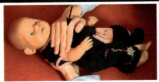

Tratamento das estruturas da entrada torácica

consegue imergir mais profundamente no tecido e mover-se na direção da mão sob a nuca.

- Muito provavelmente você irá constatar que esse movimento de imersão não é retilíneo. Caso perceba pequenos desvios, como inclinações, rotações ou deslizamentos, permita com as mãos que eles ocorram. Continue concentrado no movimento direcionado para a mão sob a nuca e em seu propósito.
- Após certo tempo, você perceberá que as estruturas da entrada torácica se soltaram, tornando-se mais flexíveis e expandidas. Talvez anteriormente você tenha sentido um nítido calor ou uma pulsação de energia sob as mãos, ou então, depois que o tecido se expandiu e ficou mais flexível, perceba que os líquidos e a energia fluem com mais facilidade. Com isso, a técnica está encerrada.
- Interrompa a pressão e deixe as mãos no local. Desfrute da liberdade adquirida pelo ritmo craniossacral. Permaneça por mais um momento na mesma posição antes de concluir o tratamento das estruturas transversais.

Lidando com a resistência:
- Se você deparar com alguma "resistência", pare. Não tente afastá-la comprimindo-a. Em geral, isso não funciona.
- Primeiro, interrompa a pressão e, em seguida, comece desde o princípio. Suas mãos podem permanecer no local.
- Proceda novamente à fusão e formule seu propósito. Lentamente e com cuidado, comece a exercer uma leve pressão com a mão que se encontra sobre o tórax na direção da mão que se encontra sob a nuca.
- Se mesmo assim você deparar com algum enrijecimento, direcione sua energia para dentro das estruturas da entrada torácica ou deixe que ela corra da mão sobre o tórax para a mão sob a nuca.
- Se esse recurso também não for suficiente, persista e, mentalmente, aumente a pressão em cinco gramas. Espere e continue concentrado na formulação do seu propósito. O tecido irá soltar-se, expandir-se e tornar-se mais flexível. Você só precisa ter um pouco mais de paciência.

Resumo da técnica para tratar as estruturas transversais:
- Seu filho encontra-se deitado de costas sobre suas pernas, na cama ou no sofá, com os pezinhos voltados para você. Ele também pode ficar em posição atravessada.
- Utilize ambas as mãos.

- Proceda à fusão com o tecido que está tocando. Nesse processo, é de grande auxílio imaginar o tecido (como material de apoio, você pode utilizar as ilustrações de um atlas de anatomia).
- Formule seu propósito: "Que a estrutura transversal consiga relaxar e que minhas mãos consigam se fundir profundamente nela".
- Exerça uma leve pressão no tecido.
- Com uma mão, acompanhe o movimento desejado e, com ambas, permita que eventuais movimentos de desvio ocorram.
- Espere o tecido se soltar.
- Eventualmente, repita a técnica, direcione a energia através do tecido ou persista com paciência diante de uma resistência, aumentando a pressão em cinco gramas.
- Desfrute da liberdade adquirida pelo ritmo craniossacral.

Todos esses exercícios serviram para você liberar ou soltar o sistema craniossacral do seu filho. Espero que tenham feito bem a ambos e que o tenham motivado. Desejo-lhes bons momentos juntos com outros exercícios.

Sugestões de tratamento

A princípio, é importante realizar cada exercício isoladamente, sem pensar em combinações ou na duração. Nessa fase, procure familiarizar-se com os exercícios, conhecer as "dificuldades", com as quais no começo você terá de lidar, e concentrar-se na execução dos exercícios. Esse processo será mais rápido se, de vez em quando, você ler o livro ou simplesmente repassar os exercícios com alguém. Em geral, horários fixos para a execução dos exercícios ajudarão tanto você quanto a criança. Obviamente, eles não precisam ser muito rígidos. Não obstante, a regularidade é a chave para o sucesso.

Para encerrar, apresento mais algumas sugestões de como você pode combinar os exercícios. Como já mencionado, é preferível que o período de exercício seja curto e que ele possa ser executado várias vezes ao dia. Sugiro uma divisão em três unidades de exercícios. Talvez no começo ela pareça excessiva; porém, aos poucos, você verá que o tempo será preenchido não apenas com os exercícios, mas também com muita proximidade.

Se você executar em cerca de quinze minutos as técnicas que enumero aqui, perceberá que o tempo vai se tornando insuficiente, e, por isso você terá de renunciar à "liberação completa" de determinada área. Porém, é muito importante que o programa também contenha a energia que promoverá a liberação, e não apenas cada exercício. Assim que você conseguir executar os exercícios de determinado grupo em quinze minutos e sentir-se bem, passe para o próximo grupo.

Primeiro grupo
Pontos de ausculta e direcionamento da energia.

Primeira unidade
- Entre em contato com todos os pontos de ausculta e tente sentir como o ritmo craniossacral e a tensão do tecido se apresentam nesses pontos.

Segunda unidade
- Com as duas mãos, toque a criança em diversos pontos e direcione a energia de uma mão para a outra ou deixe que a energia flua entre ambas.

Terceira unidade
- Entre em contato com todos os pontos de ausculta e tente sentir como o ritmo craniossacral e a tensão do tecido se apresentam nesses pontos. O que mudou?

Segundo grupo
Pontos de ausculta e técnicas de ritmo.

Primeira unidade
- Entre em contato com todos os pontos de ausculta e tente sentir como o ritmo craniossacral e a tensão do tecido se apresentam nesses pontos. Como estão hoje?

Segunda unidade
- Em diversos pontos, execute as técnicas para estimular o ritmo craniossacral e conclua com uma técnica de still point.

Terceira unidade
- Entre em contato com todos os pontos de ausculta e tente sentir como o ritmo craniossacral e a tensão do tecido se apresentam nesses locais. O que mudou?

Terceiro grupo
Pontos de ausculta, técnicas de ritmo, liberação das meninges cerebrais.

Primeira unidade
- Entre em contato com todos os pontos de ausculta e tente sentir como o ritmo craniossacral e a tensão do tecido se apresentam nesses pontos. Como estão hoje?
- Execute uma técnica para estimular o sistema craniossacral ou uma técnica de still point.

Segunda unidade
- Utilize uma ou ambas as manivelas cranianas (occipital e/ou sacro).

Terceira unidade
- Execute uma técnica para estimular o sistema craniossacral ou uma técnica de still point.
- Entre em contato com todos os pontos de ausculta e tente sentir como o ritmo craniossacral e a tensão do tecido se apresentam nesses pontos. O que mudou?

Quarto grupo
Pontos de ausculta, técnicas de ritmo, liberação das meninges cerebrais e da base crânio-occipital.

Primeira unidade
- Entre em contato com todos os pontos de ausculta e tente sentir como o ritmo craniossacral e a tensão do tecido se apresentam nesses pontos. Como estão hoje?
- Execute uma técnica para estimular o sistema craniossacral ou uma técnica de still point.

Segunda unidade
- Utilize uma das manivelas cranianas para liberar as meninges cerebrais.
- Libere a base crânio-occipital.

Terceira unidade
- Execute uma técnica de still point.
- Entre em contato com todos os pontos de ausculta e tente sentir como o ritmo craniossacral e a tensão do tecido se apresentam nesses pontos. O que mudou?

Quinto grupo
Pontos de ausculta, técnicas de ritmo, liberação das meninges cerebrais, da base crânio-occipital e das meninges espinhais.

Primeira unidade
- Entre em contato com todos os pontos de ausculta e tente sentir como o ritmo craniossacral e a tensão do tecido se apresentam nesses pontos. Como estão hoje?
- Execute uma técnica para estimular o sistema craniossacral ou uma técnica de still point.
- Utilize uma das manivelas cranianas para liberar as meninges cerebrais.

Segunda unidade
- Libere a base crânio-occipital.
- Libere as meninges espinhais.

Terceira unidade
- Execute uma técnica de still point.
- Entre em contato com todos os pontos de ausculta e tente sentir como o ritmo craniossacral e a tensão do tecido se apresentam nesses pontos. O que mudou?

Sexto grupo
Pontos de ausculta, técnicas de ritmo, liberação das meninges cerebrais, da base crânio-occipital, das meninges espinhais e do sacro.

Primeira unidade
- Entre em contato com todos os pontos de ausculta e tente sentir como o ritmo craniossacral e a tensão do tecido se apresentam nesses pontos. Como estão hoje?
- Execute uma técnica para estimular o sistema craniossacral ou uma técnica de still point.
- Utilize uma das manivelas cranianas para liberar as meninges cerebrais.

Segunda unidade
- Libere a base crânio-occipital.
- Libere as meninges espinhais.
- Libere as ligações do sacro.

Terceira unidade
- Execute uma técnica de still point.
- Entre em contato com todos os pontos de ausculta e tente sentir como o ritmo craniossacral e a tensão do tecido se apresentam nesses pontos. O que mudou?

Sétimo grupo
Pontos de ausculta, técnicas de ritmo, liberação das meninges cerebrais, da base crânio-occipital, das meninges espinhais e do sacro, tratamento das estruturas transversais.

Primeira unidade
- Entre em contato com todos os pontos de ausculta e tente sentir como o ritmo craniossacral e a tensão do tecido se apresentam nesses pontos. Como estão hoje?
- Execute uma técnica para estimular o sistema craniossacral ou uma técnica de still point.
- Utilize uma das manivelas cranianas para liberar as meninges cerebrais.

Segunda unidade
- Libere a base crânio-occipital.
- Libere as meninges espinhais.
- Libere as ligações do sacro.

Terceira unidade
- Trate as três estruturas transversais.
- Execute uma técnica de still point.
- Entre em contato com todos os pontos de ausculta e tente sentir como o ritmo craniossacral e a tensão do tecido se apresentam nesses pontos. O que mudou?

Agora você tem uma clara visão geral das áreas que ainda não foram totalmente liberadas na criança. Você pode prosseguir com o programa do sétimo grupo ou, em cada unidade, concentrar-se mais em uma área que não foi muito bem liberada, executando, por exemplo, várias vezes determinada técnica. Se você sentir que uma área isolada precisa de muito mais tempo, dedique-se mais a ela. Essa dedicação extra é altamente recomendável, bem como a aplicação do programa em sequência. Como já dito, essas são apenas sugestões. Siga sua intuição e sua voz interior. Também tire suas dúvidas com seu médico, seu terapeuta ou com algum profissional da área de saúde. Talvez, do ponto de vista terapêutico, ele também tenha boas ideias.

Anexo

Sobre o autor

Nascido em 1960 nos Países Baixos, o fisioterapeuta e osteopata Gert Groot Landeweer especializou-se na Terapia Craniossacral Upledger. É diretor e professor internacional do Upledger Institut na Alemanha, membro fundador e honorário da Associação dos Profissionais de Terapia Craniossacral Upledger na Alemanha, e membro fundador e ex-diretor da European Upledger Advisory Council.

De 1979 a 1983, Landeweer graduou-se em fisioterapia em Enschede, nos Países Baixos. Já durante esse período, começou a se interessar por formas holísticas de terapia. Fascinado com as possibilidades das técnicas manuais que conheceu na faculdade através de cursos de aperfeiçoamento em diversas áreas da terapia manual, logo após a graduação iniciou uma pós-graduação em osteopatia, que concluiu em 1988. Nesses cinco anos, deu-se conta de quantas novas possibilidades podiam ser aprendidas na área do trabalho com as mãos; contudo, faltava-lhe o aspecto holístico. Já durante a pós-graduação, estudou com alguns colegas os livros do Dr. Upledger. O ponto decisivo da mudança em sua carreira deu-se quando o conheceu: fascinado com a pessoa e com o terapeuta John Upledger, nos anos seguintes frequentou outros cursos de aperfeiçoamento, bem como a formação de professores no Upledger Institute, na Flórida. No período de 1988 a 1991, também participou do curso de aperfeiçoamento em "análise transacional", dado pelo professor Eric Berne.

Desde 1990, Gert Groot Landeweer organiza cursos de aperfeiçoamento em Terapia Craniossacral. Inicialmente, lecionava com professores americanos; em seguida, passou a formar professores nesse método. Em 1993, recebeu o reconhecimento oficial do antigo Upledger Institute Europe para fundar o Upledger Institut na Alemanha. Em 1998, foi cofundador da Associação dos Profissionais de Terapia Craniossacral Upledger na Alemanha e, em 2000, tornou-se seu membro honorário.

Gert Groot Landeweer mora com a mulher e os filhos perto de Freiburg im Breisgau, onde trata pacientes em seu consultório particular de fisioterapia, faz pesquisas e ensina.

Agradecimentos

Este livro não poderia ter sido escrito sem o auxílio de muitas outras pessoas. Ao Dr. John Edwin Upledger eu gostaria de agradecer os incessantes esforços para promover a Terapia Craniossacral. Agradeço-lhe por tudo o que aprendi sobre essa terapia. Sua confiança em meu trabalho é uma honra. Minha esposa Friederike foi a que mais me estimulou a escrever este livro. "Você tem de escrever o livro", eram suas palavras, quando há anos falávamos a respeito, e nunca deixou de me incentivar. Seu amor é a maior dádiva de minha vida. A meu amigo e colega René Assink agradeço o estímulo que sempre me dá quando conversamos, discutimos e trabalhamos. Sua amizade me enriquece. Meu amigo e colega Don Ash (EUA) inspirou-me a enfatizar no livro a importância da respiração. Seu afeto é uma bênção. Désirée Frey produziu e editou as belas fotos de todas as técnicas de tratamento. Foi um prazer poder ter contado com sua competente espontaneidade para registrar uma parte essencial do trabalho. A Antje Hirschmann, Kaiser-Noll, Paula Noll e minha esposa agradeço as muitas horas diante da câmera. As colaboradoras e os colaboradores da editora Heinrich Hugendubel souberam acelerar o trabalho de maneira afetuosa e dar forma à obra a partir da matéria bruta. Com dedicação, a revisora e doutora Schweickhardt conseguiu transformar minhas palavras originais em um texto legível. Trabalhar em conjunto com todos foi um grande prazer para mim.

Ainda gostaria de agradecer àquelas pessoas que me apoiaram ativa ou passivamente ou que tiveram de suportar meus estados de ânimo. Refiro-me, em especial, a todas as professoras e a todos os professores, bem como a todos os assistentes de nosso instituto, a todos os participantes do meu curso e, sobretudo, a todos os meus pacientes e aos assistentes em meu consultório, a meus amigos Dr. Klaus Hirsekorn e Dr. Harald Markus, bem como a muitos outros amigos e conhecidos.

Bibliografia

Upledger, J. E.; Vredevoogd, J. D. Lehrbuch der CranioSacralen Therapie I. Stuttgart, Haug Verlag, 2003.

Upledger, J. E. Lehrbuch der CranioSacralen Therapie II – Beyond the Dura. Stuttgart, Haug Verlag, 2002.

Upledger, J. E. SomatoEmotionale Praxis der CranioSacralen Therapie – Somato-Emotional Release. Stuttgart, Haug Verlag, 2000.

Upledger, J. E. Die Entwicklung des menschlichen Gehirns und ZNS – A Brain is Born. Stuttgart, Haug Verlag, 2003.

Upledger, J. E. Im Dialog mit der Zelle – Cell Talk. Stuttgart, Haug Verlag, 2005.

Upledger, J. E. Auf den inneren Arzt hören – Eine Einführung in die CranioSacral Therapie. Kreuzlingen, Hugendubel Verlag, 2004.

Endereços

UID – Upledger Institut Deutschland
(Upledger Institute na Alemanha)
Schwartauer Landstraße 114-118
23554 Lübeck
Tel.: (+49) 0451-47995-0
Fax: (+49) 0451-47995-15
E-mail: institut@upledger.de
www.upledger.de

The Upledger Institute, Inc.
(Upledger Institute nos Estados Unidos)
11211 Prosperity Farms Road,
Suite D-325
Palm Beach Gardens, FL 33410
Tel.: (+1) 561-622-4334
Fax: (+1) 561-622-4771
UI HealthPlex: (+1) 561-622-4706
E-mail: upledger@upledger.com
www.upledger.com

Upledger Brasil
(Representante do Upledger Institute no Brasil)
Rua Rui Barbosa, 751
Agriões 25963-090 Teresópolis RJ
Telefax: (+55) 21-2742-1092
Cel: (+55) 21-8861-1234
E-mail: contato@upledgerbrasil.com
www.upledgerbrasil.com

Renée Lutz (Revisora técnica e responsável pelo Upledger Brasil)
Rua Rui Barbosa, 751
Agriões 25963-090 Teresópolis RJ
Tel.: (+55) 21-2643-6205
Cel.: (+55) 21-91093411
E-mail: dra.renee@terra.com.br

Créditos das imagens

As ilustrações nas páginas 23, 39, 46 e 50 consistem, totalmente ou em parte, em imagens que nos foram gentilmente cedidas pela empresa SOMSO.
copyright © Marcus Sommer, SOMSO Modelle, Coburg, www.somso.de
As ilustrações nas páginas 15, 19, 24, 28, 44, 59 e 84 consistem, totalmente ou em parte, em desenhos/imagens que nos foram gentilmente cedidos por The Upledger Institute, Inc.
copyright © The Upledger Institute, Inc., www.upledger.com
Todas as outras ilustrações são de propriedade de Gert Groot Landeweer e do Upledger Institut da Alemanha.
Todos os exercícios foram fotografados e produzidos por Désirée Frey, www.desiree-frey.de

Índice remissivo

A

Alongamento dos músculos 39
- Músculos do lado externo da pelve-perna 119 s.
- Músculos do lado interno da pelve-perna 118 s.
- Músculos laterais 116 s.
- Músculos transversais 117 s.
- Toda a parte anterior do corpo 114 ss.
- Toda a parte posterior do corpo 113 s.

Articulações temporomandibulares 54
- Exercício em dupla 225 ss.
- Exercício individual 150 ss.

B

Baço 34 s.
Balanço 201
- Exercício em crianças 258 ss.
- Exercício em dupla 202 ss.

Base crânio-occipital 37 s.
- Exercício em crianças 255 ss.
- Exercício em dupla 193 ss.

Bexiga 33 s., 41 s.

C

Cálculo, dificuldades de 46, 49, 59
Cintura escapular 103
- Exercícios individuais 126 s.

Cisto energético 18
- Liberação de um 20 ss.
- Modelo 21 s.
- Princípio do tratamento 58, 61 s.

Cólon 34
Coluna cervical inferior, tratamento da 123 s.
Coluna cervical superior, tratamento da 121 s.

E

Estresse 10, 16, 35 ss., 60, 63, 175, 195, 244
Estruturas da entrada torácica 35 s.

- Exercício em crianças 269 s.
- Exercício em dupla 189 ss.
- Exercício individual 108 s.

Etmoide 50, 146, 221
Exercício de relaxamento 70 ss.
- Músculo extensor dos dedos 74
- Músculo flexor profundo dos dedos 73
- Respiração 70 s.
- Visitando seu lugar interno preferido 72 s., 158

Exercício de respiração 70, 233
Exercício para liberar a tensão 71, 157

F
Fala, dificuldades de 46, 54
Fígado 34, 35
Fusão 76, 86

G
Glândula salivar 37 s.
Glândula tireoide 36

H
Hioide 36 s.
- Exercício em dupla 191 ss.
- Exercício individual 109 ss.

I
Imagens terapêuticas 18, 58
Indicações 60
Intestino 34 s., 39, 41 s.

L
Leitura, dificuldades de 46, 49, 59 s.
Lesão por efeito chicote 36
Liquor cerebroespinhal 23 s., 27, 29
- Exercício em dupla 208 ss.
- Exercício individual 134 ss.

O

Osso temporal 49
– Exercício em dupla 212 ss.
– Exercício individual 138 ss.
Osso zigomático 51
– Exercício em dupla 218 ss.
– Exercício individual 144 ss.

P

Pelve 40, 94 s., 97, 103, 127 ss., 177, 197, 202, 246
Ponto de quietude ou Still Point 20
– Importância 103 s., 183
– Indutor de 100
Pontos de ausculta 166
– Exercícios em crianças 237
– Exercícios em dupla 166
Problemas digestivos 38
Propósito 16, 87, 162
Próstata 33
Protocolo de 10 passos 20, 57 s.
Pulmão 35 s., 39, 75

R

Raiva 22, 69
Ranger os dentes 48
Reações emocionais 232
Relacionamento durante os exercícios 161 ss., 231
Relaxamento somatoemocional 18, 20 s., 56, 58, 61
Resistência 70, 88 ss., 163
Reto 33
Rinite 51, 53
Rins 34
Ritmo cardíaco, sentindo pelo tato o 76 s.
Ritmo craniossacral 11, 18 s., 25 ss.
– Exercícios individuais 103 ss.

T

Tecido conjuntivo transversal 33 s.
- – Exercícios em dupla 184 ss.
- – Exercícios individuais 104 ss.

Técnicas de elevação 20, 29, 43, 46, 50, 57, 132, 206

Técnicas de Still Point 27, 57
- – Exercícios em crianças 243 ss.
- – Exercícios em dupla 174 ss.
- – Exercícios individuais 96 ss.

Tensão 65 ss.
- – Reação ao estresse contínuo 66 s.
- – Reação saudável 65 s.
- – Sentir pelo tato e avaliar 165 ss.

Terapia craniossacral 15
- – Aplicação na prática 55 ss.
- – Fundamentos 15 ss.
- – História e desenvolvimento 17 s.